高职医学类系列教材

内科护理学学习指导

NEIKE HULIXUE XUEXI ZHIDAO

主　编　樊　军
副主编　何勇勇
编写人员（以姓氏笔画为序）
　　　　方正霞　江　嫚　何勇勇
　　　　施　方　彭徐云　彭燕凤
　　　　樊　军

中国科学技术大学出版社

内 容 简 介

本书是以人民卫生出版社、同济大学出版社及其他出版社出版的高等、中等护理专业内科护理学教材内容为基础,以全国护士执业资格考试大纲为指导,结合编者多年的内科护理学教学及全国护士执业资格考试辅导经验编写而成的。

本书内容全面,深入浅出,适合高职、高专及中专护理专业学生学习使用,亦可作为全国护士执业资格考试的辅导材料。

图书在版编目(CIP)数据

内科护理学学习指导/樊军主编. —合肥:中国科学技术大学出版社,2017.8
ISBN 978-7-312-04267-6

Ⅰ. 内⋯　Ⅱ. 樊⋯　Ⅲ. 内科学—护理学—医学院校—教材　Ⅳ. R473.5

中国版本图书馆 CIP 数据核字(2017)第 160982 号

出版　**中国科学技术大学出版社**
安徽省合肥市金寨路 96 号,230026
http://press.ustc.edu.cn
https://zgkxjsdxcbs.tmall.com

印刷　安徽国文彩印有限公司
发行　中国科学技术大学出版社
经销　全国新华书店
开本　787 mm×1092 mm　1/16
印张　18.25
字数　467 千
版次　2017 年 8 月第 1 版
印次　2017 年 8 月第 1 次印刷
定价　42.00 元

前　言

本书是以人民卫生出版社、同济大学出版社及其他出版社出版的高等、中等护理专业内科护理学教材内容为基础，以全国护士执业资格考试大纲为指导，结合编者多年的内科护理学教学及全国护士执业资格考试辅导经验编写而成的。

为便于帮助学生学习，本书编排顺序与教材内容排序基本一致。本书共分八章，包括呼吸系统疾病病人的护理、循环系统疾病病人的护理、消化系统疾病病人的护理、泌尿系统疾病病人的护理、血液系统疾病病人的护理、内分泌与代谢性疾病病人的护理、风湿性疾病病人的护理、神经系统疾病病人的护理。每一种疾病病人的护理包括病因及发病机制、临床表现、辅助检查、治疗要点、护理问题、护理措施、健康教育等内容，其中以临床表现和护理措施为重点。内容全面，重点突出，涵盖了护士执业资格考试大纲的各知识点。为帮助学生及时检测学习的效果，了解自己的不足，提升参加全国护士执业资格考试的应试能力，在每一章都编制了针对相关考点的复习题，题型全面，与全国护士执业资格考试题型吻合，包涵了 A_1、A_2、A_3、A_4 型题，题量丰富。

本书内容全面，深入浅出，适合高职、高专及中专护理专业学生学习使用，亦可作为全国护士执业资格考试辅导材料，以帮助学生提高参加全国护士执业资格考试的通过率。

本书由宣城职业技术学院老师编写，樊军老师为主编，何勇勇老师为副主编。樊军参与编写第二章、第七章、第八章；何勇勇编写第三章；江嫚编写第一章，参与编写第四章；彭徐云编写第五章，参与编写第二章；施方编写第六章，参与编写第七章；彭燕凤参与编写第八章；方正霞参与编写第四章。樊军修改校订全书各章节正文部分，何勇勇修改校订全书习题部分，最后由樊军定稿。

在本书编写过程中，我们得到了宣城职业技术学院、芜湖地区卫生学校、中国科学技术大学出版社领导和老师的大力支持和帮助，参考了相关教材。在此一并向所有相关人员表示感谢！

由于编者水平有限，加之编写时间仓促，书中难免有疏漏和不妥之处，敬请同行和读者提出宝贵的意见和建议，以利于再版时修正。

编　者

2017 年 4 月

目 录

前言 ……………………………………………………………………………… (i)

第一章 呼吸系统疾病病人的护理 ……………………………………… (1)
第一节 呼吸系统疾病常见症状、体征的护理 ………………………… (1)
第二节 急性呼吸道感染病人的护理 …………………………………… (4)
第三节 支气管扩张病人的护理 ………………………………………… (6)
第四节 支气管哮喘病人的护理 ………………………………………… (8)
第五节 慢性阻塞性肺疾病病人的护理 ………………………………… (12)
第六节 慢性肺源性心脏病病人的护理 ………………………………… (15)
第七节 肺炎病人的护理 ………………………………………………… (17)
第八节 肺结核病人的护理 ……………………………………………… (20)
第九节 原发性支气管肺癌病人的护理 ………………………………… (25)
第十节 自发性气胸病人的护理 ………………………………………… (28)
第十一节 呼吸衰竭病人的护理 ………………………………………… (31)
第十二节 急性呼吸窘迫综合征病人的护理 …………………………… (34)

第二章 循环系统疾病病人的护理 ……………………………………… (55)
第一节 循环系统常见症状及护理 ……………………………………… (55)
第二节 心力衰竭病人的护理 …………………………………………… (57)
第三节 心律失常病人的护理 …………………………………………… (62)
第四节 原发性高血压病人的护理 ……………………………………… (68)
第五节 冠状动脉粥样硬化性心脏病病人的护理 ……………………… (71)
第六节 心脏瓣膜病病人的护理 ………………………………………… (76)
第七节 感染性心内膜炎病人的护理 …………………………………… (80)
第八节 心肌病病人的护理 ……………………………………………… (82)
第九节 病毒性心肌炎病人的护理 ……………………………………… (85)
第十节 心包疾病病人的护理 …………………………………………… (86)

第三章 消化系统疾病病人的护理 ……………………………………… (103)
第一节 消化系统疾病常见症状、体征的护理 ………………………… (103)
第二节 胃炎病人的护理 ………………………………………………… (105)
第三节 消化性溃疡病人的护理 ………………………………………… (108)
第四节 胃癌病人的护理 ………………………………………………… (112)
第五节 肝硬化病人的护理 ……………………………………………… (114)

第六节　原发性肝癌病人的护理 …………………………………………………… (118)
　　第七节　肝性脑病病人的护理 ……………………………………………………… (121)
　　第八节　肠结核及结核性腹膜炎病人的护理 ……………………………………… (124)
　　第九节　溃疡性结肠炎病人的护理 ………………………………………………… (126)
　　第十节　急性胰腺炎病人的护理 …………………………………………………… (129)
　　第十一节　上消化道大量出血病人的护理 ………………………………………… (132)

第四章　泌尿系统疾病病人的护理 ……………………………………………………… (157)
　　第一节　泌尿系统疾病常见症状、体征的护理 …………………………………… (157)
　　第二节　肾小球疾病病人的护理 …………………………………………………… (160)
　　第三节　尿路感染病人的护理 ……………………………………………………… (166)
　　第四节　肾衰竭病人的护理 ………………………………………………………… (169)

第五章　血液系统疾病病人的护理 ……………………………………………………… (186)
　　第一节　血液系统疾病常见症状、体征的护理 …………………………………… (186)
　　第二节　贫血病人的护理 …………………………………………………………… (188)
　　第三节　白血病病人的护理 ………………………………………………………… (193)
　　第四节　出血性疾病病人的护理 …………………………………………………… (198)

第六章　内分泌与代谢性疾病病人的护理 ……………………………………………… (209)
　　第一节　内分泌与代谢性疾病常见症状、体征的护理 …………………………… (209)
　　第二节　甲状腺疾病病人的护理 …………………………………………………… (210)
　　第三节　糖尿病病人的护理 ………………………………………………………… (218)
　　第四节　皮质醇增多症病人的护理 ………………………………………………… (224)
　　第五节　痛风病人的护理 …………………………………………………………… (226)

第七章　风湿性疾病病人的护理 ………………………………………………………… (237)
　　第一节　风湿性疾病常见症状、体征的护理 ……………………………………… (237)
　　第二节　类风湿关节炎病人的护理 ………………………………………………… (239)
　　第三节　系统性红斑狼疮病人的护理 ……………………………………………… (242)

第八章　神经系统疾病病人的护理 ……………………………………………………… (250)
　　第一节　神经系统疾病常见症状、体征的护理 …………………………………… (250)
　　第二节　周围神经病病人的护理 …………………………………………………… (255)
　　第三节　脑血管疾病病人的护理 …………………………………………………… (258)
　　第四节　帕金森病病人的护理 ……………………………………………………… (268)
　　第五节　癫痫病人的护理 …………………………………………………………… (270)

第一章 呼吸系统疾病病人的护理

第一节 呼吸系统疾病常见症状、体征的护理

一、咳嗽与咳痰

咳嗽、咳痰是呼吸系统疾病常见的症状之一。咳嗽是一种反射性防御动作，借以清除呼吸道分泌物及异物，但频繁咳嗽对机体产生不利影响。咳痰是指借助咳嗽将气管、支气管内的分泌物或肺泡内的渗出物排出体外。咳嗽无痰称为干性咳嗽，咳嗽伴有咳痰称湿性咳嗽。

1. 病因

（1）呼吸系统疾病：最常见，如支气管炎、肺结核、肺炎、支扩、支气管哮喘、肺癌等。

（2）理化因素：异物、灰尘、刺激性气体、过冷或过热气体、过敏因素等刺激。

（3）胸膜疾病：胸膜炎、气胸等。

（4）心血管疾病：二尖瓣狭窄或其他原因引起肺淤血、肺水肿等。

（5）其他：脑炎、脑膜炎、食管及胃刺激等。

2. 临床特点

（1）急性干咳：见于上呼吸道感染、肺部病变早期。

（2）刺激性呛咳：见于肺癌（呛咳带有高调金属音）、呼吸道受刺激。

（3）夜间咳嗽较重：见于左心功能不全。

（4）咳声嘶哑：见于声带炎症或肺癌、纵隔肿瘤压迫喉返神经。

（5）咳痰：① 粉红色泡沫痰：见于肺水肿（亦可呈大量白色泡沫痰）。② 血性痰：见于肺结核、肺癌、支扩等。③ 铁锈色痰：见于肺炎球菌肺炎。④ 红棕色胶冻状痰：见于肺炎杆菌肺炎。⑤ 脓臭痰：见于支扩、肺脓肿继发厌氧菌感染。⑥ 绿痰：见于铜绿假单胞菌感染。轻度咳痰每日排痰量小于 10 mL，中度咳痰每日排痰量为 10～150 mL，重度咳痰每日排痰量大于 150 mL。

3. 护理问题

清理呼吸道无效　与无效咳嗽、痰液黏稠、疲乏、胸痛、意识障碍有关。

4. 护理措施

（1）改善环境：保持空气新鲜、流通，适宜温度（18～20 ℃）、湿度（50%～60%）。

（2）补充营养与水分：多饮水，饮水量每日 1 500 mL 以上，以稀释痰液。

（3）促进排痰：① 指导有效咳嗽、咳痰。② 湿化气道：适用于痰液黏稠难以咳出者。常

用方法:超声雾化吸入法、蒸汽吸入法。湿化剂:生理盐水、蒸馏水、0.45%低渗盐水。湿化时可加入痰溶解剂、抗生素、平喘药等。注意事项:湿化时应帮助病人翻身,拍背,及时排痰,防止窒息;控制湿化液温度在35~37℃;一般以10~20 min为宜;有严重肝病和凝血机制异常者禁用糜蛋白酶,哮喘或严重呼吸功能不全者慎用乙酰半胱氨酸;支气管哮喘不宜使用超声雾化吸入。③ 胸部叩击与胸壁震荡:手指和拇指并拢,手掌弓成杯形,从肺底自下而上、由外向内叩击胸壁,同时鼓励病人咳嗽。在餐后2 h或餐前30 min进行。④ 体位引流:又称重力引流,适用于肺脓肿、支气管扩张等有大量脓痰而排出不畅者。体位选择的原则是使病变部位处于高处,引流支气管开口向下。一般每日1~3次,每次15~20 min,空腹时进行。注意:严重高血压、心功能不全、呼吸功能不全、近1~2周内有大咯血、年老体弱不能耐受者禁忌体位引流。⑤ 机械吸痰:适用于无力咳嗽、排痰困难或意识不清者。每次吸引时间不宜超过15 s,两次抽吸间隔时间大于3 min。在吸痰前、中、后适当提高吸入氧的浓度,避免引起低氧血症。吸痰管插入深度以15~20 cm为宜,注意无菌操作,使用一次性吸痰管。应用呼吸机者每隔1~2 h定时吸痰1次。

(4) 用药护理:遵医嘱正确用药,观察疗效和不良反应。详见相关内容。

二、肺源性呼吸困难

呼吸困难指病人主观感觉空气不足,呼吸费力,客观上出现呼吸频率、节律和幅度异常。肺源性呼吸困难主要由呼吸系统疾病引起。

1. 病因及临床特点

临床上根据病因及临床特点不同,分为以下3种类型。

(1) 吸气性呼吸困难:多由喉头水肿、气管异物或肿瘤等大气道狭窄、阻塞引起。特点为吸气费力,吸气时间延长,严重者出现"三凹征"。

(2) 呼气性呼吸困难:多由支气管哮喘、喘息性支气管炎、阻塞性肺气肿等小气道狭窄、阻塞引起。特点为呼气费力,呼气时间延长。

(3) 混合性呼吸困难:多见于重症肺炎、肺结核、大量胸腔积液和气胸等,由于呼吸面积明显减少引起。特点为吸气、呼气均费力。

2. 护理问题

(1) 气体交换受损　与肺部病变使呼吸面积减少等有关。

(2) 低效性呼吸形态　与支气管平滑肌痉挛使气道狭窄有关。

(3) 活动无耐力　与供氧不足、疲乏有关。

3. 护理措施

(1) 一般护理:① 休息与环境:采取合适的体位,如半卧位或端坐位,必要时设置跨床桌,方便病人休息。哮喘病人室内避免有过敏原。② 饮食护理:给予富有营养、易消化食物,补充足够水分。③ 保持呼吸道通畅:协助病人排痰。

(2) 病情观察:监测病人呼吸频率、节律、幅度变化,观察其他生命体征变化,监测血气分析结果,判断低氧血症和二氧化碳潴留程度。

(3) 氧疗和机械通气:是纠正缺氧、缓解呼吸困难的最有效方法。详见呼吸衰竭病人护理。

(4) 用药护理:遵医嘱正确用药,观察疗效和不良反应。

三、咯血

咯血指喉及喉以下的呼吸道任何部位的出血经口咯出。

1. 咯血原因

(1) 呼吸系统疾病:肺结核、支气管扩张、肺癌、肺脓肿、肺炎、支气管炎等。肺结核是引起咯血的最常见原因。

(2) 心血管疾病:风湿性心脏病二尖瓣狭窄、左心功能不全、肺水肿、肺梗死等。

(3) 全身性疾病:再生障碍性贫血、白血病等。

2. 临床特点

(1) 咯血量判断:① 小量咯血:<100 mL/d 或<100 mL/次。② 中等量咯血:100～500 mL/d 或 100～300 mL/次。③ 大量咯血:>500 mL/d 或 300 mL/次。

(2) 窒息:窒息先兆表现为咯血时病人出现精神紧张、坐卧不安、面色灰暗、咯血不畅。窒息表现为病人突然出现表情恐怖、胸闷气促、张口瞠目、双手乱抓、大汗淋漓、唇指发绀甚至意识丧失等。

3. 护理问题

有窒息危险　与意识障碍、大量咯血引起气道阻塞等有关。

4. 护理措施

(1) 饮食护理:小量咯血者宜进少量凉或温的流质,多饮水,多食含纤维素食物,保持粪便通畅;大量咯血者暂禁食。

(2) 休息与体位:小量咯血者宜静卧休息;大量咯血者应绝对卧床休息。协助病人取平卧位,头偏向一侧。

(3) 其他:及时清除口鼻腔内血块;避免用力排便;稳定病人情绪。

(4) 病情观察:观察生命体征、意识、瞳孔变化,观察咯血量及其他特点,注意观察有无窒息先兆及窒息表现。

(5) 预防及窒息的抢救:保持呼吸道通畅是预防窒息的最重要措施,嘱咐病人咯血时不能屏气,鼓励其轻轻将血液咯出,并准备好抢救药品及物品(吸引器、气管插管等急救物品)。窒息抢救:畅通呼吸道是抢救窒息最重要的措施。① 立即协助病人取头低足高俯卧位,轻拍其背部促进病人将积血咯出;立即清除口鼻腔内血块;迅速用鼻导管接吸引器抽吸;气管插管、气管切开或气管镜直视下取出血块;机械辅助呼吸。② 高流量吸氧。③ 迅速建立静脉通道,遵医嘱应用垂体后叶素、呼吸兴奋剂等;必要时输血。

(6) 用药护理:应用垂体后叶素时,要控制滴速,高血压、冠心病、心力衰竭者和孕妇禁用。烦躁者可遵医嘱应用地西泮,密切观察有无呼吸抑制发生,禁用吗啡、哌替啶。慎用镇咳剂。

(7) 心理护理:给予病人积极心理支持,消除紧张、恐惧等不良心理反应,稳定病人情绪,鼓励病人将血液轻轻咯出。

第二节　急性呼吸道感染病人的护理

一、急性上呼吸道感染

急性上呼吸道感染是鼻腔、咽或喉部急性炎症的总称。冬、春季节多见。

1. 病因

多由病毒引起，主要有鼻病毒、流感病毒、副流感病毒、呼吸道合胞病毒等。少数由细菌直接感染或继发于病毒感染引起，以溶血性链球菌感染最常见。

2. 临床表现

（1）普通感冒：表现为鼻咽部卡他症状，由鼻病毒、副流感病毒引起，5～7天自愈。

（2）病毒性咽炎、喉炎：主要由鼻病毒、副流感病毒等所致，表现为发热、咽痒、咽痛、声音嘶哑、咳嗽等。体检可见咽部充血、水肿，颌下及颈部淋巴结肿大等。

（3）疱疹性咽峡炎：多由柯萨奇病毒 A 引起，表现为发热、咽痛，体检可见咽部充血，表面有灰白色疱疹及溃疡。

（4）咽-结膜热：常由腺病毒、柯萨奇病毒等引起，可在小儿集体机构中流行。以发热、咽炎、结膜炎为特征，体检可见咽部及结膜充血。

（5）细菌性咽-扁桃体炎：常由溶血性链球菌感染引起，表现为发热、咽痛，体检可见咽部充血、扁桃体肿大、表面有脓性渗出物，颌下淋巴结肿大。

3. 并发症

急性上呼吸道感染的并发症主要有中耳炎、支气管炎、肺炎、心肌炎、急性肾炎、风湿热等。

4. 辅助检查

病毒感染时白细胞计数多正常或偏低，淋巴细胞比例升高。细菌感染者白细胞计数增多，中性粒细胞比例升高，可有核左移。

5. 治疗要点

病毒感染者可选用利巴韦林、吗啉胍等抗病毒药物，不需使用抗生素。细菌感染者可选用青霉素、红霉素等。对症治疗可予阿司匹林、复方氨酚烷胺片等。

6. 护理问题

（1）体温过高　与上呼吸道感染有关。

（2）疼痛　与头痛、咽痛有关。

（3）潜在并发症：中耳炎、支气管炎、肺炎、心肌炎、急性肾炎、风湿热等。

7. 护理措施

（1）一般护理：① 保持室内空气流通，室内温度宜维持在 18～22 ℃，湿度为 50%～60%，注意休息。减少探视，防止交叉感染。② 饮食清淡易消化，少量多餐，多饮水。

(2) 病情观察：观察临床表现，注意有无并发症发生。如出现耳鸣、耳部疼痛等提示并发中耳炎；感染1～2周后出现血尿、尿量减少、血压升高等提示并发急性肾炎。

(3) 用药护理：遵医嘱正确用药，观察药物疗效和不良反应。复方氨酚烷胺片可引起头晕、嗜睡等。阿司匹林可引起大量出汗，注意防止虚脱。

8. 健康教育

介绍预防上呼吸道感染的知识，居室经常通风，防寒保暖，加强锻炼，避免过劳，戒烟、酒，在呼吸道疾病流行期间，尽量避免去人群密集场所，外出戴口罩等。

二、急性气管-支气管炎

1. 病因与发病机制

多继发于急性上呼吸道感染，病毒或细菌感染是最主要病因，诱因有过度劳累、受凉、淋雨、粉尘、花粉等。

2. 临床表现

好发于寒冷季节或气候突变时，多先有上呼吸道感染表现，之后出现咳嗽，初为干咳，以后有痰，呈泡沫样或黏液样痰，后转为脓痰，可伴有发热、头痛等，全身症状轻。双肺呼吸音粗，可闻及散在干、湿啰音，支气管痉挛时可闻及哮鸣音。

3. 辅助检查

(1) 病毒感染时白细胞计数多正常或偏低，淋巴细胞比例增高；细菌感染者白细胞计数和中性粒细胞增多。

(2) 胸部X线多无异常改变，或有肺纹理增粗。

4. 治疗要点

控制感染和对症治疗。细菌感染应用抗生素；剧烈咳嗽应用止咳药物；痰液黏稠不易咳出者，应用溴己新或盐酸氨溴索、雾化吸入等；喘息者应用支气管扩张剂。

5. 护理问题

(1) 体温过高　与细菌或病毒感染有关。

(2) 清理呼吸道无效　与呼吸道分泌物过多、痰液黏稠有关。

6. 护理措施

(1) 一般护理：保证充足的休息和睡眠，保持室内适宜温度和湿度。补充充足的水分和营养。儿童体温＞38.5 ℃时给予物理降温，或遵医嘱给予退热药物，防止发生惊厥。

(2) 病情观察：监测生命体征，观察咳嗽、咳痰情况，观察有无肺炎等并发症。

(3) 用药护理：遵医嘱正确用药，观察疗效和不良反应。

7. 健康教育

向病人及家属介绍疾病知识，注意休息，避免劳累，加强体育锻炼，预防上呼吸道感染。

第三节　支气管扩张病人的护理

支气管扩张是指支气管及其周围组织的慢性化脓性炎症,导致支气管壁破坏、不可逆异常扩张和变形。临床特点为慢性咳嗽、大量脓痰、反复咯血、反复肺部感染。

一、病因与发病机制

支气管-肺组织感染和支气管阻塞是最常见的原因,如儿童期的麻疹、百日咳、支气管肺炎等。支气管先天发育缺陷、遗传及免疫异常也可引起,如遗传性 α_1 抗胰蛋白酶缺乏。

二、临床表现

1. 症状

(1) 慢性咳嗽,咳大量脓痰:痰量与体位改变有关,常在晨起和夜间卧床时由于体位改变而致痰量增多,每日痰量可达数百毫升,静置后分三层:上层为泡沫,中层为黏液,下层为坏死组织沉淀物。厌氧菌感染时痰液有恶臭。

(2) 反复咯血。仅有咯血,无咳嗽、咳痰者称"干性支扩"。

(3) 反复肺部感染。

(4) 慢性感染中毒症状:发热、乏力、消瘦、贫血、气促、发绀、杵状指等。

2. 体征

在病变部位闻及固定而持久的局限性湿啰音是支扩的典型体征。部分病人有杵状指(趾)。

三、辅助检查

1. 痰细菌学检查

痰涂片或培养可检查出致病菌,可指导抗菌药物的应用。

2. 影像学检查

典型的 X 线表现为粗乱肺纹理中有多个不规则的蜂窝状透亮阴影,感染时阴影内可有液平。支气管碘油造影是传统的确诊检查方法,目前的确诊检查方法为高分辨率 CT (HRCT)。

四、治疗要点

(1) 控制感染:遵医嘱选择有效抗生素,如青霉素等。

(2) 保持呼吸道通畅:体位引流是支扩病人排痰的最重要措施。其他可选用祛痰药、支气管舒张药等。

(3) 手术治疗：内科治疗无效可考虑手术切除病变肺段。

五、护理问题

(1) 清理呼吸道无效　与痰液积聚、黏稠，无效咳嗽有关。
(2) 有窒息的危险　与痰多、痰液黏稠、大咯血有关。
(3) 营养失调：低于机体需要量　与慢性感染导致机体消耗增加有关。

六、护理措施

1. 一般护理

(1) 休息与活动：小量咯血应静卧休息，大量咯血或病情严重者应绝对卧床休息。避免剧烈活动、屏气、用力等。

(2) 饮食：少量咯血者给予温凉流质饮食，大量咯血者暂时禁食。鼓励病人多饮水，不少于 1 500～2 000 mL/d。

2. 病情观察

观察痰液及咯血的量、颜色、性质、气味，痰量与体位的关系。注意有无咯血不畅，呼吸急促、费力，紧张等窒息先兆及窒息的表现，备好抢救用品。

3. 体位引流护理

(1) 引流时间：宜在饭后 2～3 h 或饭前 1 h 进行。每次引流 15～20 min，每天 1～3 次。
(2) 引流体位：抬高患肺，使引流支气管开口向下。
(3) 引流前可遵医嘱应用支气管舒张剂、祛痰药、雾化吸入等。
(4) 引流时指导病人有效咳嗽、胸部叩击。
(5) 引流中观察病人反应，痰液的颜色、量、性质。如有咯血、发绀、出汗、心悸、胸闷等，应立即停止引流，并及时处理。
(6) 引流后卧床休息，保持口腔清洁（漱口），记录痰量和性质并送检。
(7) 高血压、呼吸衰竭、心力衰竭、高龄、近 2 周内有咯血、病情危重患者禁止体位引流。

4. 咯血的护理

小量咯血者进少量温凉流质饮食，大量咯血者暂时禁食。避免屏气，鼓励病人将血液咯出，伴剧烈咳嗽者可遵医嘱应用镇咳药。遵医嘱应用止血药物，目前我国最常用的是垂体后叶素，高血压、冠心病、妊娠患者禁用。大量咯血防止窒息发生的最主要措施是保持呼吸道通畅，一旦发生窒息，最重要措施是立即畅通呼吸道：① 立即取头低足高俯卧位；② 立即清除口、鼻、咽、喉部血块；③ 必要时行气管插管或气管切开。

5. 用药护理

遵医嘱选用祛痰剂、抗生素、止血药物等，注意观察药物疗效及不良反应。

七、健康指导

向病人及家属介绍疾病知识。指导病人加强锻炼,防止呼吸道感染。指导病人咯血时不要紧张,应轻轻将血液咯出,并立即就医。指导病人遵医嘱用药,观察不良反应。

第四节 支气管哮喘病人的护理

支气管哮喘是由嗜酸性粒细胞、肥大细胞、T淋巴细胞等多种炎性细胞和细胞组分参与的气道慢性炎症性疾病,其特征是气道变应性炎症和气道高反应性,是一种广泛多变的可逆性气道受损,可自行或治疗后缓解。如反复发作,可引起气道不可逆性狭窄和气道重塑。

一、病因和发病机制

1. 病因

(1) 遗传因素:与气道高反应性、IgE调节和特异性反应相关的基因作用有关。
(2) 过敏因素:主要由接触变应原触发或引起,以吸入性变应原为主,如花粉、尘螨、动物皮毛、真菌等,其中以花粉最常见。
(3) 感染因素:病毒、细菌、原虫、寄生虫等,其中以病毒感染最常见。
(4) 食物因素:鱼、虾、蟹、蛋类、牛奶等。
(5) 药物因素:阿司匹林、β受体阻滞剂,其中以阿司匹林最常见。
(6) 其他:气候改变、运动、精神因素、妊娠等。

2. 发病机制

与变态反应、气道炎症、气道高反应性及神经因素等相互作用有关。其中气道炎症是哮喘发病的本质,气道高反应性是哮喘的重要特征。过敏因素引起者主要与IgE介导引起的变态反应有关。神经因素主要为β_2受体功能低下,迷走神经张力增高,致炎性细胞cAMP/cGMP降低,引起支气管平滑肌痉挛、腺体分泌增多,诱发哮喘发作。

二、临床表现

1. 症状

哮喘发作前可先有呼吸道过敏表现,如干咳、打喷嚏、流泪、流鼻涕等。哮喘发作的典型表现为发作性呼气性呼吸困难,伴咳嗽等。在夜间及凌晨发作和加重是哮喘的特征之一。严重者端坐呼吸、口唇发绀。

2. 体征

哮喘发作时胸廓饱满,语颤减弱,叩诊呈过清音,听诊双肺闻及广泛哮鸣音,以呼气相为主,呼气音延长。严重哮喘发作时,哮鸣音可不出现,称为寂静胸。缓解期可无阳性体征。

3. 重症哮喘(哮喘持续状态)

严重哮喘发作持续 24 h 以上,经一般支气管舒张剂治疗不能缓解者。原因:① 呼吸道感染未控制;② 持续接触过敏原;③ 失水使痰液黏稠形成痰栓;④ 治疗不当或突然停用糖皮质激素;⑤ 精神过度紧张;⑥ 并发气胸或心肺功能不全等。

4. 并发症

哮喘发作时可并发自发性气胸、纵隔气肿、肺不张等,反复发作和感染可并发慢性支气管炎、阻塞性肺气肿、肺源性心脏病等。

5. 分期

(1) 急性发作期:哮喘症状突然发生或加剧,以呼气流量降低为特征。

(2) 慢性持续期:在哮喘非急性发作期,病人仍有不同程度的哮喘症状或 PEF 降低。

(3) 缓解期:指经过或未经治疗后症状、体征消失,肺功能恢复到急性发作前水平,并维持 4 周以上。

三、辅助检查

1. 血液检查

过敏性(外源性)哮喘发作时血嗜酸性粒细胞升高,血清 IgE 增高,并发细菌感染时常有白细胞增多。

2. 胸部 X 线检查

发作时双肺野透亮度增加,缓解期多无异常。

3. 动脉血气分析

可有低氧血症、低碳酸血症、呼吸性碱中毒。重症哮喘气道阻塞严重,引起 PaO_2 降低、$PaCO_2$ 增高,出现呼吸性酸中毒,严重缺氧者可合并代谢性酸中毒。

4. 过敏原检测

有助于病因诊断。

5. 痰液检查

涂片可见嗜酸性粒细胞及其退化形成的夏科-莱登结晶。

6. 肺功能测定

第 1 秒用力呼气容积(FEV_1)减少和最大峰值呼气流速(PEFR)下降,FEV_1/FVC(用力肺活量)下降(低于 70% 为判断气道阻塞的最重要指标)。残气量、功能残气量、肺总量增加,残气容积/肺总量增高。

四、治疗要点

1. 哮喘防治教育、管理及肺功能测定

积极进行肺功能测定,判断肺功能状况,并对病人积极进行哮喘防治知识的宣传和管理。

2. 环境控制

避免激发因素(如脱离变应原等)是预防哮喘最有效的方法。

3. 药物治疗

应尽快缓解气道狭窄、阻塞，纠正低氧血症，恢复肺功能，防止并发症。

(1) 祛除诱因，吸氧。

(2) β_2 受体激动剂：沙丁胺醇是控制轻度哮喘急性发作的首选药物和首选吸入法。

(3) 氨茶碱：口服或静脉应用，通过抑制磷酸二酯酶，提高平滑肌细胞内的 cAMP 浓度而起作用。

(4) 抗胆碱药：用于夜间哮喘、痰多的病人。

(5) 糖皮质激素：具有抗炎作用，能抑制炎性细胞释放介质，减少腺体分泌，降低微血管的通透性，使气道反应性降低而达到平喘作用，是目前控制哮喘发作最有效的抗炎药物。吸入治疗是目前推荐长期治疗哮喘的最常用的方法，一般用药1周以上才有效果。

(6) 白三烯(LT)拮抗剂：具有抗炎和舒张支气管平滑肌的作用。常用扎鲁斯特。

(7) 色甘酸钠：非糖皮质激素抗炎药，可稳定肥大细胞膜，是预防运动及过敏性哮喘最有效的药物。

4. 免疫疗法

(1) 特异性免疫疗法：使用特异性变应原进行脱敏治疗。

(2) 非特异性免疫疗法：注射卡介苗、转移因子、疫苗等。

5. 哮喘持续状态的治疗

(1) 取半卧位或端坐位，吸氧，保持呼吸道通畅，迅速建立静脉通道(2条)。

(2) 补液：是首要的关键措施。补液量一般为 2 500～3 000 mL/d，滴速以 40～50 滴/min 为宜。

(3) 纠正酸中毒：5%碳酸氢钠静脉滴注。

(4) 解痉平喘：糖皮质激素、氨茶碱静脉应用。

(5) 抗感染：应用青霉素等。

五、护理问题

(1) 低效型呼吸形态　与支气管炎症和气道高反应性有关。

(2) 清理呼吸道无效　与支气管痉挛、痰液黏稠有关。

(3) 恐惧　与哮喘发作时出现呼吸困难、濒死感有关。

(4) 潜在并发症：自发性气胸、纵隔气肿、肺不张、慢支、阻塞性肺气肿、肺心病。

(5) 知识缺乏：缺乏预防和治疗哮喘发作的知识。

六、护理措施

1. 一般护理

(1) 环境：维持室温在 18～22 ℃，湿度在 50%～60%。注意病室内勿放置花草，勿使用羽绒制品、动物皮毛制品、蚕丝织物等。

(2) 饮食护理：给予营养丰富、高维生素、清淡流质或半流质饮食。避免进食鱼、虾、蟹、奶、蛋等可能诱发哮喘的食物。

(3) 促进排痰：协助病人取半卧位或坐位，或放置过床桌，让病人伏于桌上。指导病人有效咳嗽，协助病人翻身、拍背。鼓励病人多饮水，每日饮水量大于 2 500 mL，以稀释痰液，并遵医嘱使用祛痰药、蒸气吸入等，无效者给予吸痰。

(4) 氧疗护理：哮喘发作时给予氧气（氧流量 1～3 L/min，浓度<40%）吸入，重症患者给予持续低流量吸氧。注意监测动脉血气分析，如吸氧后 PaO_2<60 mmHg，$PaCO_2$>50 mmHg，应准备机械通气。

2. 病情观察

注意观察生命征、意识、发绀及呼吸困难的程度，及时发现呼吸衰竭、自发性气胸的征兆并积极配合医生处理。

3. 用药护理

遵医嘱正确使用药物，观察疗效和不良反应。

(1) β_2 受体激动剂可引起心动过速、血压升高、低血钾、骨骼肌震颤等，不宜长期规律、单一、大剂量使用，宜与抗炎药物同时使用。

(2) 氨茶碱静脉注射速度宜慢，应在 10 min 以上，注射速度过快可引起心律失常、血压下降，甚至心脏骤停，其他不良反应有恶心、呕吐、尿量增多、失眠等。

(3) 糖皮质激素吸入治疗不良反应主要为口咽部真菌感染，吸入后要及时漱口、洗脸。全身长期大量应用糖皮质激素的不良反应有库欣综合征、骨质疏松、血压升高、血糖升高、应激性溃疡等。

(4) 色甘酸钠不良反应有呼吸道刺激、胸闷等。

4. 心理护理

稳定病人情绪，消除紧张、焦虑、恐惧等不良心理反应。

七、健康教育

向病人及家属介绍疾病知识。指导病人避免各种诱因，如吸入性变应原及鱼、虾等可能诱发哮喘的食物，增强体质，预防呼吸道感染。嘱病人随身携带止喘气雾剂，出现哮喘发作先兆时，立即吸入并保持平静。指导病人病情监测，学会使用峰流速仪，检测最大呼气峰流速(PEFR)。在没有出现哮喘症状之前，PEFR 下降，提示早期哮喘的发生。如在 80%～100%，为安全期，哮喘控制理想；如在 50%～80%，为警告期，哮喘严重，应调整治疗方案；如小于 50%，为危险期，应立即到医院就诊，遵医嘱用药，观察不良反应等。

第五节 慢性阻塞性肺疾病病人的护理

慢性阻塞性肺疾病(COPD)是以气流不完全可逆性受限为特征,呈进行性发展的一种肺部疾病,主要与具有气流受限的慢性支气管炎及阻塞性肺气肿有关。

慢性支气管炎是气管、支气管黏膜及其周围组织的慢性非特异性炎症,以反复发作咳嗽、咳痰为主要特征,每年发病持续3个月,连续2年或2年以上。阻塞性肺气肿是终末呼吸单位过度充气呈持久性扩张,并伴有肺泡壁和细支气管的破坏。当慢支和(或)阻塞性肺气肿病人出现不完全可逆性气流受限时,则诊断为COPD,如无不完全可逆性气流受限,则不能诊断为COPD。支气管哮喘也具有气流受限,但是可逆的,因此不属于COPD。

一、病因与发病机制

COPD的病因与发病机制与多种因素长期作用有关。其中吸烟是COPD最重要的发病因素,呼吸道感染是COPD发病和加重的另一个重要因素,职业性粉尘和化学物质、空气污染、蛋白酶-抗蛋白酶失衡(α_1-抗胰蛋白酶缺乏)、过敏反应、免疫功能降低等亦可引起。

二、临床表现

缓慢起病,病程长,可反复急性发作。

1. 症状

主要症状为慢性咳嗽、咳痰、喘息、气短或呼吸困难。其中咳嗽、咳痰是最常见症状,晨起和夜间明显,白天较轻,痰液为白色泡沫痰或黏液痰,急性呼吸道感染时常有发热,咳嗽加重,痰量增多,痰色转为黄色脓痰。气短或呼吸困难是COPD的标志性症状,早期主要在劳动或活动时出现,逐渐加重,随病情进展,休息时亦出现呼吸困难。

2. 体征

桶状胸,双侧呼吸运动减弱,语音震颤双侧减弱,叩诊呈过清音(肺气肿的重要体征),肺下界下移,肺下界移动范围缩小,心浊音界缩小或叩不清,听诊双肺呼吸音减弱,呼气延长,心音遥远,部分病人可闻及干、湿啰音。

3. 并发症

慢性肺源性心脏病、慢性呼吸衰竭、自发性气胸、纵隔气肿等。(COPD是引起慢性肺源性心脏病的最常见原因,肺心病是COPD的最常见并发症,COPD病人如突然出现一侧胸痛,呼吸困难加重,应考虑自发性气胸。)

4. COPD的病程分期

(1) 急性加重期:常由继发呼吸道感染所致,病人咳嗽、咳痰、气短加重,痰量增加呈黏液脓性,伴有发热等。

(2) 稳定期:咳嗽、咳痰等症状轻微或稳定。

5. COPD 严重程度分级

主要依据 FEV_1/FVC 及 FEV_1 预计值下降的幅度分为以下四级。

(1) Ⅰ级(轻度):$FEV_1/FVC<70\%$,$FEV_1\geqslant 80\%$预计值。

(2) Ⅱ级(中度):$FEV_1/FVC<70\%$,$50\%\leqslant FEV_1<80\%$预计值。

(3) Ⅲ级(重度):$FEV_1/FVC<70\%$,$30\%\leqslant FEV_1<50\%$预计值。

(4) Ⅳ级(极重度):$FEV_1/FVC<70\%$,$FEV_1<30\%$预计值或 $FEV_1<50\%$预计值伴慢性呼吸衰竭。

三、辅助检查

1. 肺功能检查

通气功能测定是判断气流受限的客观指标,以 FEV_1/FVC 及 FEV_1 预计值下降的幅度最有意义,配合支气管扩张试验,可以判断气流受限的不完全可逆性:吸入支气管舒张药后 $FEV_1/FVC<70\%$ 及 $FEV_1<80\%$ 预计值。

2. X 线

慢支主要表现为肺纹理增多、紊乱。肺气肿表现为双肺透亮度增加、肋间隙增宽、肺下界下移、肺纹理稀疏等。

3. 其他

合并细菌感染时,血常规检查白细胞增多,中性粒细胞增高。动脉血气分析早期无异常,呼吸衰竭时可有低氧血症、高碳酸血症等。

四、治疗要点

1. 急性加重期治疗

(1) 控制感染是急性加重期的最关键治疗措施。一般首选青霉素,亦可根据药物敏感试验结果选择有效抗生素。

(2) 其他:祛痰剂、支气管舒张药等。

2. 稳定期治疗

可选用祛痰剂、支气管舒张药、长期家庭氧疗(LTOT)、呼吸肌功能锻炼(腹式呼吸和缩唇呼吸)等。

五、护理问题

(1) 气体交换受损　与肺顺应性降低、通气功能障碍、呼吸道阻塞、残气量增加有关。

(2) 清理呼吸道无效　与呼吸道分泌物增多、黏稠有关。

(3) 知识缺乏:缺乏疾病的基础知识与康复知识。

(4) 潜在并发症:慢性肺源性心脏病、慢性呼吸衰竭、自发性气胸等。

六、护理措施

1. 一般护理

（1）休息与活动：急性加重期应卧床休息，稳定期合理安排锻炼。呼吸困难宜取半卧位或端坐位。

（2）饮食护理：给予高热量、高蛋白、高维生素、易消化饮食。饭前休息 30 min 以上，餐后避免平卧。避免产气食物，少量多餐，多饮水（2 000 mL/d 以上）。

（3）保持呼吸道通畅：指导有效咳嗽，协助翻身，胸部叩击。痰液黏稠者给予雾化吸入，可消除炎症、稀释痰液、减轻咳嗽。遵医嘱应用祛痰药。

2. 病情观察

观察咳嗽、咳痰情况，注意痰液颜色、量、性状及咳痰是否顺畅；观察呼吸困难程度、能否平卧、与活动的关系；注意有无并发症；监测肺功能、动脉血气分析等。

3. 氧疗护理

给予持续低流量（1～2 L/min）、低浓度（25%～29%）氧气吸入。指导病人进行长期家庭氧疗（LTOT）。LTOT 可明显提高病人的生活质量和生存率，适用于Ⅲ级、Ⅳ级病人，一般采用鼻导管吸入法，持续低流量、低浓度氧气吸入，吸氧持续时间每日超过 15 h，尤其在进餐、睡眠时应吸氧，以使病人 $PaO_2 \geq 60$ mmHg 或 $SaO_2 > 90\%$。

4. 呼吸功能锻炼

指导病人进行腹式呼吸和缩唇呼吸锻炼。

（1）腹式呼吸：病人取立位、半卧位或平卧位，两手分别放于前胸和上腹部，用鼻吸气，同时尽量挺腹；用口呼气，同时尽力收缩腹部；吸气时间与呼气时间比为 1∶2 或 1∶3，每分钟 10 次左右，每天训练 2 次，每次 10～15 min，熟练后逐渐增加训练次数和时间。

（2）缩唇呼吸：病人用鼻吸气，然后缩唇缓慢呼气，以能使距口唇 15～20 cm 处，与口唇等高点水平的蜡烛火焰随气流倾斜而不熄灭为宜。气体经狭窄的口唇缓慢呼出，可提高支气管内压，防止呼气时小气道过早陷闭，以利于肺泡气体排出。

5. 心理护理

给予心理支持，消除紧张、焦虑情绪，增强治疗、康复信心。

七、健康教育

向病人及其家属介绍疾病知识。指导患者避免诱发因素，如戒烟、预防呼吸道感染等。指导患者合理锻炼，增强体质，活动以不感到疲劳、气短为限度。指导患者及家属进行长期家庭氧疗。指导患者进行腹式呼吸、缩唇呼吸锻炼。指导患者自行观察病情。

第六节　慢性肺源性心脏病病人的护理

慢性肺源性心脏病是由肺组织、肺血管或胸廓的慢性病变引起的肺组织结构和（或）功能异常，引起肺循环阻力增加，肺动脉高压，致右心室肥厚、扩大，伴或不伴右心衰竭的心脏病，并排除先天性心脏病和左心病变引起者。冬、春季节和气候骤变时易致急性发作。

一、病因与发病机制

1. 病因

最常见病因为COPD，其次为支气管哮喘、支气管扩张、肺结核、尘肺等。其他原因有胸廓运动障碍性疾病、肺血管疾病、神经肌肉疾病等。

2. 发病机制

（1）肺动脉高压：是慢性肺心病发生的先决条件。主要由缺氧、高碳酸血症、呼吸性酸中毒等功能性因素引起，其中缺氧是最重要因素。其他如解剖性因素（肺血管炎症、肺血管受压、肺血管损毁、肺血管重塑等）、血容量增多（慢性缺氧致红细胞及醛固酮增多）和血液黏稠度增加等亦可使肺动脉压力增高。

（2）心脏病变和心力衰竭：肺动脉高压致右心室后负荷增加，引起右心室肥大。肺动脉压持续升高，超过右心室代偿能力，最终导致右心衰竭。

二、临床表现

1. 肺、心功能代偿期

（1）原发病表现：慢性咳嗽、咳痰、喘息、呼吸困难等，体检有肺气肿征。

（2）肺动脉高压表现：肺动脉瓣区第二心音（P_2）亢进。

（3）右心室肥大表现：三尖瓣区闻及吹风样收缩期杂音，剑突下见心脏搏动。

2. 肺、心功能失代偿期

主要以呼吸衰竭为主，有或无心力衰竭。

（1）呼吸衰竭：急性呼吸道感染为最常见诱因。呼吸困难加重，以夜间为甚，严重者发生肺性脑病，表现为头痛、皮肤潮红、神志恍惚、昼睡夜醒、谵妄、抽搐等。肺性脑病是肺心病死亡的最主要原因，主要与缺氧和二氧化碳潴留有关，尤其是二氧化碳潴留。

（2）右心衰竭：表现为心悸、食欲减退、腹胀、恶心、少尿等。体征有发绀、颈静脉怒张、肝大有压痛、肝颈静脉回流征阳性（右心衰竭的重要体征）、心率增快、心律失常、水肿、剑突下心脏搏动、三尖瓣区收缩期杂音等。

3. 并发症

肺性脑病、自发性气胸、心律失常、休克、消化道出血、DIC、水、电解质及酸碱平衡紊乱等。

三、辅助检查

1. X 线检查

X 线检查可见肺动脉高压（右下动脉干扩张、肺动脉段突出）和右心室肥大的征象。

2. 血液检查

血液检查可见红细胞和血红蛋白升高（缺氧所致）。急性感染时白细胞总数增加。

3. 血气分析

呼吸衰竭时有低氧血症（$PaO_2 < 60$ mmHg）和（或）高碳酸血症（$PaCO_2 > 50$ mmHg）。

4. 心电图检查

心电图检查提示右心室肥大和右心房肥大（肺型 P 波）。

四、治疗要点

肺心病的治疗原则是治肺为本、治心为辅。

1. 肺、心功能代偿期（缓解期）

积极治疗原发病，去除诱发因素，改善心肺功能。

2. 肺、心功能失代偿期（急性加重期）

（1）控制感染：是急性加重期最关键的治疗措施。一般首选青霉素，亦可选用头孢菌素、喹诺酮类、氨基糖苷类等。

（2）保持呼吸道通畅，纠正缺氧和二氧化碳潴留：给予低流量（1～2 L/min）、低浓度（25%～29%）氧气持续 24 h 不间断吸入。还可给予胸部叩击、雾化吸入、祛痰剂、支气管舒张剂等。

（3）控制心力衰竭：轻度心力衰竭经吸氧、改善呼吸功能、控制感染等可改善。较重者可选用利尿剂、血管扩张剂、洋地黄类药物等。详见本书心力衰竭病人的护理章节。

五、护理问题

（1）气体交换受损　与肺泡及肺毛细血管床面积减少、通气/血流比例失调等有关。

（2）清理呼吸道无效　与呼吸道感染、痰液过多、黏稠有关。

（3）活动无耐力　与肺心功能减退、缺氧有关。

（4）体液过多　与体循环淤血、水钠潴留有关。

（5）潜在并发症：肺性脑病、自发性气胸、心律失常、休克、消化道出血、DIC、水、电解质及酸碱平衡紊乱等。

六、护理措施

1. 一般护理

（1）休息与活动：鼓励心肺功能代偿期病人适度运动，以不加重症状为限度。心肺功能失代偿期病人应绝对卧床休息。

（2）饮食：给予高热量、高蛋白、高维生素饮食，少量多餐，多食含纤维素丰富的食物，防止便秘。避免高糖饮食，以免引起痰液黏稠。水肿病人应限制水钠摄入，记录 24 h 出入液量。

（3）皮肤护理：做好皮肤护理，预防压疮发生。

（4）保持呼吸道通畅：及时祛除痰液，改善肺泡通气。

2. 氧疗

持续低流量（1～2 L/min）、低浓度（25%～29%）氧气吸入，吸入的氧气应予湿化。

3. 病情观察

观察生命体征、意识等，注意评估发绀、呼吸困难、尿量变化、水肿等情况。如病人出现头痛、烦躁不安、睡眠紊乱、意识变化等应考虑可能发生肺性脑病。

4. 用药护理

对于有二氧化碳潴留和（或）呼吸道分泌物较多者，应慎用镇静剂、麻醉剂和中枢性镇咳药等，以免诱发或加重肺性脑病。利尿剂及洋地黄类药物应用的护理见本书心力衰竭病人的护理章节。

七、健康指导

向病人及其家属介绍疾病的知识。指导病人去除病因和诱因，如治疗原发病、戒烟、避免吸入尘埃及刺激性气体、避免受凉和疲劳、防止感染等。指导病人及家属掌握长期家庭氧疗和呼吸锻炼的方法。指导病人及家属监测病情，如出现发热、心悸、呼吸困难加重、意识障碍等，应及时就医。指导病人遵医嘱用药，观察不良反应。

第七节 肺炎病人的护理

一、肺炎的病因与分类

肺炎是指终末气道、肺泡和肺间质的炎症，可由多种病因引起，以细菌感染最常见。

（一）病因

感染为最常见病因，如细菌、病毒、真菌、寄生虫感染等，其中以细菌感染最常见。其他如理化因素、免疫因素、放射因素、过敏及药物等因素亦可引起肺炎发生。

(二) 分类

1. 按病因分类

(1) 细菌性肺炎：最常见。常见病原菌有肺炎球菌、肺炎克雷伯杆菌、金黄色葡萄球菌等，以肺炎球菌最常见。

(2) 非典型病原体所致肺炎：由支原体、衣原体、军团菌等引起。

(3) 病毒性肺炎：由流感病毒、腺病毒、冠状病毒等引起。

(4) 真菌性肺炎：由白色念珠菌、放线菌等引起。

(5) 其他病原体所致肺炎：由立克次体、原虫、寄生虫等引起。

(6) 理化因素所致肺炎：如化学性肺炎、放射性肺炎等。

2. 按患病环境分类

(1) 社区获得性肺炎：指在医院外的社区环境中罹患的感染性肺实质炎症，包括入院时处于潜伏期而在入院后发病者。最常见病原体为肺炎球菌。

(2) 医院获得性肺炎：指病人入院时既不存在也不处于潜伏期，而是在入院48 h后在医院内发生的肺炎，包括在医院内感染而出院后48 h内发生的肺炎。常见病原体为革兰阴性杆菌，包括肺炎克雷伯杆菌、铜绿假单胞菌、大肠埃希菌等。近年来金黄色葡萄球菌感染有上升趋势。

3. 按解剖位置分类

(1) 大叶性(肺泡性)肺炎：病变累及部分肺段或整个肺段或整个肺叶，病原体以肺炎球菌最常见。

(2) 小叶性(支气管性)肺炎：病变累及细支气管、终末细支气管、肺泡。常见病原体有肺炎球菌、葡萄球菌、病毒、肺炎支原体等。

(3) 间质性肺炎：以肺间质为主的炎症，可由细菌、病毒、支原体、衣原体等引起。

二、肺炎球菌肺炎

肺炎球菌肺炎是由肺炎球菌所引起的肺实质炎症，约占院外感染肺炎的半数以上。

1. 病因与发病机制

冬、春季为肺炎球菌肺炎的高发季节，多发生于既往健康的男性青壮年或抵抗力下降者。肺炎球菌为上呼吸道正常菌群，当免疫力低下时可引起发病。诱因有受凉、淋雨、疲劳、上呼吸道感染、应用免疫抑制剂、COPD、糖尿病、醉酒、全身麻醉等。

2. 临床表现

(1) 症状：发病前常有上呼吸道感染史，常突然起病，寒战、高热(可达39 ℃以上)，可呈稽留热，全身酸痛、头痛；咳嗽、咳痰，以铁锈色痰最典型；胸痛(深呼吸及咳嗽时加剧，提示炎症波及胸膜)；严重者有呼吸困难；还可出现食欲减退、恶心、呕吐、腹胀、腹泻等，易误诊为急腹症。

(2) 体征：急性病容，面颊绯红，鼻翼扇动(提示呼吸困难)，呼吸浅快，口周可有单纯疱疹(单纯疱疹病毒感染所致),早期肺部体征不明显。典型者可有肺实变体征:患侧呼吸运动减弱,触诊语颤增强,叩诊呈浊音,听诊有支气管呼吸音及湿啰音。炎症累及胸膜可触及胸膜摩擦感,闻及胸膜摩擦音。

(3) 中毒性(休克型)肺炎:系严重感染引起的感染性休克。常发生于发病的 24~72 h,血压突然下降至 80/50 mmHg 以下,出现面色苍白、唇指发绀、脉搏细速、全身大汗、四肢厥冷、尿量减少等休克表现,感染严重者可有意识模糊、嗜睡、谵妄、昏迷等,而发热、咳嗽、咳痰等症状并不突出。

3. 辅助检查

(1) 血常规:白细胞数增多,中性粒细胞增高,可伴有核左移或中毒颗粒等。年老体弱、免疫力低下者白细胞数可不增多,但中性粒细胞增高。

(2) 痰液检查:痰细菌培养可确定病原菌。

(3) 胸部 X 线或 CT 检查:是确诊肺炎的最重要依据(X 线表现为片状渗出阴影)。大叶性肺炎实变期可见大片状均匀致密的高密度阴影;小叶性肺炎表现为沿肺纹理分布的不规则斑片状阴影,边缘模糊。

4. 治疗要点

(1) 抗感染治疗:是肺炎治疗的最主要措施,首选青霉素 G,用药至体温正常后 3 天(一般为 7 天)。

(2) 对症治疗:高热者可予物理降温,尽量不用退热剂,避免影响临床判断;烦躁、失眠可用镇静、安眠药;发绀、呼吸困难可予以吸氧。

(3) 休克型肺炎的治疗:① 置入重症监护室,取仰卧中凹体位(抬高胸部 20°,抬高下肢 30°),迅速建立静脉通道(2 条),给予高流量氧气吸入,密切监测生命征、意识状态、尿量和病情变化,尤其注意血压变化,监测中心静脉压,作为调整补液速度的依据。② 补充血容量:最关键的首要措施。③ 纠正酸中毒:5% $NaHCO_3$ 静脉滴注。④ 血管活性药物的应用:间羟胺、多巴胺等,维持收缩压在 90~100 mmHg,根据血压调整滴速。⑤ 大剂量糖皮质激素应用。⑥ 积极抗感染:联合、足量、静脉应用有效抗生素。

5. 护理问题

(1) 气体交换受损　与肺部感染引起呼吸面积减少有关。

(2) 体温过高　与肺部感染有关。

(3) 疼痛:胸痛　与炎症波及胸膜有关。

(4) 潜在并发症:感染性休克。

6. 护理措施

(1) 一般护理:卧床休息,保持室内温、湿度适宜,空气新鲜、流通。安排合适体位,每 2 h 变换体位 1 次,以促进肺扩张,减少分泌物在肺部淤积;胸痛时取患侧卧位,以减轻胸痛;呼吸困难时取半卧位。给予高蛋白、高热量、高维生素、易消化的流质或半流质饮食,多饮水(1 500~2 000 mL/d);有麻痹性肠梗阻者,应暂禁食,给予胃肠减压。

(2) 病情观察:观察生命体征、意识、尿量等,注意痰色、痰量、发绀、胸痛情况。有循环功能障碍者尤其监测血压变化。

(3) 对症护理:① 高热时可物理降温,退热时需及时补充液体,以防虚脱。② 胸痛者嘱病人取患侧卧位或用宽胶布固定患侧胸廓,必要时给予镇痛药。③ 腹胀者可用腹部热敷或肛管排气。④ 咳嗽、咳痰者应指导病人有效咳嗽,给予雾化吸入,遵医嘱给予祛痰剂,并配合翻身拍背促进痰液排出。⑤ 气急、发绀者取半卧位,吸氧(流量 4～6 L/min)。

(4) 感染性休克的护理:① 协助病人取仰卧中凹位,吸氧,迅速建立两条静脉通道。② 遵医嘱积极补充血容量,应用碳酸氢钠纠酸、血管活性药物升高血压、抗生素抗感染。输液速度不宜过快,防止发生肺水肿。因碳酸氢钠配伍禁忌较多,宜单独输入。血管活性药物宜用输液泵单独静脉输入,根据血压调整滴速,维持收缩压在 90～100 mmHg,防止液体外渗,以免引起组织坏死。③ 病情观察:观察病人血压、尿量、心率、呼吸、颈静脉充盈等情况,监测中心静脉压。休克纠正的判断指标有:意识逐渐清醒,四肢温暖、口唇红润,脉搏有力,呼吸平稳,收缩压＞90 mmHg,尿量＞30 mL/h。

7. 健康教育

向病人及家属介绍预防肺炎的知识。指导病人注意休息,加强锻炼,增强体质,避免酗酒、受寒、淋雨、过度疲劳等诱发因素,防止上呼吸道感染。指导病人遵医嘱用药,观察不良反应。

三、其他病原体所致肺炎临床特点

1. 肺炎克雷伯杆菌肺炎

起病急,寒战、高热,咳嗽、咳痰,咳砖红色黏稠胶冻样痰,肺部闻及湿啰音,早期可出现周围循环衰竭。胸部 X 线表现肺小叶浸润影,可有蜂窝状脓腔。痰细菌培养可确定病原菌。常选用氨基苷类抗生素联合头孢菌素或半合成青霉素等治疗。

2. 金黄色葡萄球菌肺炎

起病急,寒战、高热,全身毒血症状明显,咳黄色脓痰或脓血痰,严重者易发生周围循环衰竭,易并发脓胸、脓气胸。胸部 X 线短期内迅速多变为其特征。血、痰培养可确定病原菌。常首选耐青霉素酶的半合成青霉素,如苯唑西林,或头孢菌素,如头孢呋辛,疗程 2～3 周。对甲氧西林耐药菌株可选用万古霉素。

3. 肺炎支原体肺炎

起病缓慢,主要为发热、乏力、咽痛、头痛、咳嗽(常为刺激性咳嗽,少痰)、食欲不振等。可有咽充血,颈淋巴结肿大,肺部体征不明显,血象可正常或略高,免疫学检查滴度逐渐升高有价值。X 线呈节段性浸润影,以肺下野为多,3～4 周后可自行消失。首选红霉素等大环内酯类抗生素治疗。

第八节 肺结核病人的护理

肺结核是结核分枝杆菌引起的肺部慢性传染性疾病。结核分枝杆菌可侵袭全身多个器官,以肺部最常见。

一、病因与发病机制

1. 病原菌

结核分枝杆菌又称抗酸杆菌,分为人型、牛型、鼠型、非洲型,人类结核病主要由人型及牛型引起,以人型引起者最多见。特点:结核分枝杆菌在干燥环境可存活数月或数年,在阴暗潮湿处可存活5个月以上,黏附在尘埃上可保持传染性8～10天。但在烈日下暴晒2 h、煮沸1 min、70%乙醇接触2 min、5%～12%来苏尔接触2～12 h、高压蒸气95 ℃ 1 min、紫外线照射30 min可被杀死。将痰吐在纸上焚烧是最简便有效的灭菌方法。本菌为需氧菌,生长慢,培养时间需2～8周。其菌体成分中的类脂质与结核病的组织坏死、干酪液化、空洞发生及结核变态反应有关;菌体蛋白质是结核菌素的主要成分,诱发皮肤变态反应;多糖类与免疫应答有关。

2. 流行病学

(1) 传染源:痰结核分枝杆菌阳性(开放性肺结核)病人为主要传染源。

(2) 传播途径:主要经呼吸道传播,有飞沫传播和尘埃传播两种方式,其中飞沫传播是最重要的传播途径。少数经消化道、皮肤、泌尿生殖道、血行传播。

(3) 易感人群:未感染过结核杆菌或未接种卡介苗者。

3. 发病机制

人体感染结核分枝杆菌后是否发病取决于人体的免疫状态、变态反应和感染结核分枝杆菌的数量及毒力。当人体感染大量毒力强的结核分枝杆菌而机体免疫力又低下时,即可引起发病。结核病的免疫主要为细胞免疫,结核分枝杆菌侵入人体后4～8周,机体组织对结核菌及其代谢产物产生变态反应(Ⅳ型变态反应)。

二、临床表现

1. 症状

(1) 全身毒性症状:起病缓慢,午后低热、盗汗、乏力、食欲减退、消瘦。育龄妇女可有月经失调或闭经。发热为最常见的症状,尤其是午后低热。

(2) 呼吸系统症状:① 咳嗽:多为干咳或少量黏液痰。② 咯血:1/3～1/2病人可有咯血。肺结核是临床上引起咯血的最常见原因。大量咯血可引起窒息、休克。③ 胸痛:提示炎症波及胸膜,疼痛与呼吸、咳嗽有关。④ 呼吸困难:重症肺结核或病变范围广或胸膜广泛病变可出现渐进性呼吸困难。

(3) 结核性风湿热:出现关节红斑等,以青壮年女性多见。

2. 体征

取决于病变性质、部位、范围和程度。

病灶小无异常体征。病灶大可出现患侧肺实变体征:患侧呼吸运动减弱,叩诊呈浊音,听诊呼吸音减低、湿啰音等。由于肺结核好发于肺尖部(上叶尖后段或下叶尖上段),故肩胛间区或锁骨上下部位叩诊呈浊音、听诊有细湿啰音具有重要诊断价值。当发生大量胸腔积液时,可有纵隔、气管向健侧移位,患侧呼吸运动减弱,语颤减弱,叩诊呈实音,听诊呼吸音减弱或消失。当肺部发生胸膜肥厚粘连或广泛纤维化时,可有患侧胸廓凹陷,纵隔、气管向患侧移位。

3. 结核病的分型

(1) 原发型肺结核:多见于儿童,是小儿肺结核的主要类型。主要表现为原发综合征:肺部原发病灶、淋巴管炎及肺门淋巴结炎。X线可见哑铃状高密度阴影。

(2) 血行播散性肺结核:多见于儿童。① 急性型:系结核菌短期内大量进入血液引起,起病急,全身毒血症状重。X线显示双肺满布粟粒状阴影,大小、密度、分布均匀。② 亚急性及慢性型:发展缓慢,症状较轻。X线显示双肺中上部对称性分布、大小不等、新旧不等粟粒状阴影。

(3) 继发型肺结核:成年人多见,病程长,易反复。① 浸润性肺结核:多由于初次感染后潜伏于体内的结核菌再活动而引起,少数为外源性再感染,是临床上最常见的类型。多发生于锁骨上下,X线示片状渗出阴影,边缘模糊,可融合和形成空洞。② 空洞性肺结核:多由于干酪渗出病变溶解形成洞壁不明显的、多个空腔的虫蚀样空洞,或伴有周围浸润阴影的薄壁空洞。有效化疗后,空洞仍不闭合,但多次查痰结核菌均呈阴性,为"净化空洞"。如空洞仍残留干酪组织,但多次查痰结核菌呈阴性,为"开放菌阴综合征"。③ 结核球:直径多小于3 cm,结核球内可有钙化灶或小的空洞,周围多有卫星灶。④ 干酪样肺炎:表现为高热、咳嗽、咳痰、呼吸困难等。病灶可呈干酪样坏死、液化、形成空洞,向支气管播散。X线表现为大叶性或小叶性密度均匀毛玻璃状阴影,虫蚀样空洞,可有播散病灶。⑤ 纤维空洞性肺结核:病程迁延,反复进展恶化,肺功能严重受损。是结核病的重要传染源。X线可见单个或多个厚壁空洞,肺门上牵,肺纹理呈垂柳状,纵隔向患侧移位。

(4) 结核性胸膜炎:① 干性胸膜炎:表现为针刺样胸痛,与呼吸和咳嗽有关。可闻及胸膜摩擦音,触及胸膜摩擦感。② 渗出性胸膜炎:随渗液增多,胸痛减轻,出现呼吸困难。少量胸腔积液X线表现为肋膈角变钝,中等量以上积液时表现为外高内低的弧线形高密度阴影,纵隔向健侧移位。③ 结核性脓胸:表现为胸闷和气促。

(5) 其他肺外结核:骨关节结核、肾结核、肠结核等。

(6) 菌阴肺结核:3次痰涂片及1次痰培养结核菌呈阴性的肺结核。

三、辅助检查

1. 痰结核菌检查

痰涂片或痰培养结核菌阳性是确诊肺结核的主要依据,亦是确定有传染性的主要依据。

2. 结核菌素试验

常用PPD在左前壁屈侧中上部1/3处皮内注射0.1 mL(5IU),48~72 h测量皮肤硬结直径,小于5 mm为阴性,5~9 mm为弱阳性,10~19 mm为阳性,20 mm以上或局部有水泡、坏死为强阳性。阳性表示曾有结核分枝杆菌感染,并不表示一定患病。若3岁以内儿童呈强阳性,提示为新近感染的活动性结核病,须进行抗结核治疗。结核菌素试验阴性意义:① 未感染结核菌。② 结核菌感染后4~8周以内处于变态反应前期。③ 有结核菌感染但免疫力下降和变态反应暂时受抑者,如严重营养不良、HIV感染、麻疹、水痘、癌症、严重细菌感染、严重结核病、危重病人等。

3. X线

X线是早期诊断肺结核的重要方法。可有渗出性、干酪样、空洞、钙化表现。

4. 纤维支气管镜检查

纤维支气管镜检查对诊断困难者有重要价值。

5. 其他检查

(1) 血沉增快：作为结核病活动程度的指标之一，但对诊断无特异性。
(2) 血象：淋巴细胞增多。

四、治疗要点

1. 抗结核化学药物治疗

抗结核化学药物治疗是目前最主要的治疗方法。
(1) 化疗原则：早期、规律、全程、适量、联合。（联合治疗可减少耐药性及增强疗效。）
(2) 常用抗结核药物：杀菌药有异烟肼、利福平、链霉素、吡嗪酰胺，抑菌药有乙胺丁醇、对氨水杨酸、氨硫脲、卡那霉素等。
(3) 治疗方法：① 短程化疗：联合应用异烟肼、利福平等2种以上杀菌药，疗程6～9个月，是目前主要的治疗方法。在开始的1～3个月，每日用药，称为强化阶段，其后每周2次用药至疗程结束，称为巩固阶段。②"标准"或"常规"治疗：联合应用异烟肼、链霉素、对氨水杨酸，疗程12～18个月。

2. 对症治疗

(1) 结核毒性症状：可使用糖皮质激素，以减轻炎症和变态反应。
(2) 咯血：小量咯血可采用镇静、止血治疗，年老体弱、肺功能不全者慎用镇咳药。咯血者应取患侧卧位，给予垂体后叶素止血，高血压、冠心病、妊娠患者禁用。
(3) 大量胸腔积液：① 胸腔穿刺抽液，每次抽液量不超过1 000 mL，如抽液过程中病人出现头晕、面色苍白、出冷汗、心悸、四肢凉冷、脉搏细弱等胸膜反应表现，应立即停止抽液，取平卧位，必要时皮下注射0.1%肾上腺素0.5 mL。② 应用糖皮质激素，以减轻炎症，促进渗液吸收，减少纤维组织形成及胸膜粘连。

3. 手术治疗

对于化疗无效，多重耐药的厚壁空洞、大块干酪病灶、结核性脓胸、支气管胸膜瘘、大咯血保守治疗无效者可行手术治疗。

五、护理问题

(1) 遵守治疗方案无效　与缺乏对疾病的认识、缺乏治疗的主动性及长期化疗药物的副作用有关。
(2) 活动无耐力　与活动性肺结核有关。
(3) 营养失调：低于机体需要量　与机体消耗增加、食欲减退有关。

(4) 气体交换受损　与大量胸腔积液致气体交换面积减小有关。

(5) 有传染的危险　与结核菌随痰排出有关。

(6) 潜在并发症：呼吸衰竭、肺心病、气胸、窒息。

(7) 知识缺乏：缺乏有关肺结核传播、治疗及预防的知识。

六、护理措施

1. 一般护理

(1) 休息与活动：有明显结核毒性症状及咯血者应卧床休息。

(2) 饮食护理：给予高热量、高蛋白、丰富维生素、易消化的食物。大咯血者应暂时禁食。

2. 对症护理

(1) 盗汗：做好皮肤护理，勤换衣物。

(2) 咯血：详见本章常见症状护理。

3. 用药护理

全程督导短程化疗(DOTS)：每次用药都必须在医护人员的直接监督下进行，因故未用药时，必须采取补救措施，以保证按医嘱规律用药。告知病人治疗失败常由于忘记服药、过早停药或不按时服药而造成。注意观察药物的疗效及不良反应。异烟肼可引起周围神经炎，偶有肝损害；利福平可引起肝损害、过敏反应；链霉素可引起肾功能损害、听力障碍、过敏、眩晕等；吡嗪酰胺可引起胃肠道反应、肝损害、高尿酸血症、关节痛等；对氨基水杨酸可引起胃肠道反应、肝损害、过敏反应；乙胺丁醇可引起球后视神经炎。

4. 心理护理

应关心爱护病人，稳定病人情绪，使其树立战胜疾病的信心，促进其坚持完成正规治疗。

七、健康教育

1. 肺结核的预防

(1) 控制传染源：是预防疾病传播的最主要措施。早期发现，积极治疗。

(2) 切断传播途径：严格消毒隔离。嘱病人不随地吐痰，痰液应经灭菌处理(如用5%苯酚溶液浸泡2h以上)后弃去，最简便有效的处理方法是吐在纸上，用火焚烧。咳嗽或打喷嚏时用双层纸巾遮住口鼻，然后将纸巾焚烧掉。病人所用物品应定期消毒，病室可每日用紫外线灯照射2h，餐具、水杯等可煮沸消毒，被褥、衣物等在烈日下暴晒6h以上。外出时戴口罩。

(3) 保护易感人群：接种卡介苗，使人体产生特异性免疫力，是最有效的预防措施。对高危人群还可进行预防性化学治疗。

2. 生活指导

指导病人戒酒、烟，合理休息，加强营养。

3. 用药指导

强调坚持规律、全程、合理用药的重要性,说明药物的服用方法及持续用药时间,介绍药物的不良反应,取得病人与家属的积极配合。

4. 定期复查

指导病人定期检查 X 线胸片、痰结核菌检查及肝、肾功能等。

第九节 原发性支气管肺癌病人的护理

原发性支气管肺癌是指起源于支气管黏膜或腺体的癌症,是最常见的肺部原发性恶性肿瘤。

一、病因

病因未明,可能与下列因素有关。
(1) 环境:吸烟(苯并芘)、职业致癌因子(石棉、无机砷化合物、氯乙烯、烟草的加热产物)、空气污染、电离辐射。
(2) 饮食与营养:食物中维生素 A、E、B_2、β 胡萝卜素和微量元素(锌、硒)的摄入量与癌症发生负相关。
(3) 其他:结核(腺癌)、病毒感染、黄曲霉毒素、遗传等。

二、分类

1. 按解剖学部位分类

(1) 中央型肺癌:发生在段支气管至主支气管的肺癌,占 3/4,以鳞癌和小细胞癌多见。
(2) 周围型肺癌:发生在段支气管以下的肺癌,占 1/4,腺癌多见。

2. 按组织病理学分类

原发性支气管肺癌按组织病理学可以分为鳞状上皮细胞癌(鳞癌)、腺癌、大细胞癌、小细胞癌。其中以鳞癌最常见,生长速度相对较慢,转移相对较晚,手术机会最多,多见于老年男性,尤其吸烟者多见。小细胞癌生长最快,转移最早,恶性度最高,对化疗、放疗最敏感。腺癌对化疗、放疗不敏感,女性多见。

三、临床表现

1. 原发肿瘤引起的症状和体征

(1) 咳嗽为最常见的早期症状。当肿瘤引起支气管狭窄后可引起高调金属音咳嗽或刺激性呛咳。

(2) 血痰或咯血,部分以咯血为首发症状。

(3) 喘鸣、气急:局限性喘鸣音。

(4) 发热:肿瘤坏死及继发性肺炎所致。

(5) 厌食、乏力、消瘦,甚至恶病质。

2. 肿瘤局部扩散引起的症状和体征

(1) 胸痛:肿瘤侵犯胸膜、肋骨、胸壁引起。

(2) 呼吸困难:肿瘤压迫大气道引起。

(3) 吞咽困难:肿瘤侵犯或压迫食管引起。

(4) 声音嘶哑:肿瘤压迫喉返神经所致。

(5) 上腔静脉阻塞综合征:出现头面部、颈部、上肢水肿及胸前部瘀血和静脉曲张。

(6) Horner综合征:肿瘤压迫颈交感神经节,引起病侧眼睑下垂、瞳孔缩小、眼球内陷,同侧额部无汗。

3. 肿瘤远处转移引起的症状和体征

(1) 脑、中枢神经系统转移表现。

(2) 肝转移表现。

(3) 骨转移表现。

(4) 胸膜转移表现。

(5) 淋巴结转移表现:锁骨上淋巴结转移最常见。

4. 胸外表现(副癌综合征)

(1) 肥大性肺性骨关节病。

(2) 异位内分泌:分泌促肾上腺皮质激素样物质(多见于小细胞肺癌)、促性腺激素、抗利尿激素、异生性甲状旁腺激素等。

(3) 神经肌肉综合征:包括小脑皮质变性、脊髓小脑变性、周围神经病、重症肌无力等。

(4) 类癌综合征:由腺癌分泌5-羟色胺过多引起。主要症状有喘鸣、心动过速、水样泻、皮肤潮红等。

(5) 其他:皮肌炎、硬皮病等。

四、辅助检查

1. 胸部影像学检查

包括胸部X线、CT、MRI、单光子发射计算机体层显像、正电子发射计算机体层显像检查。其中胸部X线、CT是发现支气管肺癌的最基本方法,是早期的诊断方法之一。

2. 细胞学检查

痰脱落细胞检查是最简单有效的早期诊断方法之一。

3. 纤维支气管镜检查

纤维支气管镜检查可提高周围型肺癌的诊断率。

4. 病理学检查

经胸部细针穿刺活组织病理学检查可确诊。

五、治疗要点

1. 非小细胞肺癌

鳞癌等可经外科手术或放疗根治,但对化疗的反应较小细胞癌差。

2. 小细胞肺癌

通常发现时已转移,主要依赖化疗或放、化疗综合治疗。

3. 止痛治疗

(1) 采用WHO三阶梯止痛治疗方案:① 轻度疼痛:非阿片类止痛药,如阿司匹林等,同时应用地西泮或异丙嗪等。② 中度疼痛:弱阿片类止痛药,如可待因等,同时应用阿司匹林、地西泮或异丙嗪等。③ 重度疼痛:强阿片类止痛药,如吗啡等,同时应用阿司匹林、地西泮或异丙嗪等。

(2) 用药原则:① 尽量口服给药;② 按时给药,而不是只在疼痛时给药;③ 按阶梯给药;④ 用药个体化。

六、护理问题

(1) 疼痛　与癌细胞浸润胸膜、骨骼,肿瘤压迫肋间神经或转移有关。

(2) 恐惧　与肺癌的确诊、对治疗无信心及病痛的折磨和预感到死亡威胁等有关。

(3) 营养失调:低于机体需要量　与机体过度消耗、吞咽困难、化疗反应致食欲下降有关。

(4) 潜在并发症:肺部感染、呼吸衰竭、化疗毒性反应、放射性食管炎、放射性肺炎等。

七、护理措施

1. 一般护理

(1) 休息与活动:合理安排休息与活动。

(2) 饮食护理:宜进食高热量、高蛋白、高维生素、易消化的食物。必要时输注血液、血浆、白蛋白等。

2. 病情观察

观察疼痛部位、性质、程度及止痛效果,观察病人的营养状况及进食情况,观察各种治疗措施的疗效及毒副作用。

3. 疼痛护理

(1) 减轻心理压力,调整好情绪。

(2) 避免加重疼痛的因素:避免呼吸道感染、避免咳嗽、避免用力等。

(3) 指导病人采用放松术减轻疼痛。

(4) 遵医嘱应用止痛药,遵循WHO推荐的三阶梯疗法。

4. 化疗的护理

详见本书白血病病人的护理章节。

5. 放疗的护理

（1）放疗照射部位皮肤的护理：保持照射部位的干燥，切勿擦去照射部位的标记。只能用清水清洗，不可用肥皂等刺激性洗液，要轻轻拍干，不要用力擦干。照射部位不可热敷，避免直接阳光照射或吹冷风。不可在放射部位涂擦药粉、乳液、油膏、红汞、碘酊等，禁止贴胶布。宜穿宽松柔软衣物。

（2）放射性食管炎：可给予氢氧化铝凝胶口服，以缓解吞咽疼痛，采用流质或半流质食物。

（3）放射性肺炎：协助有效排痰，早期给予抗生素、糖皮质激素等。

6. 心理护理

积极给予心理支持，消除焦虑、抑郁、悲观、绝望心理，积极配合治疗，增强治疗信心。

八、健康教育

向病人及家属介绍疾病知识。指导病人加强营养，合理安排休息与活动。指导病人遵从治疗方案，积极应对治疗带来的不良反应。积极给予病人心理指导，增强治疗信心。

第十节　自发性气胸病人的护理

胸膜腔为不含气体的密闭潜在腔隙，胸膜腔内压为负压。当气体进入胸膜腔，造成积气状态时，称为气胸。气胸可分为自发性、外伤性和医源性3类。自发性气胸是指在无外伤或人为因素情况下，因肺部疾病使肺组织及脏层胸膜自发破裂，空气进入胸膜腔造成的胸腔积气和肺萎缩。

一、病因

1. 原发性气胸

肺部无明显病变者所发生的气胸，多见于瘦长体型的青壮年男性，胸膜下可有肺大疱。常见诱发因素有用力抬举重物、剧烈咳嗽、屏气、大笑、从高压环境突然进入低压环境等。

2. 继发性气胸

在肺疾病基础上发生的气胸，以COPD最常见，其余常见疾病有支气管哮喘、肺结核等。

二、临床表现

1. 症状

可在用力、咳嗽、屏气等诱因下发病,亦可在休息或工作时发病,病人突感一侧胸痛,为针刺样或刀割样,随后出现胸闷、气促、呼吸困难,可伴刺激性干咳。

2. 体征

患侧胸廓饱满,呼吸运动减弱,语颤减弱,叩诊呈鼓音,呼吸音减弱或消失,气管移向健侧,皮下气肿时有握雪感。

3. 临床分型

(1) 闭合性(单纯性)气胸:气体进入胸膜腔后,破裂口即闭合,不再有空气进入胸膜腔,胸腔内压力趋于稳定。

(2) 交通性(开放性)气胸:破裂口持续开放,空气自由进出胸膜腔,胸膜腔内负压消失,肺被压缩而萎陷引起呼吸功能障碍。吸气时纵隔向健侧移位,呼气时移回患侧,称为纵隔摆动。

(3) 张力性(高压性)气胸:破裂口呈活瓣样阻塞,吸气时开启,呼气时关闭,空气只进不出,患侧胸膜腔内压力进行性增高,可引起严重循环和呼吸功能障碍。

三、辅助检查

1. 胸部 X 线检查

胸部 X 线检查是诊断气胸、判断疗效的重要方法。典型气胸的 X 线表现为外凸弧形的细线条状阴影(气胸线),线外透亮度增加,无肺纹理,线内为压缩的肺组织。大量气胸或张力性气胸可见纵隔向健侧移位。

2. 胸腔内压测定

胸内负压减低或呈正压。闭合性气胸抽气后可维持负压;交通性气胸维持在"0"上下;张力性气胸为正压,抽气后不久即恢复为正压。

四、治疗要点

1. 一般治疗

绝对卧床休息、少说话,给予氧气吸入,必要时给予镇静、镇痛、镇咳等治疗。肺压缩在20%以下者,气体可在2~3周内自行吸收。

2. 排气减压治疗

排气减压治疗适用于明显呼吸困难或肺压缩超过20%的病人。

(1) 紧急排气:张力性气胸应立即进行胸腔穿刺排气治疗,穿刺点为患侧锁骨中线第2肋间或腋前线第4~5肋间。

(2) 气胸箱抽气治疗。

(3) 胸腔插管水封瓶闭式引流或连续负压吸引:适用于反复抽气治疗效果不佳的交通性气胸或张力性气胸病人。

3. 原发病及并发症处理

积极治疗原发病,避免诱因,预防和处理感染。

五、护理问题

(1) 低效性呼吸形态　与肺扩张能力下降、疼痛、缺氧、焦虑有关。
(2) 疼痛　与气体刺激胸膜或胸腔置管引流有关。
(3) 有感染的危险　与胸腔与气道相通及或胸腔置管有关。
(4) 潜在并发症:脓气胸、血气胸、纵隔气肿、呼吸衰竭等。

六、护理措施

1. 一般护理

(1) 休息活动:绝对卧床休息,取半坐卧位,避免用力、咳嗽、屏气等,少说话,保证充足的睡眠。
(2) 吸氧:可促进胸腔内气体吸收,减少肺活动度。

2. 病情观察

注意观察胸痛、呼吸困难、生命体征及肺部体征的变化。大量气胸,尤其是张力性气胸,应密切注意有无呼吸衰竭、循环衰竭发生。

3. 疼痛护理

病人咳嗽时,用双手按压患侧胸壁,以减轻疼痛。遵医嘱给予镇痛药及镇咳药。

4. 胸腔穿刺抽气护理

每次抽气量不宜超过1 000 mL,注意防止空气进入胸膜腔。

5. 胸腔闭式引流的护理

(1) 胸腔引流管的安置部位:引流积气常在患侧锁骨中线第2肋间或腋中线第3肋间安置引流管。引流液体时常在腋中线和腋后线之间的第6~8肋间安置引流管。
(2) 胸腔闭式引流装置。① 单瓶水封闭式引流:短管为空气通路,下口远离液面,使瓶内空气与外界大气相通。长管一端置于水平面下3~4 cm,另一端与胸腔引流管连接。② 双瓶水封闭式引流:空引流瓶的两根短管分别与胸腔引流管和水封瓶的长管连接。
(3) 引流瓶放置应低于胸腔引流出口60 cm以上。搬运病人前,先用止血钳夹住引流管,将引流瓶放在床上搬运。搬运完毕后,先将引流瓶放到低于引流出口60 cm以上的位置,再松开止血钳引流。
(4) 维持引流管通畅:引流管通畅时可观察到有气体或液体排出,或引流瓶长管中的水柱随呼吸上下波动。定时挤压引流管,防止引流管受压、折曲、阻塞等,如果引流管堵塞,要拔管更换。引流不畅时禁止冲洗。
(5) 进行胸腔闭式引流时,病人最常采用的体位是半坐卧位,鼓励病人经常深呼吸与咳嗽,以促进肺膨胀,促使胸膜腔内的气体与液体排出。若引流瓶破损,应立即将胸侧引流管折曲夹闭;若引流管脱落,应立即用无菌敷料堵塞、包扎胸壁引流处伤口。

(6) 观察并记录引流液量、性状,水柱随呼吸上下波动的情况。如引流 48~72 h 后,无气、液体排出,水封瓶长管内的水柱亦停止上下波动,病人呼吸平稳,无特殊不适,提示肺复张良好。若引流液呈鲜红色,考虑有进行性出血,应通知医生,并准备手术。

(7) 拔管:若置管 48~72 h 后,无气体排出,24 h 引流液量小于 50 mL 或脓液小于 10 mL,X 线胸片示肺膨胀良好,病人无呼吸困难,可考虑拔管。拔管时嘱病人深吸气,在吸气末屏气,然后迅速拔管,立即用凡士林纱布和厚敷料封闭伤口并包扎固定。拔管后 24 h 内如病人出现胸闷、发绀、渗液、出血或皮下气肿等,应立即通知医生并协助处理。

七、健康教育

告知病人及家属发生气胸时的表现,指导病人避免抬举重物、剧烈咳嗽、屏气、用力排便等诱发因素,保持粪便通畅。注意劳逸结合,治愈后的 1 个月内避免剧烈运动。戒烟,防止上呼吸道感染。

第十一节 呼吸衰竭病人的护理

呼吸衰竭指各种原因引起的肺通气和/或换气功能严重障碍,以至在静息状态下也不能维持足够的气体交换,导致缺氧($PaO_2 < 8.0$ kPa 或 60 mmHg)伴/不伴二氧化碳潴留($PaCO_2 > 6.7$ kPa 或 50 mmHg),从而引起一系列病理生理改变的临床综合征。呼吸衰竭按动脉血气分析分为:① Ⅰ型(缺氧型)呼吸衰竭:仅有缺氧,不伴有二氧化碳潴留,血气分析:仅有动脉氧分压(PaO_2)< 8.0 kPa(60 mmHg)。见于换气功能障碍疾病。② Ⅱ型(高碳酸型)呼吸衰竭:既有缺氧,又伴有二氧化碳潴留,血气分析:$PaO_2 < 60$ mmHg,$PaCO_2 > 6.7$ kPa(50 mmHg)。由肺泡通气不足引起。按发病机制分为:① 泵衰竭:由神经肌肉病变及胸廓病变引起。② 肺衰竭:由肺组织、气道阻塞和肺血管病变引起。按发病急缓分为急性呼吸衰竭和慢性呼吸衰竭。

一、急性呼吸衰竭

1. 病因

累及呼吸器官及呼吸中枢的各种疾病均可导致急性呼吸衰竭。如严重呼吸系统感染、急性呼吸道阻塞性病变、重度哮喘、急性肺水肿、肺血管疾病、颅脑损伤、脑血管疾病、重症肌无力、中毒、颈椎损伤等。

2. 临床表现

主要为呼吸系统症状及低氧血症和高碳酸血症的症状。① 呼吸困难:为呼吸衰竭最早出现的表现。周围性呼吸衰竭以呼吸频率改变及辅助呼吸肌活动增强为主要表现,如呼吸频率加快、鼻翼扇动、三凹征等。中枢性呼吸衰竭表现为呼吸节律紊乱,如潮式呼吸、叹息样呼吸等,甚至呼吸暂停。② 发绀:是低氧血症的典型表现。③ 精神神经症状:急性缺氧可出现表情呆滞、抽搐、精神错乱、昏迷等。④ 循环系统症状:多有心率增快、血压升高。严重缺氧可引起循环衰竭、血压下降、心律失常、心脏停搏等。二氧化碳潴留可引起皮肤潮红、温暖多汗、球结膜充血。⑤ 其他:Ⅰ.腹胀、应激性溃疡出血、肝功能损害等。Ⅱ.蛋白尿、血尿、管型尿,少尿或无尿,甚至发生急性肾衰竭。Ⅲ.高钾血症、酸中毒等。

3. 辅助检查

(1) 血气分析:单纯 $PaO_2<8.0$ kPa(60 mmHg)为Ⅰ型呼吸衰竭,若伴 $PaCO_2>6.7$ kPa(50 mmHg)为Ⅱ型呼吸衰竭。

(2) 肺功能:第1秒用力呼气量(FEV_1)和用力肺活量(FVC)降低。

(3) 影像学检查:胸部X线、CT检查、超声检查等。

4. 治疗要点

治疗原则是在保持呼吸道通畅的前提下迅速改善缺氧和纠正二氧化碳潴留,纠正酸碱失衡和代谢紊乱,积极治疗原发病,消除诱因,防治并发症。

(1) 病因治疗:在解决呼吸衰竭本身所致危害的前提下,积极进行病因治疗,也是治疗呼吸衰竭的根本所在。

(2) 保持呼吸道通畅:是急性呼吸衰竭最基本的治疗措施。① 昏迷者应使其处于仰卧位,头后仰,托起下颌并将口打开。② 清除呼吸道内分泌物及异物。③ 解除支气管痉挛。④ 建立人工气道:方法有简便人工气道、气管插管及气管切开。气管内导管是重建气道的最可靠方法。

(3) 氧疗:Ⅰ型急性呼吸衰竭给予较高浓度(>30%)的氧吸入;Ⅱ型呼吸衰竭给予低浓度、低流量鼻导管持续吸氧。

(4) 增加通气量,减少二氧化碳潴留:① 对于以中枢抑制为主、通气量不足者可在呼吸道通畅的前提下应用尼可刹米,对于肺炎、肺水肿等以肺换气功能障碍为主的呼吸衰竭病人不宜应用。慎用镇静剂,以防呼吸抑制。② 机械通气。

(5) 纠正酸碱失衡和代谢紊乱。

(6) 控制感染:选择有效的抗生素治疗。

5. 护理问题及护理措施

详见本书慢性呼吸衰竭章节。

二、慢性呼吸衰竭

1. 病因及发病机制

(1) 病因:多由慢性支气管-肺疾病引起,如COPD、肺结核、肺尘埃沉着症等引起,亦可由肺血管疾病、胸廓疾病、神经肌肉病变引起。以COPD最常见。

(2) 诱因:常见诱因有感染、镇静安眠药、麻醉剂的应用、耗氧量增加(如寒战、高热、手术、合并甲亢等)。急性上呼吸道感染是最常见的诱因。

(3) 发病机制:与肺泡通气不足、通气与血流比例失调、弥散障碍有关。

2. 临床表现

临床表现主要与缺氧和高碳酸血症有关。

(1) 原发病表现:如 COPD 主要表现为咳嗽、咳痰、喘息、气短等。

(2) 呼吸困难:是慢性呼吸衰竭最早、最突出的症状。病情轻时,表现为呼吸费力、呼气延长,严重时常有点头、提肩呼吸等表现,呈浅快呼吸。若伴 CO_2 潴留致 CO_2 麻醉时,病人由浅快呼吸转为浅慢呼吸或潮式呼吸。

(3) 发绀:发绀是缺氧的典型表现。

(4) 精神神经症状:严重者可引起肺性脑病,又称二氧化碳麻醉,表现为先兴奋后抑制现象。兴奋症状包括失眠、烦躁、躁动、夜间失眠而白天嗜睡等。此时禁忌应用镇静剂或安眠药,以免加重二氧化碳潴留。抑制表现有神志淡漠、呼吸抑制、肌肉震颤、间歇抽搐、昏睡,甚至昏迷等,可因脑水肿、脑疝而死亡。肺性脑病是引起病人死亡的最主要原因。

(5) 心血管系统表现:出现血压升高、脉压增加、心动过速症状。严重缺氧、酸中毒时出现血压下降、循环衰竭、心律失常、心脏停搏。二氧化碳潴留者常有皮肤潮红、温暖、多汗,球结膜充血、水肿,脑血管扩张性头痛等。

(6) 其他:① 消化系统表现主要有食欲减退、腹胀、恶心、呕吐,严重者可有上消化道出血(与缺氧致胃肠黏膜糜烂出血等有关)、丙氨酸氨基转移酶升高等。② 泌尿系统表现主要有蛋白尿、血尿、血尿素氮及肌酐升高等。

3. 辅助检查

(1) 动脉血气分析:是诊断呼吸衰竭的最重要客观依据。在海平面正常大气压、静息状态、呼吸空气条件下,$PaO_2 < 8.0$ kPa(60 mmHg)和/或 $PaCO_2 > 6.7$ kPa(50 mmHg)。在 $PaCO_2$ 升高时,pH<7.35 为失代偿性酸中毒,pH>7.45 为失代偿性碱中毒。

(2) 电解质:可有低血钾、高血钾、低血钠、低血氯等。

(3) 肺功能检查:肺功能减低。

(4) 影像学检查:胸部 X 线、CT 检查。

4. 治疗要点

(1) 保持呼吸道通畅:清除呼吸道分泌物、缓解支气管痉挛、建立人工气道。管内导管是重建气道的最可靠方法(气管插管及气管切开)。

(2) 氧疗:是纠正缺氧的最有效方法。缺氧伴二氧化碳潴留者给予持续低流量、低浓度氧气吸入。

(3) 增加通气量、减少 CO_2 潴留:① 在呼吸道通畅的前提下,应用呼吸兴奋剂,尼可刹米是最常用的呼吸兴奋剂。② 机械通气:无创正压通气(NIPPV)或有创机械通气。

(4) 控制感染:选用敏感有效的抗生素治疗。

(5) 并发症治疗:积极治疗休克、上消化道出血、DIC 等并发症。

(6) 病因治疗:是治疗呼吸衰竭的根本所在。

5. 护理问题

(1) 气体交换受损　与通气不足、肺内分流增加、通气/血流失调和弥散障碍有关。

(2) 清理呼吸道无效　与分泌物增加、意识障碍有关。

(3) 焦虑　与呼吸困难、气管插管、病情严重、对预后的不确定有关。

(4) 有受伤的危险　与意识障碍、气管插管及机械呼吸有关。

6. 护理措施

（1）一般护理：① 休息与活动：限制活动，以不出现心率增快、呼吸困难为限度。取坐位或半卧位。严重者应绝对卧床休息。② 饮食护理：高蛋白、低碳水化合物、适量维生素和微量元素的流质饮食，少量多餐。

（2）病情观察：观察生命体征、意识、瞳孔、呼吸困难、发绀等，及时发现肺性脑病、休克、上消化道出血等并发症。监测动脉血气分析等。（意识与精神的改变，对发现肺性脑病极为重要，如出现精神恍惚、烦躁、失眠为肺性脑病表现。）

（3）氧疗护理：原则是在迅速提高 PaO_2 到 60 mmHg 或脉搏容积血氧饱和度（SpO_2）达到 90% 以上的前提下，尽量降低吸氧浓度。根据病人病情和血气分析结果确定给氧浓度和给氧方法。① Ⅰ型呼吸衰竭：短时间内间歇高浓度（>35%）或高流量（4~6 L/min）吸氧。② Ⅱ型呼吸衰竭：持续低流量（1~2 L/min）、低浓度（25%~29%）吸氧，以免过快纠正缺氧引起呼吸中枢抑制，常用鼻导管吸氧法。注意观察氧疗效果：如吸氧后呼吸困难缓解、发绀减轻、心率减慢，表示氧疗有效；如氧疗后病人呼吸过缓或意识障碍加深，须警惕二氧化碳潴留。

（4）用药护理：遵医嘱正确使用抗生素、祛痰剂、支气管舒张药、呼吸兴奋剂等，观察疗效和不良反应。呼吸兴奋剂注射速度不宜过快，如应用后出现恶心、呕吐、烦躁、肌肉抽搐等，提示呼吸兴奋剂过量。

7. 健康教育

向病人及家属介绍疾病知识，指导病人避免各种诱因，如预防上呼吸道感染，避免吸入刺激性气体，戒烟，避免劳累等。指导病人进行缩唇呼吸和腹式呼吸等呼吸运动锻炼，加强耐寒锻炼，教会病人和家属有效咳嗽、体位引流、拍背等技术和家庭氧疗方法。指导病人遵医嘱用药，注意观察药物的不良反应。

第十二节　急性呼吸窘迫综合征病人的护理

急性呼吸窘迫综合征（ARDS）是心源性以外的各种肺内和肺外因素所致的急性肺损伤，进而发展为急性呼吸衰竭。

一、病因与发病机制

1. 病因

（1）肺内因素（直接因素）：包括误吸综合征、溺水、吸入毒气或烟雾、肺挫伤、肺炎及机械通气等引起的肺损伤。

（2）肺外因素（间接因素）：包括休克、脓毒症、大面积烧伤、急性胰腺炎、急性肝衰竭、大量输库存血、药物或麻醉品中毒等。

2. 发病机制

各种病因引起肺泡和（或）肺血管内皮受损，血管通透性增高，血液成分渗漏，引起肺间质和肺泡水肿。肺泡Ⅱ型细胞受损,表面活性物质缺失,导致肺泡萎陷,肺顺应性减低,功能残气量减少,通气/血流比例失调,弥散障碍,引起换气功能严重受损。

二、临床表现

以进行性呼吸困难和难以纠正的低氧血症为特征。最早出现的症状是呼吸加快,并呈进行性加重的呼吸困难,常伴发绀、烦躁、焦虑、出汗等。其呼吸困难的特点是呼吸深快、费力,感觉胸廓紧束、严重憋气,即呼吸窘迫,通常的吸氧疗法不能改善。早期体征可无异常(早期检查时肺内常无湿啰音,无明显低氧发绀,X线检查无显著变化,称 ARDS 初期的"三无"表现)。后期可闻及水泡音,X线可见点片状阴影。

三、辅助检查

(1) 动脉血气分析:氧合指数(PaO_2/FiO_2)降低是 ARDS 诊断的必备条件,$PaO_2 < 8.0$ kPa(60 mmHg)。

(2) X线胸片:早期可无异常,继之双肺点片状阴影、大片致密阴影。

四、治疗要点

(1) 纠正缺氧:迅速纠正缺氧是抢救的最重要措施,给予高浓度(>50%)、高流量(4~6 L/min)氧气吸入。

(2) 机械通气:尽早选用呼气终末正压通气(PEEP)。

(3) 液体管理:合理限制液体入量,以减轻肺水肿,以允许的较低循环容量维持有效循环。在血压稳定和保证组织灌注前提下,液体出入量宜轻度负平衡。除非有低蛋白血症,否则不宜输注胶体液,如需输血应输入新鲜血。

(4) 治疗原发疾病,控制感染。

(5) 营养支持治疗:补充足够营养。

五、护理问题

(1) 气体交换受损　与肺毛细血管受损、肺水肿、肺泡内透明膜形成致换气功能障碍有关。

(2) 清理呼吸道无效　与人工气道有关。

(3) 潜在并发症:多脏器功能衰竭。

六、护理措施

(1) 一般护理:① 休息与环境:安置病人于呼吸监护病室特别监护,加强生活护理。② 饮食护理:给予高蛋白、高脂肪、低碳水化合物、适量维生素的流质饮食,昏迷病人给予鼻饲或静脉补充。

(2) 氧疗护理:迅速纠正缺氧是抢救的最重要措施,给予高浓度(>50%)高流量(4~6 L/min)氧气吸入,氧气应充分湿化。观察氧疗效果和副反应,防止发生氧中毒。

(3) 病情观察:观察生命体征和意识状态,尤其是发绀和呼吸困难的病情变化。注意每小时尿量变化,记录 24 h 出入液量。

(4) 输液、输血护理:遵医嘱输入液体,控制输液速度。

(5) 做好人工气道和机械通气的常规护理。

(6) 心理护理:给予病人心理支持,消除紧张、恐惧心理。

七、健康教育

向病人和家属说明治疗原发基础疾病的重要性。指导病人加强营养和体格锻炼,注意劳逸结合,预防呼吸道感染,戒烟。

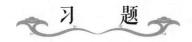

习　题

一、A_1 型题

1. 左、右主支气管分叉水平对应的解剖部位是(　　)。
   A. 颈静脉切迹　　　　　　B. 胸骨柄　　　　　　C. 胸骨角
   D. 胸骨体　　　　　　　　E. 剑突
2. 肺结核患者在家里休养治疗期间,简便有效的处理痰液的方法是(　　)。
   A. 煮沸　　　　　　　　　B. 深埋　　　　　　　C. 焚烧
   D. 70%乙醇浸泡　　　　　E. 5%苯酚消毒
3. 哮喘发生的本质是(　　)。
   A. 交感神经兴奋　　　　　B. 中枢神经兴奋　　　C. 气道反应性降低
   D. 免疫介导气道慢性炎症　E. β肾上腺素受体功能下降
4. 不能进行气体交换的是(　　)。
   A. 终末细支气管　　　　　B. 呼吸性细支气管　　C. 肺泡管
   D. 肺泡囊　　　　　　　　E. 肺泡
5. 慢性肺源性心脏病最常见的病因是(　　)。
   A. COPD　　　　　　　　B. 支气管　　　　　　C. 支气管扩张
   D. 肺动脉栓塞　　　　　　E. 睡眠呼吸暂停综合征
6. 肺炎链球菌肺炎患者的典型临床表现症状不包括(　　)。
   A. 寒战、高热　　　　　　B. 咳嗽　　　　　　　C. 咳铁锈色痰
   D. 胸痛　　　　　　　　　E. 腹胀
7. 可使人体获得结核免疫力的预防措施是(　　)。
   A. 进行卡介苗接种　　　　B. 普及结核病预防知识　C. 及早发现并治疗患者
   D. 消毒衣物,隔离患者　　E. 加强锻炼,增强体质
8. 慢性肺源性心脏病的心脏形态改变主要是(　　)。
   A. 左心室肥厚　　　　　　B. 二尖瓣关闭不全　　C. 肺动脉瓣狭窄

D. 主动脉扩大　　　　　　　E. 右心扩大
9. 预防慢性阻塞性肺疾病急性发作的措施不包括(　　)。
　　A. 戒烟　　　　　　　　B. 防止感冒　　　　　　C. 合理膳食
　　D. 适当运动　　　　　　E. 冬季停止一切户外活动
10. 大咯血是指24 h咯血量超过(　　)。
　　A. 100 mL　　　　　　B. 200 mL　　　　　　C. 300 mL
　　D. 400 mL　　　　　　E. 500 mL
11. 呼吸衰竭的患者,在临床上出现最早的症状是(　　)。
　　A. 胸部疼痛　　　　　　B. 呼吸困难　　　　　　C. 咯血
　　D. 发绀　　　　　　　　E. 精神错乱
12. 最易并发阻塞性肺气肿的疾病是(　　)。
　　A. 慢性支气管炎　　　　B. 支气管哮喘　　　　　C. 慢性肺脓肿
　　D. 支气管扩张　　　　　E. 肺结核
13. 肺心病的预防不包括(　　)。
　　A. 提倡戒烟　　　　　　B. 增强免疫力　　　　　C. 减少有害物质的吸入
　　D. 预防感染　　　　　　E. 多睡少动
14. 肺炎患者咳大量黄色浓痰,最有可能提示感染的是(　　)。
　　A. 肺炎链球菌　　　　　B. 金黄色葡萄球菌　　　C. 冠状病毒
　　D. 白色念珠菌　　　　　E. 肺炎支原体
15. 慢性阻塞性肺气肿的病理改变不包括(　　)。
　　A. 肺过度膨胀　　　　　B. 外观苍白或灰白　　　C. 镜检可见肺大泡
　　D. 肺血供增多　　　　　E. 弹力纤维网破坏
16. 肺炎患者应该给予的饮食不包括(　　)。
　　A. 高脂肪　　　　　　　B. 高蛋白　　　　　　　C. 高热量
　　D. 高维生素　　　　　　E. 易消化的流质或半流质
17. 肺心病患者,肺、心功能失代偿期的主要表现是(　　)。
　　A. 咳嗽　　　　　　　　B. 咯血　　　　　　　　C. 胸闷、胸痛
　　D. 发热　　　　　　　　E. 呼吸衰竭与心力衰竭
18. 脓痰伴少量鲜血,并且放置后分三层,首先考虑(　　)。
　　A. 慢性支气管炎　　　　B. 肺癌　　　　　　　　C. 肺结核
　　D. 支气管扩张　　　　　E. 肺气肿
19. 吸气性呼吸困难时"三凹征"指(　　)。
　　A. 胸骨上窝、肋间隙、锁骨上窝
　　B. 胸骨上窝、肋间隙、锁骨下窝
　　C. 胸骨上窝、肋间隙、胸骨下窝
　　D. 胸骨上窝、肋间隙、腋窝
　　E. 胸骨上窝、肩胛上窝、锁骨上窝
20. 治疗急性感染性喉炎除控制感染外,还应同时应用何种药物减轻症状?(　　)。
　　A. 呋塞米　　　　　　　B. 异丙嗪　　　　　　　C. 止咳药
　　D. 镇静剂　　　　　　　E. 肾上腺糖皮质激素

21. 对咳嗽、咳痰患者,护理措施错误的是( )。
    A. 保持室内空气新鲜,温、湿度适宜
    B. 咳脓痰者注意口腔护理
    C. 痰稠不易咳出,鼓励多饮水,施行雾化吸入
    D. 痰多可在饭后行体位引流
    E. 痰多且无力咳出者,帮助翻身拍背
22. 下面哪项不是急性气管-支气管炎的常见病原菌?( )
    A. 肺炎链球菌   B. 肺炎克雷白杆菌   C. 葡萄球菌
    D. 溶血性链球菌   E. 流感嗜血杆菌
23. 细菌性肺炎最常见的病原菌是( )。
    A. 溶血性链球菌   B. 肺炎球菌   C. 肺炎杆菌
    D. 立克次体   E. 衣原体
24. 肺炎球菌肺炎病人出现哪种表现提示有并发症发生?( )
    A. 体温退后复升   B. 口唇疱疹   C. 咳铁锈色痰
    D. 胸痛   E. 寒战、高热
25. 休克型肺炎最突出的表现是( )。
    A. 体温 39 ℃以上 B. 血压降到 10.67/6.7 kPa(80/50 mmHg)
    C. 呼吸困难   D. 恶心呕吐   E. 少尿或无尿
26. 肺炎球菌肺炎剧痛胸痛者宜取( )。
    A. 平卧位   B. 患侧卧位   C. 健侧卧位
    D. 半卧位   E. 坐位
27. 肺炎球菌肺炎高热病人降温不宜采用( )。
    A. 温水擦身   B. 酒精擦浴   C. 退热药
    D. 大血管区放置冰袋 E. 多饮水
28. 肺炎链球菌感染首选的抗生素为( )。
    A. 林可霉素   B. 青霉素   C. 链霉素
    D. 磺胺类抗生素   E. 红霉素
29. 重症肺炎因二氧化碳潴留导致酸碱平衡紊乱,可发生( )。
    A. 代谢性酸中毒   B. 呼吸性酸中毒   C. 代谢性碱中毒
    D. 代谢性碱中毒   E. 混合性酸中毒
30. 金黄色葡萄球菌肺炎最显著的特点是( )。
    A. 起病急   B. 高热   C. 咳嗽气促
    D. 呼吸困难   E. 肺部体征出现早
31. 金黄色葡萄球菌肺炎的热型多为( )。
    A. 弛张热   B. 低热   C. 回归热
    D. 不规则高热   E. 稽留高热
32. 肺炎时容易并发脓胸、脓气胸的常见病原体是( )。
    A. 肺炎球菌   B. 溶血性链球菌   C. 金黄色葡萄球菌
    D. 绿脓杆菌   E. 假丝酵母菌
33. 细菌性肺炎抗菌治疗抗菌药物一般用至( )。

A. 体温正常后 3~4 天,肺部体征基本消失
B. 体温正常后 4~5 天,肺部体征基本消失
C. 体温正常后 5~7 天,肺部体征基本消失
D. 体温正常后 7~9 天,肺部体征基本消失
E. 体温正常后 10~14 天,肺部体征基本消失

34. 肺炎患儿宜采取的体位是( )。
    A. 仰卧位   B. 俯卧位   C. 半卧位
    D. 左侧卧位   E. 右侧卧位

35. 支气管扩张的最主要病因是( )。
    A. 支气管先天发育障碍
    B. 肺囊性纤维化
    C. 遗传性 α_1 抗胰蛋白酶缺乏
    D. 机体免疫功能失调
    E. 支气管-肺组织感染和支气管阻塞

36. 支气管扩张的典型临床表现为( )。
    A. 慢性咳嗽,咳黏液或泡沫状痰,气急,低热,两肺底啰音
    B. 慢性咳嗽,咳大量浓痰,反复咯血,常有肺部感染,局限性肺下部湿啰音
    C. 发热,刺激性咳嗽,咳黏液脓痰;两肺呼吸音增粗,散布干、湿性啰音
    D. 高热,咳嗽,黏液血性痰,一侧胸痛和呼吸音减低
    E. 以上都不是

37. 支气管扩张患者痰液的典型特点是( )。
    A. 只有少量黏痰   B. 草绿色   C. 红棕色胶冻状
    D. 灰黑色   E. 黏液分层现象

38. 支气管扩张患者并发厌氧菌感染的依据是( )。
    A. 痰液有臭味   B. 痰液出现分层现象   C. 咳痰伴咯血
    D. 咳嗽伴大量浓痰   E. 慢性咳嗽有大量浓痰,伴咯血

39. 临床上常用确诊支气管扩张的手段是( )。
    A. 支气管造影   B. 高分辨 CT   C. 磁共振检查
    D. X 线透视   E. X 线胸片

40. 支气管扩张患者在施行体位引流时,错误的护理是( )。
    A. 根据病变部位选择体位
    B. 引流时鼓励患者深呼吸
    C. 引流时间每次 30 min 以上
    D. 引流完毕后给予漱口
    E. 引流在晚间睡前进行

41. 呼吸系统疾病最常见的症状是( )。
    A. 咳嗽   B. 咳痰   C. 胸痛
    D. 呼吸困难   E. 发热

42. 支气管扩张患者咳嗽、咳痰加重的时间常为( )。
    A. 早晨起床和晚上卧床时   B. 白天   C. 傍晚

D. 深夜　　　　　　　　E. 进餐时

43. 对支气管扩张患者进行体位引流时,每次时间应掌握在（　　）。
    A. 5～10 min　　　　B. 10～15 min　　　　C. 15～20 min
    D. 20～25 min　　　E. 30 min

44. 支气管哮喘特征性的临床表现是（　　）。
    A. 发作性伴哮鸣音的呼气性呼吸困难
    B. 发作性伴哮鸣音的吸气性呼吸困难
    C. 发作性伴哮鸣音的混合性呼吸困难
    D. 发作性呼吸困难伴三凹征
    E. 发作性呼吸困难伴窒息感

45. 哮喘患者痰液的性质为（　　）。
    A. 铁锈色痰　　　　B. 粉红色泡沫痰　　　　C. 白色泡沫痰
    D. 胶冻样痰　　　　E. 巧克力色痰

46. 哮喘持续状态的错误处理是（　　）。
    A. 去除诱因　　　　B. 保持呼吸道通畅　　　C. 高流量吸氧
    D. 纠正脱水　　　　E. 控制感染

47. 为防止哮喘病人痰液黏稠不易咳出,应采取的措施是（　　）。
    A. 体位引流　　　　B. 低盐饮食　　　　C. 多饮水
    D. 持续吸氧　　　　E. 翻身、拍背

48. 护理重症哮喘患者哪项不正确？（　　）
    A. 勿使勉强进食　　B. 限制水、钠摄入　　　C. 给予低流量吸氧
    D. 痰多黏稠者采用雾化吸入　E. 取坐位或平卧位

49. 阻塞性肺气肿病人做腹式呼吸锻炼,哪项不正确？（　　）
    A. 吸气时挺腹,呼气时收腹
    B. 用鼻吸气,用口呼气
    C. 吸气时间长,呼气时间短
    D. 呼吸 7～8 次/min
    E. 每次进行 10～15 min

50. 导致慢性肺心病的最常见病因是（　　）。
    A. 支气管哮喘　　　B. 慢性纤维性空洞性肺结核
    C. 尘肺　　　　　　D. 慢性支气管炎
    E. 弥漫性支气管扩张

51. 诊断早期肺心病的最主要依据是（　　）。
    A. 高碳酸血症　　　B. 长期呼吸道病史　　　C. 右心衰竭体征
    D. 肺气肿及肺部啰音　E. 肺动脉高压及右心肥大征象

52. 肺心病病人禁用吗啡的理由是该药可诱发（　　）。
    A. 肺性脑病　　　　B. 便秘　　　　　　　C. 药物依赖
    D. 呼吸道感染　　　E. 电解质失调平衡

53. 慢性肺心病发病机制是（　　）。
    A. 肺动脉高压　　　B. 左心室肥厚　　　　C. 右心室扩张

D. 体循环淤血　　　　　　　　E. 心功能不全
54. 肺源性心脏病心功能失代偿的最常见诱因是(　　)。
   A. 过度劳累　　　　　B. 补液过快　　　　　C. 呼吸道感染
   D. 摄盐过多　　　　　E. 心律失常
55. 肺心病病人长期家庭氧疗,持续吸氧时间一昼夜应超过(　　)。
   A. 7 h　　　　　　　B. 9 h　　　　　　　C. 11 h
   D. 13 h　　　　　　　E. 15 h
56. 需持续低流量吸氧的病人是(　　)。
   A. 慢性肺源性心脏病　B. 肺结核伴大咯血　　C. 休克型肺炎
   D. 急性肺水肿　　　　E. 慢性支气管炎
57. 关于慢性肺源性心脏病的护理措施,下列哪项不正确?(　　)
   A. 给予 4~6 L/min 氧气吸入
   B. 肺心功能失代偿期应卧床休息
   C. 高热量、高蛋白、高维生素饮食
   D. 禁用麻醉剂
   E. 慎用镇静剂
58. 肺心病形成肺动脉高压的最重要的因素是(　　)。
   A. 长期反复发作的慢性炎症　B. 肺毛细血管床减少　　C. 肺细小动脉痉挛
   D. 血容量增多　　　　E. 血液黏稠度增加
59. 开放性气胸的典型症状是(　　)。
   A. 患侧胸部凹陷　　　B. 呼吸困难　　　　　C. 胸壁有伤口
   D. 纵隔移位　　　　　E. 发绀
60. 自发性气胸的最早症状是(　　)。
   A. 呕吐　　　　　　　B. 心悸　　　　　　　C. 发热
   D. 胸痛　　　　　　　E. 咳嗽
61. 开放性气胸病人呼吸困难最主要的急救措施是(　　)。
   A. 气管插管行辅助呼吸　B. 立即剖胸探查　　　C. 迅速封闭胸部伤口
   D. 吸氧　　　　　　　E. 输血补液
62. 张力性气胸时首要的急救措施是(　　)。
   A. 立即排气,降低胸膜腔内压力　　　　　　　B. 剖胸探查
   C. 气管切开辅助呼吸　　　　　　　　　　　　D. 气管插管辅助呼吸
   E. 输血、补液抗休克
63. Ⅱ型呼吸衰竭血气分析结果,正确的是(　　)。
   A. $PaO_2 \leqslant 60$ mmHg,$PaCO_2$ 正常
   B. PaO_2 正常,$PaCO_2 \geqslant 50$ mmHg
   C. $PaO_2 \leqslant 60$ mmHg,$PaCO_2 \geqslant 50$ mmHg
   D. $PaO_2 \geqslant 60$ mmHg,$PaCO_2 \leqslant 50$ mmHg
   E. $PaO_2 \geqslant 60$ mmHg,$PaCO_2 \geqslant 50$ mmHg
64. Ⅰ型呼吸衰竭可出现(　　)。
   A. 仅有二氧化碳潴留

B. 血气分析提示 $PaO_2 < 80$ mmHg
C. 低氧血症不伴有二氧化碳潴留
D. 低氧血症伴有二氧化碳潴留
E. 以上都不是

65. 严重Ⅱ型呼吸衰竭不宜高浓度给氧的原因是（　　）。
   A. 缺氧不是主要原因
   B. 可引起氧中毒
   C. 抑制颈动脉窦化学感受器
   D. 促使二氧化碳排除过快
   E. 诱发代谢性碱中毒

66. 下列哪项不是呼吸衰竭应用呼吸机的目的？（　　）
   A. 增加通气量　　　　　　B. 减少呼吸功消耗
   C. 改善通气/血流比例失调　D. 降低氧耗量
   E. 纠正休克

67. 慢性呼吸衰竭缺氧的典型表现是（　　）。
   A. 呼吸频率变慢　　　B. 三凹征　　　C. 发绀
   D. 头痛　　　　　　　E. 肺性脑病

68. 缺氧伴二氧化碳潴留的呼吸衰竭患者宜采用（　　）。
   A. 高压给氧　　　　　B. 乙醇湿化给氧　　C. 间歇给氧
   D. 高浓度持续给氧　　E. 低浓度持续给氧

69. ARDS病人在输液过程中错误的是（　　）。
   A. 加快输液速度　　　　　B. 酌情给利尿剂
   C. 以晶体液为主,胶体为辅　D. 可配合使用肾上腺皮质激素
   E. 输液时在CVP检测下进行,避免输液过量

70. 对ARDS病人的治疗和护理中,下列哪项是错误的？（　　）
   A. 坚持长时间吸入纯氧　　B. 抗生素控制感染　　C. 使用肾上腺皮质激素
   D. 及时使用人工呼吸机　　E. 对重症病人用PEEP

71. 改善成人ARDS病人缺氧的最佳措施是（　　）。
   A. 持续高流量吸氧　　B. 按时使用有效抗生素　　C. 呼气终末正压通气
   D. 避免输液过量过快　E. 鼓励深呼吸和排痰

72. 对ARDS诊断和病情判断有重要意义的检查是（　　）。
   A. 呼吸功能检测　　　B. 动脉血气分析　　　C. 血流动力学检测
   D. X线检查　　　　　E. 心电图检查

73. 多系统器官功能衰竭,首先受累的器官是（　　）。
   A. 心　　　　　　　　B. 肝　　　　　　　　C. 肺
   D. 肾　　　　　　　　E. 脑

74. 支气管哮喘的主要临床表现是（　　）。
   A. 吸气性呼吸困难伴三凹征
   B. 发作性呼吸困难伴窒息感
   C. 反复发作带哮鸣音的呼气性呼吸困难

D. 反复发作带哮鸣音的混合性呼吸困难

E. 呼吸困难伴哮鸣音

二、A_2 型题

75. 急性上呼吸道感染患者进行预防措施指导时,护士的下列说法中,不当的是(　　)。
    A. 避免过度劳累
    B. 避免到人多拥挤的场所
    C. 保持环境整洁,空气清新
    D. 坚持规律体育锻炼
    E. 接种疫苗后可产生终身免疫力

76. COPD合并自发性气胸患者,经治疗后准备出院,为减少气胸复发,护士应告诉患者要特别注意的是(　　)。
    A. 避免进食生冷食物   B. 不能喝牛奶   C. 不能快步行走
    D. 进食粗纤维食物   E. 坚持低蛋白饮食

77. 患者,男性,45岁,患有支气管哮喘史10余年,每年急性发作数次,经用药治疗后可以缓解。患者在与护士交流时询问:由于自觉症状消失后即停止服药,因此下次发作时是否可以先自行服用上次剩余的药物?护士首先要向患者说明的是(　　)。
    A. 应每天定时口服支气管扩张剂
    B. 需认识到要长期规范治疗哮喘,不得自行停药
    C. 鼓励多做运动,锻炼身体
    D. 应当寻求医生帮助,及时解决用药问题
    E. 应当寻找发病原因,避免复发,以减少用药

78. 患者,男性,34岁,患支气管扩张症,咳嗽,近日因受凉咳大量黄色脓痰,入院治疗,医嘱体位引流时,错误的是(　　)。
    A. 在饭后1 h进行   B. 引流前做生理盐水超声雾化
    C. 引流同时行胸部叩击   D. 引流后可给治疗性雾化吸入
    E. 每次引流15～20 min

79. 患者,男性,60岁,因慢性阻塞性肺疾病并发感染住院,患者出现下列哪种表现提示为先兆肺性脑病?(　　)
    A. 心率加快,血压升高   B. 呼吸急促   C. 烦躁、嗜睡
    D. 尿量减少   E. 瞳孔不等大

80. 患者,男性,50岁,重症肺炎并发感染性休克,护士配合抢救时实施静脉输液,操作错误的是(　　)。
    A. 输液量宜先少后多
    B. 使用扩容药物时应根据血压情况
    C. 保护穿刺部位,防止药液外渗
    D. 同时建立两条静脉通道
    E. 合理安排输液顺序

81. 患者,女性,65岁,患有COPD,患者进行呼吸锻炼时,护士应予以纠正的是(　　)。
    A. 吸气时腹部尽力挺出   B. 呼气时腹部尽力收缩   C. 经口呼气
    D. 慢吸气   E. 快呼气

82. 患者,男性,33岁,干咳,胸闷,以自发气胸入院。经积极治疗后已痊愈准备出院,护士告诉患者为预防复发最重要的措施是( )。
    A. 戒烟　　　　　　　B. 清淡饮食　　　　　C. 避免屏气用力
    D. 积极锻炼身体　　　E. 保持情绪稳定

83. 患者检查确诊为"纤维空洞型肺结核",考虑该病最主要的传播途径为( )。
    A. 直接蔓延　　　　　B. 消化道传播　　　　C. 淋巴传播
    D. 呼吸道传播　　　　E. 血液传播

84. 患者,女性,40岁,毛绒玩具车间工人,有哮喘史5年。防止哮喘发作最有效的方法是( )。
    A. 脱离变应原　　　　B. 药物治疗　　　　　C. 免疫治疗
    D. 对症治疗　　　　　E. 长期治疗

85. 患者,男性,69岁,以"肺心病"入院治疗。护士对患者进行身体评估时发现下列症状,其中提示右心功能不全的是( )。
    A. 表情痛苦
    B. 肝颈部回流征阳性
    C. 双肺底可闻及散在湿性啰音
    D. 口唇发绀
    E. 呼吸急促

86. 患者,女性,55岁,因发作性胸闷、咳嗽就诊,诊断为支气管哮喘。医嘱予糖皮质激素吸入治疗,下列用药指导中正确的是( )。
    A. "吸入激素的主要作用是快速缓解症状"
    B. "如果哮喘症缓解,即可停止用药"
    C. "吸入激素不会有任何副作用"
    D. "如果您要进行运动,可在此前预防性吸入激素"
    E. "吸入激素后要漱口"

87. 患者,男性,55岁,患左肺中叶支气管扩张,现患者痰多不易咳出,该患者可能存在的体征是( )。
    A. 消瘦、贫血　　　　B. 呼吸运动减弱
    C. 局限性哮鸣音　　　D. 固定而持久的局限性湿性啰音
    E. 两肺底部布满湿性啰音

88. 患者,女性,43岁,患肺结核2年。现使用链霉素抗结核治疗,用药期间应注意监测( )。
    A. 肝功能　　　　　　B. 心功能　　　　　　C. 肾功能
    D. 肺功能　　　　　　E. 肠胃功能

89. 患者,男性,65岁,因慢性肺源性心脏病并发肺炎、右心衰竭住院治疗。护士在核对医嘱时,应提出质疑的是( )。
    A. 一级护理
    B. 持续吸氧6 L/min
    C. 头孢美唑钠2.0 g+5%葡萄糖100 mL,ivgtt,q 12 h
    D. 沐舒坦30 mg+0.9%氯化钠100 mL,ivgtt,tid

E. 氢氯噻嗪 25 mg,po,bid

90. 患者,男性,66岁,患慢性阻塞性肺疾病多年,护士在指导进行呼吸训练时,吸气与呼气时间比最好为(　　)。
    A. 吸气：呼气=1：2　　　B. 吸气：呼气=1：1　　　C. 吸气：呼气=1.5：1
    D. 吸气：呼气=2：1　　　E. 吸气：呼气=2.5：1

91. 患者,男性,75岁,慢性阻塞性肺疾病急性发作期患者,痰多黏稠,翻身时突然出现发绀,烦躁不安,护士应采取的措施是(　　)。
    A. 给患者吸氧　　　　　B. 给患者吸痰　　　　　C. 协助患者取坐位
    D. 指导患者有效咳嗽　　E. 湿化气道

92. 慢性阻塞性肺疾病急性发作期患者,长期卧床,咳痰无力,为促进排痰,护士给予胸部叩击,叩击方法中,错误的是(　　)。
    A. 患者取侧卧位　　　　B. 叩击顺序由外向内　　C. 叩击顺序由下而上
    D. 叩击者的手扇形张开　E. 叩击者手指向掌心微弯曲

93. 患者,男性,62岁,诊断"COPD,Ⅱ型呼衰,肺性脑病"。护理人员应避免使用下列哪项处理措施？(　　)
    A. 持续性低气流给氧　　B. 静脉滴注抗生素　　　C. 肌注呋塞米
    D. 烦躁时使用镇静剂　　E. 服用解痉平喘类药物

94. 患者,女性,69岁,慢性肺气肿急性发作,患者出现头痛、昼眠夜醒、精神恍惚时应考虑(　　)。
    A. 窒息先兆　　　　　　B. 呼吸性酸中毒　　　　C. 休克早期
    D. 肺性脑病　　　　　　E. DIC

95. 患者,男性,56岁,支气管哮喘发作,呼吸困难。此时护士应协助其采取的体位是(　　)。
    A. 俯卧位　　　　　　　B. 端坐位　　　　　　　C. 中凹卧位
    D. 头高足低位　　　　　E. 头低足高位

96. 患者,男性,32岁,支气管哮喘,在应用氨茶碱治疗中不正确的是(　　)。
    A. 缓慢静脉注射　　　　B. 快速静脉注射　　　　C. 缓慢静脉推注
    D. 与舒喘灵合用　　　　E. 血药浓度监测

97. 患者,男性,64岁,因肺心病导致呼吸困难,采用半卧位的原因是(　　)。
    A. 使患者逐渐适应体位变化,利于向站位过渡
    B. 减轻腹部切口疼痛　　C. 防止感染向上蔓延
    D. 减少局部出血　　　　E. 减轻心脏负担

98. 患者,男性,72岁,慢性Ⅱ型呼吸衰竭,近来呼吸困难明显,伴头痛,昼睡夜醒,伴神志恍惚,肌肉抽搐等,应考虑并发(　　)。
    A. 脑疝　　　　　　　　B. 脑瘤　　　　　　　　C. 脑炎
    D. 呼吸性酸中毒　　　　E. 肺性脑病

99. 患者,女性,65岁,因肺源性心脏病住院,护士收集资料时了解到:患者口唇发绀,呼吸困难,纳差,口腔溃疡,焦虑,应先执行的护理措施是(　　)。
    A. 与其交谈,解除焦虑　　B. 调节食谱,促进食欲
    C. 通知家属来医院探望　　D. 口腔护理促进溃疡愈合

E. 吸氧,缓解缺氧症状

100. 刘某,男性,27岁,患肺结核半年,应给予(　　)。
    A. 高脂肪、高热量饮食　　B. 高蛋白、高热量饮食　　C. 低盐、高蛋白饮食
    D. 高热量、低脂肪饮食　　E. 高热量、低蛋白饮食

101. 患者,女性,36岁,诊断为支气管扩张,咳嗽、咳痰,痰量60 mL/d,最应该采取的护理措施是(　　)。
    A. 提供通风良好的病室环境
    B. 指导患者大量饮水　　C. 采取体位引流
    D. 机械吸痰　　E. 鼓励患者进行有效咳嗽

102. 患者,男性,28岁,以突然畏寒、高热、咳嗽1天就诊。体检:右下肺呼吸音低,可闻及湿性啰音,胸片示右下肺有大片炎性阴影,拟诊为肺炎链球菌肺炎,首选的药物是(　　)。
    A. 头孢菌素　　B. 林可霉素　　C. 链霉素
    D. 青霉素　　E. 氯霉素

103. 某患者因发热、胸痛、咳痰3天入院。体检:体温40.0℃,右下肺闻及湿啰音,白细胞$12.0×10^9$/L。入院诊断:发热待查(肺炎?)。下列哪项可作为该病人的主要护理问题?(　　)
    A. 发热待查　　B. 肺炎　　C. 体温过高
    D. 肺部啰音　　E. 白细胞增高

104. 某患者因淋雨患肺炎而入院,体温39.7℃,对其采取高热护理,尽量不采用(　　)。
    A. 头部置冰袋　　B. 温水擦浴　　C. 酒精擦身
    D. 鼓励饮水　　E. 口服退热药

105. 患者,40岁,因寒战、高热、咳嗽1天而入院。诊断为肺炎链球菌肺炎,次日体温骤降,伴四肢厥冷、大汗及意识模糊,血压10.7/7.3 kPa。下列哪项护理措施不妥?(　　)
    A. 去枕平卧,头部抬高15°　　B. 热水袋保暖
    C. 迅速建立静脉通路　　D. 快速滴入低分子右旋糖酐
    E. 低流量吸氧

106. 患者,男性,66岁,慢性咳嗽、咳痰10多年,近1周来有高热(39℃),咳痰黏稠,呈砖红色、胶冻状,伴气急、发绀、谵妄,最有可能的诊断是(　　)。
    A. 浸润性肺结核　　B. 病毒性肺炎　　C. 肺脓肿
    D. 肺炎球菌肺炎　　E. 肺炎杆菌肺炎

107. 患者,男性,80岁,发热、咳痰、咳嗽6天。查体:体温38.3℃,呼吸24次/min,肺部听诊有少量湿啰音,痰液黏稠,不易咳出。以下哪项护理措施最适合于患者?(　　)
    A. 立即物理降温　　B. 健康指导
    C. 室内湿度宜在60%左右　　D. 保持呼吸道通畅
    E. 给予镇咳药

108. 患者,男性,25岁,2天前曾咳血痰,今日咯血量达300 mL左右,数年前曾有类似情况,平时无明显咳嗽、咳痰情况,体检:体温37℃,胸廓和呼吸运动正常,肺部听诊右肩胛局限性少量湿啰音,首先考虑(　　)。
    A. 肺炎球菌肺炎　　B. 肺结核　　C. 支气管肺癌
    D. 慢性支气管炎　　E. 支气管扩张

109. 李某,女性,34岁,患支气管扩张病15年,咳嗽、咳脓痰,痰量40 mL/d,下列哪项治疗是错误的?(   )
    A. 长期应用抗生素   B. 体位引流   C. 免疫治疗
    D. 体育锻炼   E. 生理盐水雾化吸入

110. 患者,男性,25岁,患支气管扩张,咯血200 mL后。突然咯血中断,极度呼吸困难,喉部有痰鸣音,首选的护理措施是(   )。
    A. 应用止血药   B. 保持呼吸道通畅   C. 安置头高足低位
    D. 应用抗生素   E. 应用镇静剂

111. 患者,男性,60岁,慢性咳嗽、咳痰10年,每年冬季发作,每次持续3个月,本病例病情继续发展最常见的并发症是(   )。
    A. 肺部感染   B. 自发性气胸   C. 肺心病
    D. 阻塞性肺气肿   E. 支气管哮喘

112. 患者,男性,58岁,咳嗽、咳痰、胸闷、气短6年。肺功能检查:残气量占肺总量比值>40%,最可能的诊断是(   )。
    A. 支气管哮喘   B. 自发性气胸   C. 肺部感染
    D. 肺心病   E. 阻塞性肺气肿

113. 某患者因慢性阻塞性肺气肿入院治疗。根据病情需维持吸氧浓度29%。此时应调节的氧流量为(   )。
    A. 1 L/min   B. 2 L/min   C. 3 L/min
    D. 4 L/min   E. 5 L/min

114. 某支气管哮喘患者,每当发作就自行用沙丁胺醇(舒喘灵)雾化吸入,护士应告诫病人,如用量过大可能会出现(   )。
    A. 心动过缓、腹泻   B. 食欲减退、恶心呕吐   C. 血压升高、心动过速
    D. 皮疹、发热   E. 肝、肾功能异常

115. 某哮喘患者,呼吸极度困难,喘气,伴发绀、大汗淋漓。对该病人首先必须(   )。
    A. 专人护理,准备抢救用品
    B. 加强巡视,防止情绪激动
    C. 帮助口服平喘药物
    D. 避免进食可能诱发哮喘的食物
    E. 采血做血气分析

116. 患者,男性,18岁,自9岁起反复出现发作性呼吸困难,发作前常有喷嚏、流涕,症状持续10余分钟后可自然缓解,缓解后无任何不适,最可能的诊断是(   )。
    A. 心源性哮喘   B. 过敏性肺炎   C. 支气管哮喘
    D. 自发性气胸   E. 慢性喘息型支气管炎

117. 患者,女性,32岁,20多年来发作性气喘,春、夏季发作较重,4 h前发病。查体:两肺叩诊清音,有广泛哮鸣音,心率100次/min,律整,白细胞10×10^9/L,中性粒细胞比值为70%,嗜酸性粒细胞比值为8%。胸部X线片示两肺透亮度增加。最有可能的诊断为(   )。
    A. 慢性喘息性支气管炎   B. 弥漫性肺间质纤维化   C. 心源性哮喘
    D. 变态反应性肺曲菌病   E. 支气管哮喘

118. 患者,女性,42岁,突然发作性喘息,原因不清,紧急处理时应首先选哪种药物?

(　　)

  A. 毒毛花苷 K 0.25 mg 静脉注射

  B. 吗啡 10 mg 肌肉注射

  C. 氨茶碱 0.25 g 静脉注射

  D. 0.1% 肾上腺素 0.5 mL 皮下注射

  E. 异丙肾上腺素 0.5 mL 皮下注射

119. 患者,女性,因支气管哮喘发作而入院。现气短不能平卧,咳嗽,痰液黏稠不易咳出。以下护理措施不妥的是(　　)。

  A. 超声雾化吸入　　　　B. 指导多饮水　　　　C. 低流量鼻导管吸氧

  D. 取半卧位　　　　　　E. 指导翻身拍背

120. 某肺心病患者,做动脉血气分析:PaO_2 6.0 kPa(45 mmHg),$PaCO_2$ 10.0 kPa(75 mmHg),应给予哪种氧疗法?(　　)

  A. 间歇低流量、低浓度给氧

  B. 间歇高流量、高浓度给氧

  C. 间歇高流量、酒精湿化给氧

  D. 持续低流量、低浓度给氧

  E. 持续高浓度、高浓度给氧

121. 患者,男性,76岁,慢性肺心病。近几天神志恍惚,白天嗜睡,夜间兴奋,今晨出现谵妄、肌肉抽搐,昏迷,抢救无效死亡,其死亡的主要原因是(　　)。

  A. 呼吸衰竭　　　　　　B. 心力衰竭　　　　　　C. 肺性脑病

  D. 呼吸性酸中毒　　　　E. 上消化道出血

122. 患者,女性,65岁,因肺源性心脏病住院治疗。护士收集资料时了解到:病人口唇发绀,呼吸困难,食欲不振,口腔溃疡,焦虑。应首先执行的护理措施是(　　)。

  A. 调节食谱,促进食欲

  B. 通知家属来医院探望

  C. 行口腔护理促进溃疡愈合

  D. 吸氧,缓解缺氧

  E. 与其交谈,解除焦虑

123. 某慢性肺源性心脏病患者,憋喘明显,略有烦躁。在治疗过程中应慎用镇静剂,以避免(　　)。

  A. 脱水低钾　　　　　　B. 诱发肺性脑病　　　　C. 加重心力衰竭

  D. 洋地黄中毒　　　　　E. 双重感染

124. 患者,男性,36岁,刀刺伤后半小时入院,病人神志清楚,气促、呼吸困难,查体可见胸壁上有开放性伤口,随呼吸发出"嘶嘶"声,伤侧胸部叩诊呈鼓音,听诊呼吸音呼吸音减弱,气管向健侧移位。该患者紧急处理应为(　　)。

  A. 立即用无菌辅料封闭伤口

  B. 在伤侧第2肋间锁骨中线插粗针排气

  C. 行胸腔穿刺

  D. 行胸腔闭式引流术

  E. 行开胸探查术

125. 患者,男性,提重物时突感到左胸刺痛。查体:左胸叩诊呈鼓音,气管移向右侧。考虑诊断为(　　)。
　　A. 胸腔积液　　　　　B. 肺气肿　　　　　C. 气胸
　　D. 肺炎　　　　　　　E. 胸膜增厚

126. 某呼吸衰竭患者,在应用辅助和呼吸兴奋剂过程中,出现恶心、呕吐、烦躁、面颊潮红、肌肉颤动等现象。考虑诊断为(　　)。
　　A. 肺性脑病先兆　　　B. 呼吸兴奋剂过量　　C. 痰液壅塞
　　D. 通气量不足　　　　E. 呼吸性碱中毒

127. 某呼吸衰竭患者因病情严重,正在应用人工呼吸器抢救。值班护士在监护过程中发现病人突然出现烦躁不安、浅表静脉充盈、球结膜充血水肿、皮肤潮红、大汗淋漓等症状,此时应立即(　　)。
　　A. 检查有无气道堵塞　　B. 加大氧流量　　　　C. 增加呼吸频率
　　D. 抽血做血气分析　　　E. 应用呼吸兴奋剂

128. 患者,男性,76岁,慢性咳嗽、咳痰伴喘息20年。加重3天。动脉血气分析:PaO_2 7.33 kPa(55 mmHg)、$PaCO_2$ 8.9 kPa(69 mmHg)。最合适的氧疗方法是(　　)。
　　A. 流量2 L/min的氧气经鼻导管持续吸入
　　B. 流量4 L/min的氧气经鼻塞持续吸入
　　C. 流量6 L/min的氧气间断吸入
　　D. 持续面罩氧气吸入
　　E. 呼吸机辅助呼吸

129. 某老年呼吸衰竭患者,因近日咳嗽、咳痰、气急明显,又出现神志不清、发绀、多汗和皮肤温暖,动脉血气分析:pH 7.31,PaO_2 6.7 kPa(50 mmHg),$PaCO_2$ 8 kPa(60 mmHg)。应给予(　　)。
　　A. 高浓度、高流量持续吸氧
　　B. 低浓度、低流量持续吸氧
　　C. 高浓度、高流量间歇吸氧
　　D. 低浓度、低流量间歇吸氧
　　E. 酒精湿化吸氧

130. 患者,男性,49岁,因感染性休克入院。护士在观察病情时,下列哪项症状提示发生急性呼吸窘迫综合征的可能?(　　)
　　A. 呼吸音减弱　　　　B. 肺部湿啰音　　　　C. 躁动不安
　　D. 动脉氧分压下降　　E. 呼吸困难迅速加重

三、A_3/A_4 型题

(131~133题共用题干)

患者,男性,20岁,因支气管哮喘严重发作,住院治疗。

131. 患者入院后最易出现的心理反应是(　　)。
　　A. 兴奋,烦躁　　　　B. 焦虑,恐慌　　　　C. 忧郁,压抑
　　D. 依赖,被动　　　　E. 轻生念头

132. 患者目前最主要的护理问题是(　　)。
　　A. 舒适改变　　　　　B. 疼痛　　　　　　　C. 缺乏预防疾病知识

  D. 低效性呼吸形态   E. 体液不足
133. 患者应采取什么体位?(　　)
  A. 俯卧位   B. 中凹卧位   C. 端坐位
  D. 左侧卧位   E. 右侧卧位

(134~135题共用题干)

  患者,男性,22岁,因高热、咳嗽而入院,诊断为急性肺炎球菌肺炎,住院次日突然出现烦躁、恐惧、四肢厥冷,血压10.7/8.3 kPa(80/62 mmHg),脉细弱,120次/min。

134. 对该病人首先采取的护理措施是(　　)。
  A. 高流量给氧   B. 安慰病人   C. 心电图检查
  D. 准备抢救用物   E. 止咳化痰
135. 下列药物需静脉滴入,护士应首先输入(　　)。
  A. 青霉素   B. 地塞米松   C. 多巴胺
  D. 低分子右旋糖酐   E. 碳酸氢钠

(136~138题共用题干)

  患者,男性,30岁,近8年反复咯血多次,小至中等量,无咳嗽、咳痰,肺部体征阴性。

136. 诊断应首先考虑(　　)。
  A. 干性支气管扩张   B. 肺结核   C. 支气管肺癌
  D. 支气管内膜结核   E. 慢性支气管炎
137. 首先应进行哪项检查?(　　)
  A. 痰脱落细胞   B. 痰结核菌培养   C. 胸片
  D. 纤维支气管镜   E. 断层摄片
138. 如胸片未能明确诊断,进一步应做哪项检查?(　　)
  A. 支气管碘油造影   B. 肺血管造影   C. 血凝系统检查
  D. 肺功能   E. 胸部高分辨CT

(139~141题共用题干)

  患者,75岁,因慢性支气管炎、肺部感染、呼吸衰竭入院。查体:气促,不能平卧,痰液黏稠呈黄色,不易咳出。动脉血气分析:PaO_2 5.3 kPa,$PaCO_2$ 10.8 kPa。

139. 给予氧疗时,氧浓度和氧流量应为(　　)。
  A. 29%,2 L/min   B. 33%,3 L/min   C. 37%,4 L/min
  D. 41%,5 L/min   E. 45%,6 L/min
140. 帮助患者排痰,以下哪种措施比较好?(　　)
  A. 超声雾化吸入   B. 定时翻身、拍背   C. 鼓励用力咳嗽
  D. 鼻导管吸痰   E. 体位引流
141. 护士巡查时发现患者烦躁不安、呼吸频率、心率加快、球结膜充血。此时应该(　　)。
  A. 使用镇静剂   B. 加大氧流量   C. 使用呼吸兴奋剂
  D. 降低氧浓度   E. 做好气管切开准备

(142~145题共用题干)

  张夫人疑患肺结核。

142. 王护士按医嘱给张夫人做结核菌素试验,操作错误的一项是(　　)。

A. 进针前使注射器和针头处于与病人皮肤几乎平行的位置
B. 进针时针头斜面向上
C. 进针后抽动注射器活塞看有无回血
D. 注射药液后,按揉注射部位
E. 48 h 后观察结果

143. 结核菌素试验结果呈阳性,表明张夫人(　　)。
    A. 可能患肺结核　　　　B. 曾有结核感染
    C. 产生了对结核菌的抵抗力　D. 产生了对结核病的被动免疫
    E. 有传染结核的危险

144. 张夫人痰液检查结果为结核菌阳性。王护士应告知张先生夫妇,结核菌最常见的传播途径是通过(　　)传播。
    A. 水　　　　　　　　B. 飞沫　　　　　　　C. 食物
    D. 衣物　　　　　　　E. 餐具

145. 张夫人应用抗结核药后,诉眩晕发作,引起反应的药物首先应考虑(　　)。
    A. 利福平　　　　　　B. 链霉素　　　　　　C. 对氨基水杨酸钠
    D. 乙胺丁醇　　　　　E. 异烟肼

(146~147 题共用题干)
史某,男性,60 岁,慢支、肺气肿病史 20 年,近 2 周来出现发热、咳嗽、咯大量黏液脓痰,伴心悸、气喘,查呼吸急促、发绀明显、颈静脉怒张、下肢水肿。

146. 做心电图时可出现(　　)。
    A. P 波高尖　　　　　B. P 波低平　　　　　C. P 波倒置
    D. P 波增宽　　　　　E. P 波消失

147. 该病人氧疗时,给氧浓度和氧流量分别应为(　　)。
    A. 29%, 2 L/min　　　B. 33%, 3 L/min　　　C. 37%, 4 L/min
    D. 41%, 5 L/min　　　E. 45%, 6 L/min

(148~150 题共用题干)
患者,男性,65 岁,有吸烟史 30 余年,出现慢性咳嗽、咯痰已 20 多年,近 5 年来明显加剧,已常年不断,伴有喘息和呼吸困难,且以冬、春季更甚。5 天前因受凉感冒而致发热、剧咳、咯多量黄脓痰、气急、发绀,今晨起又出现意识模糊、躁动不安,送医院急诊,动脉血气分析:PaO_2 6.9 kPa,$PaCO_2$ 8 kPa。

148. 此病人目前最确切的医疗诊断是(　　)。
    A. 慢性支气管炎　　　B. 慢支、肺气肿合并呼吸衰竭
    C. 肺炎　　　　　　　D. 上呼吸道感染
    E. 支气管哮喘

149. 给病人的正确吸氧方式应为(　　)。
    A. 持续低流量吸氧　　B. 间断低流量吸氧　　C. 持续高流量吸氧
    D. 间断高流量吸氧　　E. 间断中流量吸氧

150. 病人应采用的卧位为(　　)。
    A. 半坐卧位　　　　　B. 头低脚高位　　　　C. 平卧位
    D. 俯卧位　　　　　　E. 膝胸卧位

(151～153题共用题干)

患者,男性,有吸烟史20年,近年来反复出现咳嗽、咯痰,冬、春季加剧,早晚加重,并常有白色黏痰。近日因受凉后发热并咳脓痰。

151. 此病人最有可能的医疗诊断是( )。
    A. 慢性支气管炎急性发作　B. 支气管扩张　　　　C. 支气管哮喘
    D. 上呼吸道感染　　　　　E. 肺脓肿

152. 此病人应采用的首要治疗方案为( )。
    A. 控制感染　　　　　　　B. 平喘　　　　　　　C. 止咳
    D. 祛痰　　　　　　　　　E. 氧气吸入

153. 此病人最易出现的并发症是( )。
    A. 慢性阻塞性肺气肿　　　B. 支气管哮喘　　　　C. 支气管扩张
    D. 心力衰竭　　　　　　　E. 成人呼吸窘迫综合征

(154～156题共用题干)

患者,男性,48岁,患肺结核已多年,治疗时断时续,近日痰量增多,且时有咯血,伴右侧胸痛。

154. 咯血最重要的危险是( )。
    A. 传染性大　　　　　　　B. 失血休克　　　　　C. 窒息
    D. 情绪紧张　　　　　　　E. 营养不足

155. 咯血时的护理应避免以下何项?( )
    A. 大咯血遵医嘱给止血药　B. 小量镇静剂　　　　C. 安静休息
    D. 健侧卧位　　　　　　　E. 高浓度吸氧

156. 如发生大咯血应避免以下何项?( )
    A. 保持呼吸道通畅　　　　B. 头低脚高位　　　　C. 头偏向一侧
    D. 清除气管内血块　　　　E. 屏气暂停呼吸

(157～158题共用题干)

患者,男性,80岁,慢性支气管炎17年,近2周来急性发作入院,患者入院后出现频繁咳嗽、咳痰、痰稠不易咳出。2 min前夜班护士发现患者剧烈咳嗽,突然呼吸极度困难,喉部有痰鸣音,表情恐惧,两手乱抓。

157. 护士应该判断患者最可能发生了什么?( )
    A. 急性心肌梗死　　　　　B. 患者从噩梦中惊醒　C. 出现急性心力衰竭
    D. 呼吸道痉挛导致缺氧　　E. 痰液堵塞气道导致窒息

158. 此时护士最恰当的处理是( )。
    A. 立即通知医师　　　　　B. 给予氧化吸入　　　C. 应用呼吸兴奋剂
    D. 立即清除呼吸道痰液　　E. 立即配合医生行气管切开术

(159～161题共用题干)

患者,男性,62岁。咳嗽30年,近日,咳大量脓痰,憋气,下肢水肿。

159. 首先应该考虑该患者患有以下哪种疾病?( )
    A. 支气管哮喘　　　　　　B. 慢性肺脓肿　　　　C. 肺癌感染
    D. 支气管扩张　　　　　　E. 慢性阻塞性肺疾病

160. 下肢水肿,应考虑以下哪种原因?( )
    A. 下肢静脉血栓　　　　　B. 合并肾炎

C. 肺源性心脏病右心衰竭　　D. 低蛋白血症
E. 摄盐量过多

161. 本病最主要的治疗原则是(　　)。
A. 扩张支气管　　B. 低浓度吸氧　　C. 消除肺部感染
D. 治疗心力衰竭　　E. 应用祛痰剂

(162~164 题共用题干)

患者,男性,30 岁,呼吸困难 3 天就诊,发作前有鼻痒、喷嚏。既往有类似病史。呼吸 26 次/min,呼吸末闻及哮鸣音,心率 96 次/min,心律齐。

162. 最有可能的诊断是(　　)。
A. 上呼吸道感染　　B. 心源性哮喘　　C. 大叶性肺炎
D. 支气管哮喘　　E. 哮喘型支气管炎

163. 为评估病情严重程度,应做的检查是(　　)。
A. 肺功能　　B. 血清 LgE　　C. 血气分析
D. 胸部 X 线　　E. 血嗜酸性粒细胞

164. 控制急性发作的首选药物是(　　)。
A. 泼尼松　　B. 异丙托溴铵　　C. 酮替芬
D. 色苷酸二钠　　E. 沙丁胺醇

(165~167 题共用题干)

慢性肺心病患者,近 1 周来咳嗽加剧。双肺湿啰音,双下肢水肿,白细胞和中性粒细胞分类均增高。动脉血气分析:pH 7.28,PaO_2 30 mmHg,$PaCO_2$ 80 mmHg,BE 4.0 mmol/L,HCO_3^- 34 mmol/L。

165. 该患者目前不存在下列哪种并发症?(　　)
A. 呼吸衰竭　　B. 呼吸性酸中毒　　C. 代谢性酸中毒
D. 肺部感染　　E. 心力衰竭

166. 下列治疗措施哪项不恰当?(　　)
A. 保持呼吸道通畅
B. 持续低流量吸氧
C. 用 14% 碳酸氢钠纠正酸中毒
D. 呼吸兴奋剂
E. 控制感染

167. 如果患者存在呼吸性酸中毒最有效的治疗是(　　)。
A. 氧疗　　B. 控制感染　　C. 增加通气量
D. 补充碱制剂　　E. 气管切开

(168~169 题共用题干)

患者,女性,32 岁,左侧胸部被汽车撞伤,病人呼吸困难逐渐加重,出现胸、颈、面部皮下气肿、发绀、烦躁不安。胸部检查可见纵隔、气管向右侧移位,左侧肋间隙增宽,叩诊呈高度鼓音,听诊呼吸音消失。

168. 初步判断是(　　)。
A. 闭合性气胸　　B. 张力性气胸　　C. 血胸
D. 脾破裂　　E. 开放性气胸

169. 此病人应尽早接受的治疗是( )。
    A. 排气减压　　　　　B. 开胸探查　　　　　C. 胸带加压包扎
    D. 静脉补液　　　　　E. 镇静止痛

(170~171题共用题干)

患者,男性,67岁,患慢性呼吸衰竭入院,近2天患者烦躁不安,呼吸浅速,球结膜水肿,夜间失眠,心率加快。

170. 考虑患者发生了什么情况?( )
    A. Ⅰ型呼吸衰竭　　　B. 二氧化碳潴留　　　C. 电解质紊乱
    D. 呼吸兴奋剂过量　　E. 并发心力衰竭

171. 主要的处理措施是( )。
    A. 抗生素控制感染　　B. 应用支气管扩张剂　C. 多饮水,用力咳痰
    D. 适量呼吸兴奋剂　　E. 低流量、低浓度持续吸氧

(172~174题共用题干)

患者,女性,62岁,有慢性阻塞性肺气肿病史。咳嗽、咳浓痰伴气急加重2周,今晨起神志恍惚。体检:嗜睡,口唇发绀,两肺湿性啰音;心率118次/min,律齐;血压170/105 mmHg;神经系统检查未发现阳性体征。

172. 最可能的诊断是( )。
    A. 脑血管意外　　　　B. 呼吸衰竭　　　　　C. 急性左心衰竭
    D. 右心衰竭　　　　　E. 高血压危象

173. 为明确诊断,首选哪项辅助检查?( )
    A. 脑电图　　　　　　B. 肺功能　　　　　　C. 脑CT
    D. 心电图　　　　　　E. 动脉血气分析

174. 此时最主要的处理措施为( )。
    A. 降压药+祛痰剂　　 B. 氧疗+镇静剂　　　 C. 利尿剂+强心剂
    D. 吸入丙酸倍氯米松　E. 氧疗+呼吸兴奋剂+抗感染

参考答案

1~5　CCDAA	6~10　EAEEE	11~15　BAEBD
16~20　AEDAE	21~25　DBBAB	26~30　BCBBE
31~35　ACCCE	36~40　BEABC	41~45　AACAC
46~50　CCBCD	51~55　EAACE	56~60　AACCD
61~65　CACCC	66~70　ECEAA	71~75　CBCCE
76~80　CBACA	81~85　ECDAB	86~90　EDCBA
91~95　BDDDB	96~100　BEEEB	101~105　CDCEB
106~110　EDEAB	111~115　DEBCA	116~120　CECCD
121~125　CDBAC	126~130　BAABE	131~135　BDCDD
136~140　ACEAA	141~145　DDBBB	146~150　AABAA
151~155　AAACD	156~160　EEDEC	161~165　CDAEC
166~170　CCBAB	171~174　EBEE	

第二章 循环系统疾病病人的护理

第一节 循环系统常见症状及护理

一、心源性呼吸困难

由于各种心脏疾病引起左心衰竭时,病人出现自觉空气不足,呼吸费力,伴有呼吸频率、节律、深度的改变,称为心源性呼吸困难,又称气促或气急,是病人在休息或较轻的体力活动中自我感觉呼吸异常。循环系统疾病引起呼吸困难最常见的病因是左心衰竭,也可见于右心衰竭、心肌病、心包炎、心肌梗死时。

1. 病因

最常见的病因是左心衰竭所引起的肺淤血,常见于冠心病、高血压心脏病、风湿性心瓣膜病、心肌炎等,其他原因有右心衰竭、心包积液等。

2. 临床表现

(1) 劳力性呼吸困难:是最早出现也是最轻的一种表现。其特点是在体力活动时发生或加重,休息后缓解或消失。活动时回心血量增多,肺淤血加重,故出现呼吸困难。

(2) 夜间阵发性呼吸困难:是最典型的表现,常发生在夜间,于睡眠中突然因憋闷而惊醒,并被迫坐起,呼吸深快,严重者伴有哮鸣音,称为"心源性哮喘"。夜间睡眠平卧,回心血量增多,同时迷走神经兴奋,致肺淤血加重,故出现呼吸困难。

(3) 端坐呼吸:病人休息、平卧均出现呼吸困难,常需被迫采取高枕卧位、半卧位或端坐位,是最严重的表现形式。

3. 护理问题

(1) 气体交换受损 与肺淤血、肺水肿或体循环淤血有关。

(2) 活动无耐力 与缺氧有关。

4. 护理措施

(1) 一般护理:① 休息与体位:根据病情需要采取高枕卧位、半卧位或端坐位。② 吸氧:一般给予中等流量(2~4 L/min)、中等浓度(29%~37%)氧气吸入;肺心病病人给予持续低流量(1~2 L/min)、低浓度(25%~29%)氧气持续鼻导管吸入。

(2) 病情观察:注意观察呼吸困难、发绀等症状的变化,监测动脉血气分析结果。

(3) 用药护理:遵嘱应用抗心衰、抗感染等药物,注意观察药物疗效和不良反应。静脉输液时严格控制滴速,通常是20~30滴/min,防止诱发急性肺水肿。

(4) 心理护理:稳定病人情绪,可降低心肌和全身耗氧量,减轻呼吸困难。

二、心源性水肿

心源性水肿是指由心血管疾病引起的水肿。

1. 病因

最常见原因为右心衰竭,也可见于全心衰竭、渗出性或缩窄性心包炎。

2. 临床表现

特点是水肿常首先发生于身体低垂部位,长期卧床者常在骶尾部首先发生,非卧床者在足踝部、胫前首先发生,以踝部最明显,属凹陷性水肿。严重者可延及全身,出现胸腔积液、腹腔积液。

3. 护理问题

(1) 体液过多　与体循环静脉淤血、水钠潴留有关。

(2) 有皮肤完整性受损的危险　与水肿部位长期受压、营养不良有关。

4. 护理措施

(1) 一般护理:① 休息:多卧床休息,休息时下肢抬高,伴胸腔积液或腹腔积液者宜取半卧位。② 饮食护理:给予低盐、高蛋白易消化饮食,每日进液量为前1天尿量加500 mL。③ 皮肤护理:保持床单整洁无皱褶;每2 h翻身1次,防止压疮形成;热水袋水温不宜过高,以40~50 ℃为宜;保持会阴部皮肤清洁、干燥。

(2) 病情观察:观察水肿的情况,记录24 h出入液量,定期测量体重等。

(3) 用药护理:遵医嘱使用利尿剂,以早晨或日间应用为宜,避免夜间应用致排尿过频而影响病人休息。观察尿量、体重变化及水肿消长情况,监测血电解质变化,尤其注意有无低钾血症。

三、心悸

心悸是指病人自觉心慌或心慌伴心前区不适感。

1. 病因

(1) 最常见的病因是各种心律失常,如心动过速、心动过缓、期前收缩等。

(2) 心脏搏动增强:如甲亢、贫血、发热等。

(3) 药物:阿托品、肾上腺素类、咖啡因等。

(4) 生理因素:剧烈运动、紧张、吸烟、饮酒、饮浓茶、咖啡等。

2. 护理措施

(1) 一般护理:注意休息,避免吸烟、饮酒、饮咖啡、浓茶等,避免辛辣等食物。

(2) 病情观察:测量心率(不少于1 min)、心律、血压,必要时予心电图和血压监护。

(3) 心理护理:稳定病人情绪,避免因焦虑、紧张等而加重心悸。

第二节 心力衰竭病人的护理

心力衰竭是指在静脉回流正常情况下,由于心脏因素所致心肌收缩力下降,心排血量减少,不能满足机体代谢需要的一组临床综合征,是各种心脏病的终末期表现,临床上以肺循环和(或)体循环淤血为主要临床特征,又称为充血性心力衰竭。心力衰竭分类:① 按发生的急缓分为急性心力衰竭、慢性心力衰竭,以后者居多。② 按发生的部位分为左心衰竭、右心衰竭和全心衰竭。③ 按性质分为收缩性心力衰竭、舒张性心力衰竭。

一、慢性心力衰竭

(一) 病因和发病机制

1. 病因

(1) 原发性心肌损害:冠心病心肌梗死、心肌炎、心肌病、糖尿病性心肌病变等。其中以冠心病心肌梗死最常见。

(2) 心脏负荷过重:① 容量负荷(前负荷)过重:见于心脏瓣膜关闭不全,如二尖瓣、主动脉瓣关闭不全;左、右心分流或动静脉分流性先天性心脏病,如房间隔缺损、室间隔缺损、动脉导管未闭等;全身血容量增多疾病,如甲状腺功能亢进症、慢性贫血等。② 压力负荷(后负荷)过重:左心室后负荷过重,如高血压、主动脉瓣狭窄等;右心室后负荷过重,如肺动脉高压、肺动脉瓣狭窄等。

2. 诱因

(1) 感染:呼吸道感染是最常见、最重要的诱因。

(2) 心律失常:各种心律失常,其中以心房颤动最常见。

(3) 血容量增加:输液或输血过多、过快、钠盐摄入过多等。

(4) 生理或心理压力过大:过度劳累、情绪激动等。

(5) 妊娠与分娩。

(6) 治疗不当,如不恰当停用洋地黄、洋地黄中毒、使用抑制心肌收缩力的药物等。

(7) 合并甲状腺功能亢进症、贫血或水、电解质、酸碱平衡紊乱等。

3. 发病机制

早期机体通过心肌肥厚、心室腔扩大和神经内分泌变化而代偿,但这些代偿机制有一定限度,最终引起心室重塑,使心脏发生失代偿,不能维持正常心排出量,引起心力衰竭发生。心室重塑是心力衰竭发生、发展的基本机制。

(二) 临床表现

1. 左心衰竭

以肺淤血和心排血量降低表现为主。

(1) 症状:① 呼吸困难:是左心衰竭最早、最常见的表现。表现为劳力性呼吸困难(早期症状)、夜间阵发性呼吸困难(典型表现)、端坐呼吸。② 咳嗽、咳痰、咯血:是肺泡和支气管黏膜淤血所致,常于夜间发生,坐位或半卧位减轻,以白色泡沫痰为特点,如发生急性肺水肿,则咳大量粉红色泡沫痰。③ 心排血量降低:乏力、疲倦、头晕、心悸、尿少等,长期可引起肾功能损害。

(2) 体征:双肺底湿啰音是左心衰竭的主要体征(肺淤血所致),心率增快,心尖部舒张期奔马律,交替脉等。

2. 右心衰竭

以体循环静脉淤血表现为主。

(1) 症状:恶心、呕吐、食欲减退、腹胀、肝区胀痛、少尿、夜尿多等。

(2) 体征:① 颈静脉征:是右心衰竭的主要体征。表现为颈静脉充盈、怒张、肝淤血肿大(长期发展可形成心源性肝硬化)伴压痛、肝颈静脉回流征阳性(更具特征性,是右心衰竭的重要体征)。② 水肿:首先出现于身体低垂部位,如踝部,长期卧床者骶尾部更明显。③ 发绀。④ 心率增快,右心室肥大:三尖瓣区闻及收缩期吹风样杂音。

3. 全心衰竭

同时出现左心衰竭、右心衰竭表现,但出现右心衰竭后,右心排血量减少,故呼吸困难等肺淤血表现反而有所减轻。

(三) 心功能分级

目前主要采用美国纽约心脏病学会(NYHA)的分级方案,主要根据病人的自觉活动能力划分为 4 级,如表 2.1 所示。

表 2.1 心功能分级(NYHA)

分级	体力活动	心力衰竭表现		缓解方式
		休息	活动	
一级	不受限	无	日常活动不出现	
二级	轻度受限	无	一般日常活动即出现	休息后很快缓解
三级	明显受限	无	轻于日常活动即出现	休息长时间后缓解
四级	不能从事任何活动	有	休息时即出现	休息不能缓解

注:心力衰竭表现是指心悸、气短、乏力、呼吸困难、心绞痛等。

(四) 辅助检查

(1) X线检查:可判断心影大小、肺淤血程度。肺野外侧 Kerley B 线是慢性肺淤血的特征性 X 线表现。

(2) 超声心动图:可判断心室腔大小及瓣膜功能情况,可计算射血分数(EF)、舒张早期与晚期心室充盈速度最大值之比(E/A)等,EF 可反映左心室的收缩和舒张功能,E/A 可判断心室舒张功能。

(3) 放射性核素检查:可判断心室腔大小,计算射血分数和左室最大充盈速率等。

(4) 有创性血流动力学检查:漂浮导管测定心腔各部位的压力及血液含氧量,计算心脏指数(CI)及肺小动脉楔压(PCWP)、中心静脉压(CVP)等,直接反映左心功能。

(五) 治疗要点

1. 病因治疗

治疗基础疾病,消除诱因。

2. 一般治疗

休息,吸氧,限制钠盐摄入,避免紧张。

3. 药物治疗

(1) 利尿剂:是治疗心力衰竭最常用的药物,主要作用为减轻心脏负荷。包括排钾类利尿剂(氢氯噻嗪、呋塞米等)和保钾类利尿剂(螺内酯、氨苯蝶啶等)。排钾利尿剂主要不良反应为低钾血症,保钾利尿剂可引起高钾血症,为防止血钾紊乱,可联合应用氢氯噻嗪和螺内酯。氢氯噻嗪还可引起高尿酸血症和血糖增高,故痛风和糖尿病者慎用。轻度心力衰竭一般首选氢氯噻嗪,间歇应用;重度心力衰竭选用呋塞米。

(2) 肾素-血管紧张素-醛固酮系统抑制剂:① 血管紧张素转换酶抑制剂(ACEI):是目前治疗慢性心力衰竭的首选药物,可扩张血管,延缓和防止心室重塑,降低病人的死亡率。常用卡托普利。② 血管紧张素受体拮抗剂(ARB):用于不能耐受 ACEI 的病人。③ 醛固酮拮抗剂:螺内酯。

(3) 血管扩张药:① 静脉扩张剂:硝酸甘油、硝酸异山梨酯等,可减轻心脏前负荷。② 小动脉扩张剂:肼屈嗪等,可减轻心脏后负荷。③ 小动脉和小静脉扩张剂:哌唑嗪等,可同时减轻心脏前、后负荷。

(4) 增强心肌收缩力药物(正性肌力药):

① 洋地黄类药物:常用药物有地高辛、毛花苷丙、毒毛花苷 K 等。可增强心肌收缩力、抑制心脏传导系统,减慢心率。一般轻度心力衰竭首选地高辛每日或隔日应用,中、重度心力衰竭及急性心力衰竭宜选用毛花苷丙或毒毛花苷 K 静脉应用。适用于各种心脏病引起的充血性心力衰竭及快速性室上性心律失常如心房颤动、室上行心动过速等。洋地黄中毒、洋地黄过敏为绝对禁忌证,急性心肌梗死 24 h 内、单纯重度二尖瓣狭窄、严重房室传导阻滞、梗阻肥厚型心肌病、预激综合征等亦禁止应用。洋地黄中毒的表现有:Ⅰ. 胃肠道反应,为洋地黄中毒的最早、最常见表现,表现为食欲减退、恶心、呕吐等。Ⅱ. 神经系统症状:表现为头晕、头痛、失眠、神志改变、黄视、绿视、复视等。Ⅲ. 心脏毒性反应:表现为各种心律失常,是洋地黄中毒的最重要反应,以室性期前收缩二联律最常见,其他还可有房室传导阻滞、心动过缓等。洋地黄中毒的处理:Ⅰ. 立即停用洋地黄类药物,停用排钾利尿剂。Ⅱ. 补充钾盐、镁盐。Ⅲ. 纠正心律失常:快速性心律失常应用利多卡因或苯妥英钠;缓慢性心律失常可应用阿托品或安置临时心脏起搏器。禁止电复律。

② 非洋地黄正性肌力药:Ⅰ. 多巴胺和多巴酚丁胺,适用于急性心肌梗死伴心力衰竭。Ⅱ. 磷酸二酯酶抑制剂:米力农和氨力农。

(5) β受体阻滞剂:包括美托洛尔、卡维地洛等。可对抗交感神经兴奋性增强,改善症状,提高运动耐量,降低死亡率。适用于所有左心室射血分数下降引起的稳定的心力衰竭病人。禁用于支气管哮喘、房室传导阻滞、心动过缓。

(六) 护理问题

(1) 气体交换受损　与左心衰引起肺淤血有关。
(2) 活动无耐力　与心排血量减少有关。
(3) 体液过多　与心衰引起钠、水钠潴留和低蛋白血症有关。
(4) 焦虑　与病程长、病情反复影响工作、生活有关。
(5) 潜在并发症：洋地黄中毒、肺部感染、下肢静脉血栓形成。

(七) 护理措施

1. 休息与活动

根据病人心功能状况安排休息和活动。
(1) 心功能一级病人日常活动不受限制,注意避免剧烈活动和重体力劳动。
(2) 心功能二级病人要限制体力活动,增加休息时间。
(3) 心功能三级病人要严格限制活动,增加卧床休息时间,夜间睡眠给予高枕。
(4) 心功能四级病人应绝对卧床休息。当心功能改善后,应鼓励病人逐步增加活动。

2. 体位

轻症者采取头高卧位,严重者取半卧位或端坐位,必要时双下肢下垂。

3. 饮食

(1) 限制钠盐摄入：轻度心衰<5 g/d,中度心衰为2.5~3 g/d,重度心衰<2 g/d,但应用利尿剂时,不宜过分限盐,以免引起低钠血症。
(2) 控制液体入量,以"量出为入"为原则。
(3) 给予高蛋白、高维生素、易消化饮食,少食多餐,避免过饱饮食,避免产气食物及刺激性食物。戒烟酒。

4. 吸氧

慢性心力衰竭给予中等流量(2~4 L/min)、中等浓度(29%~37%)吸氧,肺心病病人给予持续低流量(1~2 L/min)、低浓度(25%~29%)吸氧。

5. 病情观察

严密观察呼吸、心率、心律及血流动力学变化,准确记录24 h出入液量,监测体重变化,观察吸氧情况,加强病房巡视。

6. 用药护理

遵医嘱用药,控制输液速度(20~30滴/min),观察药物的疗效和不良反应,尤其注意有无发生洋地黄中毒,使用洋地黄前、中、后应问病人有无中毒表现,数心率、听心律,若出现洋地黄中毒表现或心率<60次/min,应立即停药并报告医生,积极配合医生处理。利尿药宜在白天应用,避免影响休息,注意钾离子等电解质紊乱。硝酸酯剂可有头痛、面红、血压下降等不良反应。哌唑嗪等动脉扩张剂可引起直立性低血压,故改变体位时动作宜缓慢。

7. 心理护理

稳定病人情绪,避免焦虑、紧张心理。

（八）健康教育

告知病人及家属慢性心力衰竭的知识，指导病人避免诱因、合理休息与活动、合理饮食、正确用药，观察药物的不良反应（尤其是洋地黄类药物），嘱病人定期门诊复查。

二、急性心力衰竭

急性心力衰竭是指由于急性严重心肌损害、心律失常或心脏负荷突然加重，导致心排血量急剧下降，引起组织器官灌注不足和淤血的临床综合征。以急性左心衰竭最常见，主要表现为急性肺水肿或心源性休克。

（一）病因

急性冠状动脉综合征（急性心肌梗死最常见）、急性重症心肌炎、围生期心肌病、高血压急症、重度主动脉瓣或二尖瓣狭窄、严重心律失常、输液过多过快等。

（二）临床表现

突发严重呼吸困难，端坐呼吸，呼吸频率可达 30~40 次/min，频繁咳嗽，咯出大量粉红色泡沫样痰，患者烦躁不安、恐惧、面色灰白、口唇发绀、大汗淋漓、血压下降，严重者可出现心源性休克。听诊两肺布满湿啰音和哮鸣音，心尖部可闻及舒张期奔马律，第一心音减弱，心率增快。

（三）治疗要点

1. 体位

取坐位，双腿下垂，以减少静脉回流，减轻心脏负荷。

2. 吸氧

给予高流量（6~8 L/min）乙醇湿化（乙醇浓度 20%~30%）的氧气吸入。乙醇湿化的目的是降低肺泡内泡沫表面张力，使之破裂，改善肺泡通气。

3. 药物治疗

迅速建立 2 条静脉通道，遵医嘱准确用药。

（1）镇静药：皮下或肌肉注射吗啡或哌替啶，除镇静外，还可扩张外周血管，减少回心血量。注意有无呼吸抑制。

（2）利尿药：呋塞米静脉注射，以减少血容量，减轻心脏负荷。

（3）血管扩张剂：静脉滴注硝普钠或酚妥拉明或硝酸甘油，以降低肺循环压力。硝普钠应用时应现配现用，避光滴注，并根据血压调整滴速，使收缩压维持在 90~100 mmHg，因其可致氰化物中毒，故连续用药不超过 24 h。

（4）洋地黄制剂：毛花苷丙或毒毛花苷 K 静注，对于急性心肌梗死 24 h 内不宜应用。

（5）氨茶碱：静脉滴注，具有缓解支气管痉挛、扩张血管、利尿作用。

（6）糖皮质激素：静脉滴注地塞米松或氢化可的松，以降低血管外周阻力，减少回心血量，减轻肺毛细血管通透性，从而减轻肺水肿。

4. 其他治疗

(1) 四肢轮流三肢结扎,减少静脉回流,情况紧急时可使用,肢体结扎时间不宜过长,防止肢体坏死。

(2) 主动脉内球囊反搏可用于冠心病急性左心衰竭病人。

5. 病因治疗

积极治疗病因及诱因。

第三节 心律失常病人的护理

心律失常是指心脏冲动的频率、节律、起源部位、传导速度与激动次序的异常。按发生原理分为冲动形成异常和传导异常两类;按心率快慢分为快速性和缓慢性两类。心律失常主要通过心电图检查确诊。

一、心电图基本知识

1. 心脏传导路径

正常人心脏激动起源于窦房结(位于右心房上腔静脉开口处后壁),然后沿心脏特殊传导系统传导至心室肌细胞。心脏特殊传导系统:窦房结→结间束→房室结→希氏束→左右束支→浦肯野纤维。

2. 心电图基本波形及意义

(1) P 波:心房除极波形。

(2) T 波:心室复极波形。

(3) QRS 波群:心室除极波群。

(4) P-R 间期:反映心房除极开始到心室除极开始的时间。

(5) ST 段:反映心室除极刚刚结束后尚处在缓慢复极的一段时间。

二、常见心律失常

(一) 窦性心律失常

由窦房结冲动引起的心律称为窦性心律,窦性 P 波是窦性心律的标志,其主要特点为:P 波在 Ⅰ、Ⅱ、aVF、$V_{4\sim6}$ 导联直立,aVR 导联倒置,P-R 间期:0.12~0.20 s。

1. 窦性心动过速

指窦性心律的频率超过 100 次/min。心电图检查为窦性 P 波,P-P 间期<0.6 s(15 mm)。原因:① 吸烟、饮茶或咖啡、饮酒、体力活动及情绪激动等。② 病理因素:发热、甲状腺功能亢进、贫血、休克、心力衰竭等。③ 应用药物:如肾上腺素、阿托品等。治疗要

点:大多不需特殊治疗,必要时可应用β受体阻滞剂,如美托洛尔等。

2. 窦性心动过缓

指窦性心律的频率低于60次/min,心电图检查为窦性P波,P-P间期>1.0 s(25 mm)。窦性心动过缓常同时伴随发生窦性心律不齐。若最大P-P间期与最小P-P间期的差异>0.12 s,即为窦性心律不齐。

窦性心动过缓常见于健康的青年人、运动员、老年人、迷走神经张力增高患者等;病理情况下多见于洋地黄过量、颅内压增高、高钾血症、甲状腺功能减退、胆汁淤积性黄疸、心肌炎患者等。无症状的窦性心动过缓无需治疗。有症状者应进行病因治疗,亦可应用阿托品、麻黄碱或异丙肾上腺素等药物,严重者可安置心脏起搏器。

(二)期前收缩

期前收缩(也称早搏)是最常见的心律失常,是由于窦房结以外的异位起搏点过早发出的冲动引起的心脏搏动。按发生部位可分为房性、房室交界性、室性三类,其中以室性期前收缩最常见,房性次之。起源于一个异位起搏点的期前收缩称为单源性期前收缩,起源于多个异位起搏点的期前收缩称为多源性期前收缩。偶尔发生的称为偶发期前收缩,>5个/min称为频发期前收缩。每隔1次正常搏动后规律出现1次期前收缩,称为二联律。每隔2个正常搏动后规律出现1次期前收缩,称为三联律。连续出现2个期前收缩称为成对期前收缩。期前收缩的R波落在前一个QRS波群的T波上称为"R on T"现象。

1. 病因

(1)房性期前收缩:生理性因素如过度劳累、情绪激动、吸烟、酗酒、饮浓茶和咖啡等;病理性因素见于各种器质性心脏病、洋地黄等药物中毒及电解质紊乱等。

(2)室性期前收缩:常见于器质性心脏病,如冠心病、风湿性心脏病、高血压心脏病、心肌炎等,亦可见于健康人。

2. 临床表现

偶发期前收缩多无症状,或有心悸或心搏暂停感。频发期前收缩多有心悸及心排血量降低表现,如头晕、乏力、胸闷等。心脏听诊时期前收缩的第一心音亢进、第二心音减弱或消失,之后有一较长的代偿间歇,触诊脉搏减弱或消失,可出现脉搏短绌现象。

3. 心电图特点

(1)房性期前收缩:提早发生的P波,其形态与窦性P波稍有差别,P-R间期≥0.12 s,提前的P波后继以形态正常的QRS波群;其后有一不完全代偿间歇。

(2)房室交界性期前收缩:QRS波群提前出现,形态与窦性相同;QRS波群前或中或后有逆行P′波(P波在Ⅰ、Ⅱ、aVF导联倒置),P′-R间期<0.12 s或R-P′间期<0.20 s,其后的代偿间歇多为完全性代偿间歇。

(3)室性期前收缩:提前出现的宽大畸形的QRS波群,QRS时限>0.12 s;其前无相关P波;T波与QRS波群主波方向相反;其后为完全性代偿间歇。

4. 治疗要点

(1)房性期前收缩及房室交界区性期前收缩:偶发的一般不需特殊治疗,可采取下列措施:去除诱因,充分休息,避免精神紧张和情绪激动,避免吸烟、酗酒、饮浓茶和咖啡等。有症状者可用小剂量镇静剂(地西泮)、β受体阻滞剂(普萘洛尔等)。频发房性或房室交界区性期前收缩可选用维拉帕米、普罗帕酮等。

(2) 室性期前收缩:无器质性心脏病亦无症状者,可不使用药物治疗。无器质性心脏病频发室性期前收缩,可选用美西律、β受体阻滞剂。急性心肌梗死引起的室性期前收缩,可静脉应用利多卡因、胺碘酮等。洋地黄中毒引起的室性期前收缩应立即停用洋地黄,补钾,并给予苯妥英钠治疗。

(三) 阵发性心动过速

阵发性心动过速由连续3个或3个以上的期前收缩形成。根据异位起搏点的部位分为阵发性房性、房室交界区性和室性心动过速。由于前二者心电图难以区别,统称为阵发性室上性心动过速。

1. 病因

(1) 阵发性室上性心动过速:可发生于正常人情绪激动、过度劳累、大量饮酒、饮浓茶和咖啡时,亦见于各种心脏病,如风湿性心脏病、冠心病、肺心病、甲亢性心脏病、心肌病、洋地黄中毒等。

(2) 阵发性室性心动过速多见于有器质性心脏病者,以冠心病心肌梗死最常见;药物中毒(洋地黄、奎尼丁中毒等)、电解质紊乱(低钾、低镁血症等)、低温麻醉等亦可引起。

2. 临床表现

(1) 阵发性室上性心动过速:突然发作、突然终止,持续数秒、数小时甚至数日,发作时病人可感心悸、头晕、胸闷、心绞痛。听诊心率可达150~250次/min,心律规则。

(2) 阵发性室性心动过速:症状轻重取决于室速发作的频率、持续时间、心功能状况等。非持续性室速(<30 s)病人可无症状或仅有心悸。持续性室速可引起低血压、晕厥、心绞痛、休克、急性肺水肿,甚至猝死。听诊第一心音强弱不一,心率多在100~250次/min,心律稍不规则。可诱发心室颤动。

3. 心电图特点

(1) 阵发性室上性心动过速:出现连续3次或3次以上房性或房室交界区性期前收缩,节律规则;QRS波形态及时限正常,心室率150~250次/min,P波不易辨认。

(2) 阵发性室性心动过速:出现连续3次或3次以上室性期前收缩,QRS波群宽大畸形,时限>0.12 s,其前无相关P波,T波方向与QRS波群主波方向相反,心室率100~250次/min,节律略不规则,如有心室夺获或室性融合波对诊断有重要意义,可有房室分离现象。

4. 治疗要点

(1) 阵发性室上性心动过速:持续时间短可自行停止者,不需特殊治疗,主要去除病因和诱因。对持续时间长或原有心脏病者,应予下列治疗:① 刺激迷走神经:如刺激咽部引起呕吐反射、压迫眼球、按压颈动脉窦(不能两侧同时按压)等。② 药物:维拉帕米、普罗帕酮、升压药等。对于合并心力衰竭者,首选洋地黄类药物。③ 以上方法无效可采用同步直流电复律术。

(2) 阵发性室性心动过速:首选利多卡因静注,也可选用普鲁卡因胺、胺碘酮等。如无效或病人已发生低血压、心绞痛、休克、脑部血流灌注不足等现象时,应迅速进行同步直流电复律术。对洋地黄中毒所致的阵发性室性心动过速则应首选苯妥英钠静注,禁止电复律术。

(四) 心房扑动(房扑)与心房颤动(房颤)

1. 病因

① 器质性心脏病:以风湿性心脏病二尖瓣狭窄最常见,冠心病、心肌病、甲亢性心脏病等亦可引起。② 其他:洋地黄中毒,健康人情绪激动、手术后、运动后等。

2. 临床表现

心室率不快时可无症状。心室率增快时可出现心悸、头晕、乏力、气促,当心室率＞150次/min时,可引起心排血量下降,严重者出现晕厥、心绞痛、休克、急性肺水肿等。持久房颤易致左心房附壁血栓脱落,引起动脉栓塞(以脑栓塞最多见)。房颤心脏听诊:① 心律绝对不规则。② 第一心音强弱不等。③ 脉搏短绌(脉率＜心率)。

3. 心电图特点

(1) 心房扑动:P波消失,代之以250～350次/min间隔均匀、形状相似的扑动波(F波);心室律规则或不规则(取决于房室传导比例),QRS波群与窦性心律相同。

(2) 心房颤动:P波消失,代之以形状、大小不同,间隔不均匀的房颤波(f波),频率350～600次/min,QRS波形态正常,R-R间期绝对不规则,心室率在100～160次/min。

4. 治疗要点

(1) 病因和诱因治疗。

(2) 控制心室率:首选洋地黄类药物,亦可选用β受体阻滞剂、钙通道阻滞剂。

(3) 复律治疗:急性发作复律治疗最有效的方法是同步直流电复律(首选),亦可选用奎尼丁、胺碘酮等药物复律,必要时行射频消融术等治疗。

(4) 抗凝治疗:应用华法林、阿司匹林等,以防止栓塞。

(五) 心室扑动(室扑)与心室颤动(室颤)

室颤是最严重的心律失常,是引起猝死的最主要原因。

1. 病因

以冠心病心肌梗死最常见,还可见于心肌病、心肌炎、心脏瓣膜病、严重低血钾、洋地黄中毒、电击伤、低温、溺水等。

2. 临床表现

意识突然丧失、抽搐、心脏停搏、大动脉搏动及心音消失,血压测不到,继而呼吸停止。

3. 心电图特征

(1) 心室扑动:所有P-QRS-T波消失,代之以相对规律的快速大幅波动的正弦波形。频率为150～300次/min。

(2) 心室颤动:所有P-QRS-T波消失,代之以形态、频率、振幅各异,完全不规则的波浪状曲线(室颤波),频率为200～250次/min。

4. 治疗要点

立即行非同步直流电复律术和心肺复苏术。

(六) 房室传导阻滞(AVB)

1. 病因

多见于器质性心脏病,如冠心病、心肌炎、心肌病、高血压心脏病等,亦可见于缺氧、洋地黄中毒、电解质紊乱等,偶见于正常人迷走神经张力增高时。

2. 临床表现

多与心室率及基础心脏病有关。

(1) 一度房室传导阻滞:多无自觉症状。

(2) 二度房室传导阻滞:二度Ⅰ型(文氏现象)患者常有心悸、心搏脱落感,二度Ⅱ型(莫氏Ⅱ型)可有心悸、头晕、乏力、气促等。

(3) 三度(完全性)房室传导阻滞:由于心室率过慢,出现心悸、乏力、头晕等机体缺氧症状,严重者可引起晕厥、心绞痛、心力衰竭、休克等。当心率<20次/min时,可引起阿斯综合征,表现为意识丧失、抽搐,甚至猝死。

3. 心电图特征

(1) 一度 AVB:P-R 间期>0.20 s,无 QRS 波群脱漏。

(2) 二度 AVB:① 二度Ⅰ型 AVB:P-R 间期逐渐延长,直至 P 波后 QRS 波群脱漏,周而复始。② 二度Ⅱ型 AVB:P-R 间期固定,可正常或延长,每隔 1、2 或 3 个 P 波后有一个 QRS 波群规律脱漏,构成所谓 2∶1、3∶2 或 4∶3 传导的房室传导阻滞,易发展为三度房室传导阻滞。

(3) 三度 AVB:① P 波完全不能下传,P 波与 QRS 波群无固定关系,P-P 间隔相等,R-R 间隔相等。② P 波频率大于 R 波频率(P-P 间隔<R-R 间隔),心室率慢于心房率。

4. 治疗要点

(1) 病因治疗。

(2) 一度及二度Ⅰ型 AVB,如无症状,不需特殊治疗。二度Ⅱ型 AVB 及三度 AVB,心室率明显缓慢者可应用阿托品、异丙肾上腺素等,必要时安置心脏起搏器治疗。对于反复发作阿斯综合征者,首选安置永久性起搏器治疗。

三、护理问题

(1) 活动无耐力　与心排血量减少有关。

(2) 有受伤的危险　与晕厥有关。

(3) 焦虑　与心律失常反复发作、治疗效果不佳有关。

(4) 潜在并发症:猝死、心力衰竭、休克等。

四、护理措施

1. 一般护理

心律失常发作时应注意休息,注意劳逸结合。心排血功能降低者应绝对卧床休息,协助做好生活护理。给予富有营养、易消化的清淡饮食,避免刺激性食物,避免过饱饮食,戒烟戒酒,保持粪便通畅。

2. 病情观察

严密观察生命体征、意识、心排血量降低表现,注意有无晕厥、心绞痛、休克、心力衰竭等,必要时给予心电监护。如发现病人发生随时有猝死危险的心律失常,如阵发性室性心动过速、室颤、三度房室传导阻滞时,应立即报告医生并协助处理。

3. 用药护理

遵医嘱用药,观察药物疗效及不良反应。

(1) 奎尼丁:可有胃肠道反应、头晕、皮疹、室性停搏、房室传导阻滞等,宜白天给药。

(2) 普罗帕酮:可有眩晕、味觉障碍、视力模糊、胃肠道反应、窦房结抑制、房室传导阻滞等,宜进餐时或餐后服用。

(3) 利多卡因:可有中枢抑制、眩晕等,静注速度过快可引起传导阻滞、低血压、抽搐,甚至呼吸抑制、心脏骤停。

(4) 胺碘酮:心外毒性最严重的为肺纤维化,还可有角膜色素沉着、转氨酶升高等。

4. 心理护理

保持情绪稳定,消除紧张、焦虑等心理。

5. 心脏电复律术护理

(1) 适应证:同步直流电复律适用于阵发性心动过速、心房扑动和心房颤动等。非同步直流电复律适用于心室扑动和心室颤动。

(2) 禁忌证:洋地黄中毒,低钾血症,心脏明显扩大同时伴有二度Ⅱ型或三度房室传导阻滞的心房扑动和心房颤动患者。

(3) 操作配合:复律前1~2天停用洋地黄制剂。协助病人平卧于绝缘的硬板床上,开放静脉通道。电极板分别置于胸骨右缘第2、3肋间及心尖部,两电极板之间应间隔10 cm以上,紧贴皮肤。充电能量:室颤为360 J,室速为100~200 J,房颤和室上速为100~150 J。

(4) 术后护理:绝对卧床休息24 h并持续进行心电监护,严密观察生命体征,每30 min测量并记录1次。遵医嘱正确用药,观察药物疗效及不良反应。

6. 心脏起搏器安置术后护理

心电监护24 h,注意观察起搏频率和心率是否一致。植入式心脏起搏器安置者应保持平卧位或略向左侧卧位8~12 h,避免右侧卧位,术侧肢体制动,6周内限制体力活动,避免剧烈咳嗽和深呼吸等,以防电极移位或脱落。临时心脏起搏器安置者应绝对卧床休息,术侧肢体避免屈曲或过度活动。

五、健康教育

介绍心律失常的有关知识。指导病人避免各种诱发因素,积极进行病因治疗。指导病人合理休息与活动、合理饮食。指导病人遵医嘱正确用药,注意观察药物的不良反应。教会病人及家属测量脉搏和心脏听诊的方法。对于有发生严重心律失常危险者,应教会家属心肺复苏术。指导病人定期复诊。

第四节　原发性高血压病人的护理

高血压是以体循环动脉压增高为主要表现的临床综合征。分为原发性高血压(占95%以上)和继发性(症状性)高血压(约5%左右)。长期而持久的血压增高，常引起心、脑、肾等重要脏器损害。高血压诊断标准:测量安静休息坐位时上臂肱动脉血压，非同日测量3次血压值收缩压均≥140 mmHg 和(或)舒张压≥90 mmHg，可诊断为高血压。目前高血压分类和定义如表2.2所示。

表2.2　高血压的定义和分级

类　别	收缩压(mmHg)		舒张压(mmHg)
理想血压	<120	和	<80
正常高值血压	120～130	和/或	80～89
高血压	≥140	和/或	≥90
1级高血压(轻度)	140～159	和/或	90～99
2级高血压(中度)	160～179	和/或	100～109
3级高血压(重度)	≥180	和/或	≥110
单纯收缩期高血压	≥140	和	<90

注:当收缩压和舒张压分属于不同级别时，以较高的分级为准。

一、病因和发病机制

1. 病因

高血压病因尚未明确，主要与遗传、环境因素有关。环境因素包括:① 高钠、高饱和脂肪酸、高蛋白、高乙醇摄入，低钾、低钙饮食。② 长期精神紧张、高噪声环境。③ 其他:吸烟、口服避孕药、睡眠呼吸暂停综合征、高龄等。

2. 发病机制

从血流动力学角度，血压主要决定于心输出量和体循环周围血管阻力。高血压发病机制主要有:① 交感神经系统功能亢进占主导地位;② 肾素-血管紧张素-醛固酮系统(RAAS)激活;③ 内分泌因素:去甲肾上腺素分泌增多;④ 血管内皮功能异常;⑤ 胰岛素抵抗。

二、临床表现

1. 一般表现

起病缓慢，早期多无症状，后期可出现头晕、头痛、眼花、耳鸣、心悸、失眠等。体检:血压升高,主动脉瓣区第二心音(A_2)亢进。注意:症状严重程度并不一定与血压水平呈正相关。

2. 并发症

(1) 脑:脑出血、脑血栓形成、TIA、腔隙性脑梗死等。

(2) 心:高血压心脏病(左心室肥厚、左心衰竭)、冠心病等。

(3) 肾:慢性肾衰竭。

(4) 眼:视网膜动脉痉挛、狭窄、眼底出血、视神经乳头水肿。

(5) 主动脉夹层:严重高血压能促使血液渗入主动脉壁中层形成夹层血肿,并沿着主动脉壁延伸剥离,为严重的血管急症,常可致死。

3. 高血压急症

血压短时间内急剧升高(BP≥180/120 mmHg),伴有心、脑、肾等重要脏器进行性损害。包括高血压所致的高血压脑病、颅内出血、脑梗死、急性心力衰竭、急性冠脉综合征、主动脉夹层、急性肾衰竭等。血压水平的高低与急性靶器官损害的程度并不一定呈正比。

(1) 恶性高血压:病情急骤发展,舒张压持续≥130 mmHg,并有头痛、视力模糊、眼底出血、渗出和视神经乳头水肿,肾脏损害突出,出现持续蛋白尿、血尿与管型尿。

(2) 高血压危象:多由于紧张、劳累、寒冷、突然停用降压药物等引起,以交感神经兴奋为特点,全身小动脉痉挛,收缩压持续≥180 mmHg。表现为烦躁、头痛、恶心、呕吐、心悸、气急、胸闷、视力模糊等,并伴有受累器官缺血症状。

(3) 高血压脑病:血压急剧升高引起脑水肿、颅内压增高,表现为剧烈头痛、呕吐、神志改变,重者意识模糊、抽搐甚至昏迷,血压降低即可逆转。

三、治疗要点

高血压的治疗目的是减少高血压病人心、脑、肾并发症的发生率和死亡率。

1. 非药物治疗

适用于所有高血压病人。① 促进身心休息,保持心理平衡;② 减轻体重:使体重指数(BMI)<25;③ 低盐饮食:钠盐摄入<6 g/d;④ 补充钾、钙;⑤ 减少饱和脂肪酸的摄入;⑥ 戒烟限酒,乙醇摄入<50 g/d;⑦ 适当运动。

2. 药物治疗

(1) 适应证:① 高血压2级或以上病人。② 高血压合并糖尿病或已有心、脑、肾等靶器官损害和并发症的病人。③ 血压持续升高6个月以上,非药物治疗不能控制者。

(2) 原则:① 应从小剂量开始,逐渐递增,达到满意血压水平后进行长期维持治疗。② 降压药物选择和治疗方案选择应个体化。③ 优先选择长效制剂,可减少血压波动,降低主要心血管事件的发生危险和防治靶器官损害,并可提高用药的依从性。④ 联合药物治疗:可以增强疗效,减少不良反应。3种药物联合应用时除有禁忌证外必须包含利尿剂。

(3) 常用药物:① 利尿剂:基础降压药,氢氯噻嗪、呋塞米等。通过排钠排水、减少血容量而降低血压。不良反应为水、电解质紊乱。② 血管紧张素转换酶抑制剂(ACEI):基础降压药,卡托普利等。通过抑制血管紧张素转换酶,减少血管紧张素Ⅱ而降低血压。不良反应有干咳、血管性水肿、高血钾等。③ 血管紧张素Ⅱ受体拮抗剂(ARB):缬沙坦等。可以避免ACEI的不良反应。④ β受体阻滞剂:美托洛尔等。主要通过抑制心肌收缩力和减慢心率而降低血压。不良反应有心动过缓、支气管收缩等,故支气管哮喘、房室传导阻滞、病态窦房结综合征、急性心力衰竭者禁用。⑤ 钙通道阻剂(CCB):硝苯地平、氨氯地平等。通过减少钙离子进入血管平滑肌细胞内而降阻力血管的收缩反应,从而低血压。不良反应有心率增快、面部潮红、头痛、下肢水肿等。

3. 高血压急症的治疗

(1) 治疗措施:① 迅速降低血压:为高血压急症的首要治疗措施,首选硝普钠静脉应用。不良反应见急性心力衰竭章节。② 减轻脑水肿、降低颅内压:有高血压脑病时应选用20%甘露醇快速(30 min 内输入 250 mL)静脉应用,亦可应用呋塞米。

(2) 降压要求:初始阶段(1 h 内)血压降低幅度不超过治疗前水平的25%,在随后的2~6 h 内将血压降至 160/100 mmHg 左右,如果病人可耐受,情况稳定,可在随后的 24~48 h 逐步将血压降至正常。如果降压后发现有重要脏器缺血表现,血压降低幅度应更小,在随后的1~2 周内再将血压逐步降至正常水平。

四、护理问题

(1) 疼痛:头痛 与血压升高有关。
(2) 有受伤危险 与血压高导致头晕和视力模糊有关。
(3) 知识缺乏:缺乏有关药物、饮食等知识 与缺乏指导有关。
(4) 潜在并发症:高血压急症、心脑血管并发症、慢性肾衰竭等。

五、护理措施

1. 一般护理

指导患者身心休息,保持心理平衡。给予低盐(<6 g/d)、低脂、低胆固醇饮食,限制进食动物脂肪、内脏,补充适量蛋白质,多吃含钾、钙丰富的食物,戒烟限酒。指导病人合理运动,避免竞技性运动。

2. 用药护理

严格遵医嘱用药,不可随意增减药量或突然撤换药物,不可漏服或补服上次漏下的剂量。观察药物疗效和不良反应。

3. 高血压急症护理

(1) 绝对卧床休息,抬高床头。
(2) 吸氧。
(3) 立即建立静脉通道,遵医嘱准确给药:硝普钠、20%甘露醇等。
(4) 病情监测:生命体征(尤其血压)、意识状态等,严密监测病情变化。

4. 直立性低血压的防护

(1) 避免用过热的水洗澡或蒸汽浴。
(2) 避免大量饮酒。
(3) 避免突然改变体位,特别是夜间起床时更应注意。

(4) 避免长时间站立不动。一旦发生直立性低血压,应立即平卧,取头低足高位,以增加脑供血。

六、健康指导

向病人及家属介绍高血压的知识,指导病人坚持长期饮食、运动、药物治疗。指导病人合理饮食。指导病人合理运动。指导病人正确用药,观察药物疗效及不良反应。指导病人掌握测量血压的方法,监测病情变化。指导病人避免紧张、激动、疲劳、受凉、用力、剧烈运动、突然改变体位等。

第五节 冠状动脉粥样硬化性心脏病病人的护理

冠状动脉粥样硬化性心脏病是指冠状动脉粥样硬化致管腔狭窄或阻塞,或因冠状动脉功能性改变(痉挛)导致心肌缺血、缺氧或坏死的心脏病,简称冠心病(CHD),亦称缺血性心脏病。

冠心病按以往的观点可分为5种类型:隐匿型、心绞痛型、心肌梗死型、缺血性心肌病型和猝死型冠心病。现代观点分为急性冠脉综合征和慢性冠脉病两种。急性冠脉综合征包括不稳定型心绞痛(UA)、非ST段抬高型心肌梗死(NSTEMI)、ST段抬高型心肌梗死(STEMI)和冠心病猝死。慢性冠脉病包括稳定型心绞痛、缺血性心肌病和隐匿型冠心病。

冠心病危险因素包括:① 血脂异常:冠心病发生与低密度脂蛋白(LDL-C)增高关系最为密切,还与TG增高及HDL-C降低有关。② 高血压。③ 糖尿病和糖耐量减低。④ 吸烟。⑤ 肥胖(男性腹围>90 cm,女性腹围>85 cm发生冠心病的风险明显增加)。⑥ 年龄和性别:本病多发生于40岁以上的中老年人,男性更多见。⑦ 遗传因素。⑧ 其他:A型性格、缺失体力活动、不良生活方式、胰岛素抵抗等。

一、心绞痛

心绞痛是由于冠状动脉狭窄或痉挛导致心肌暂时缺血、缺氧引起的临床综合征。

(一) 病因和发病机制

1. 病因

最基本的病因是冠状动脉粥样硬化引起的管腔狭窄和(或)痉挛。亦可见于:主动脉瓣狭窄或关闭不全、肥厚型心肌病等。

2. 发病机制

当冠状动脉供血与心肌需血之间发生矛盾,不能满足心肌代谢的需要,引起心肌急剧的、暂时的缺血与缺氧,即产生心绞痛。与乳酸等酸性物质及多肽类物质刺激心脏自主神经,经1~5胸交感神经节传至大脑产生疼痛感有关。

(二) 临床表现

以发作性胸痛为主要表现。其特点有以下几点。
(1) 诱因:体力活动、情绪激动、饱餐、受寒、用力排便、吸烟等。
(2) 部位:胸骨中、上段后方(最典型部位)或心前区疼痛,常放射至左肩、左臂尺侧达无名指和小指,少数可达咽喉、颈、背、上腹部等。
(3) 性质:压迫性、紧缩性、烧灼性疼痛等。
(4) 持续时间:多为1~5 min,一般不超过15 min。
(5) 缓解因素:舌下含用硝酸甘油或休息。
(6) 体征:心绞痛发作时,病人可有面色苍白、冷汗、心率增快、血压升高等症状。

(三) 辅助检查

1. 心电图检查

心绞痛发作时出现ST段压低,T波低平或倒置。

2. 冠状动脉造影

冠状动脉造影具有确诊价值。

(四) 治疗要点

1. 发作期治疗

立即休息,给予硝酸酯剂舌下含化,首选硝酸甘油(缓解心绞痛最有效、作用最快的药物),1~2 min开始起效,持续30 min左右。

2. 缓解期治疗

(1) 病因治疗:消除或避免各种诱发因素。
(2) 药物治疗:应用硝酸酯剂、β受体阻滞剂、钙拮抗剂、阿司匹林(抑制血小板聚集)等。
(3) 其他治疗:经皮腔内冠状动脉成形术(PTCA)、主动脉-冠状动脉旁路移植术等。

(五) 护理问题

(1) 疼痛:胸痛 与心肌缺血、缺氧有关。
(2) 活动无耐力 与心肌氧的供需失调有关。
(3) 潜在并发症:心肌梗死。

(六) 护理措施

1. 一般护理

卧床休息;吸氧;给予低脂、低胆固醇、低盐饮食,少量多餐,不宜过饱,戒烟戒酒,避免刺激性食物;根据病人心功能情况确定活动量。

2. 病情观察

观察引起胸痛的诱因、疼痛发生的部位、性质、程度、持续时间等,观察病人的脉搏、呼吸、血压和心电图变化,严重者给予持续心电监护。

3. 用药护理

发作时按医嘱用药,观察药物疗效和不良反应。硝酸酯剂可引起血压下降、头昏、头痛、面红、心悸等,含化硝酸甘油后应平卧,防止发生直立性低血压。

4. 心理护理

给予病人心理支持,稳定病人情绪。

(七) 健康指导

向病人及家属介绍疾病知识。指导病人积极治疗原发疾病,避免各种诱因,保持情绪稳定。指导病人合理饮食、合理安排休息与活动。指导病人遵医嘱正确用药,注意观察药物的不良反应,告知病人随身携带硝酸甘油,一旦心绞痛发作,应立即就地休息并舌下含化硝酸甘油。指导病人自我监测病情,如出现心绞痛发作频繁、程度加重、持续时间延长、休息或含化硝酸甘油不能缓解等情况,应及时就医。指导病人定期门诊复查。

二、心肌梗死

急性心肌梗死是指冠状动脉供血急剧减少或中断,使心肌持久而严重缺血导致的心肌坏死。本病多见于40岁以上的男性,冬、春两季发病较高。

(一) 病因和发病机制

1. 病因

基本病因是冠状动脉粥样硬化。常见诱因:体力活动、情绪激动、用力(提重物、排便等)、饱餐(尤其是进食多量脂肪)、寒冷刺激、血压骤升、休克、严重心律失常、大量脱水或出血等。

2. 发病机制

当病人的1～2支冠状动脉主支因冠状动脉粥样硬化导致管腔狭窄超过75%,一旦冠状动脉内不稳定的粥样斑块破溃,继而出血和管腔内血栓形成,使管腔闭塞,且侧支循环未充分建立,则受累心肌严重缺血,若超过1h就能发生心肌梗死。少数病人可因粥样斑块内或其下出血或血管持久痉挛引起心肌梗死发生。临床上以左冠状动脉前降支受累最常见,其次为左回旋支。

(二) 临床表现

1. 先兆表现

最常见的是初发型与恶化型心绞痛(心绞痛近期发作频繁、程度加重、持续时间延长、休息或含化硝酸甘油效果不佳等情况)。

2. 疼痛

疼痛是最早、最突出的症状。其性质和部位与心绞痛相似,但程度更严重,伴有大汗、烦躁不安、恐惧及濒死感,可持续数小时或数天,休息和含化硝酸甘油无效。少数病人疼痛可位于上腹部、颈部、背部等,甚至无疼痛。

3. 全身症状

可有发热(体温一般在 38 ℃左右,持续约 1 周,与心肌坏死组织吸收有关)、恶心、呕吐、腹胀、呃逆等。

4. 心律失常

多发生于 1 周内,尤以 24 h 内最常见。前壁心肌梗死易发生室性心律失常,心室颤动是病人死亡的最主要原因。频发、成对、多源性或"R - on - T"现象的室性期前收缩及短阵室性心动过速通常为心室颤动的先兆。下壁心肌梗死易发生房室传导阻滞。

5. 血压下降和心源性休克

休克多在起病后数小时至 1 周内发生,与心肌广泛坏死、心排血量急剧下降有关,表现为烦躁不安、皮肤黏膜苍白或发绀、脉搏细速、四肢湿冷、尿量减少、脉压减小、血压明显下降(收缩压<80 mmHg)等。

6. 急性心力衰竭

主要为急性左心衰竭,表现为急性肺水肿。

7. 并发症

(1) 乳头肌功能失调或断裂。
(2) 心脏破裂。
(3) 室壁瘤。
(4) 栓塞。
(5) 心肌梗死后综合征:病后数周至数月内出现。可表现为心包炎、胸膜炎、肺炎等,与心肌坏死物引起变态反应有关。

(三) 辅助检查

1. 心电图

(1) 特征性改变为在面向坏死区的导联出现病理性 Q 波(提示心肌已经坏死)、ST 段弓背向上抬高(提示心肌损伤)和 T 波倒置(提示心肌缺血)。ST 段在数日至 2 周逐渐回到基线水平,T 波平坦或倒置,数周至数月后 T 波倒置加深呈冠状 T 波。T 波可在数月至数年内逐渐恢复或永久存在,病理性 Q 波可永久存在。

(2) 定位诊断:① 前间壁心肌梗死:$V_1 \sim V_3$ 导联。② 广泛前壁心肌梗死:$V_1 \sim V_5$ 导联。③ 高侧壁心肌梗死:Ⅰ、aVL 导联。④ 下壁心肌梗死:Ⅱ、Ⅲ、aVF 导联。

2. 心肌坏死标记物

(1) 肌红蛋白:心肌梗死后升高最早,特异性不高。
(2) 肌钙蛋白 T 或 I(cTnT、cTnI)升高是诊断急性心肌梗死的重要指标,敏感性和特异性高。
(3) 肌酸激酶同工酶(CK-MB)升高,特异性高,但不如肌钙蛋白 T 或 I。还可用于判断溶栓效果。

3. 冠状动脉造影检查

可明确冠状动脉狭窄部位、程度及影响的范围。

4. 其他

发病后第1周白细胞升高、中性粒细胞增多,C反应蛋白增高,血沉增快。

(四) 治疗要点

1. 一般治疗

(1) 急性期应绝对卧床休息。

(2) 吸氧:氧流量2~4 L/min。

(3) 心电监护3~5天。

2. 缓解疼痛

吗啡皮下注射或哌替啶肌肉注射。亦可应用硝酸甘油等。

3. 再灌注心肌治疗

再灌注心肌治疗是指在心肌梗死发生后3~6 h内,最长12 h内,使闭塞的冠状动脉再通,使相应心肌得到再灌注。

(1) 经皮腔内冠状动脉介入治疗(PCI)。

(2) 溶栓治疗:无禁忌证者可应用尿激酶(目前我国最常用)或链激酶或重组织型纤维蛋白溶酶原激活剂(rt-PA)。禁忌证:① 既往有脑出血史,1年内发生过脑血管事件。② 近4周内有活动性内脏出血、大手术、创伤史。③ 主动脉夹层。④ 严重高血压。⑤ 有出血倾向、严重肝肾功能不全、恶性肿瘤等。

(3) 主动脉-冠状动脉旁路移植术:上述治疗无效者应在6~8 h内紧急施行。

4. 抗心律失常

室性心律失常可首选利多卡因静脉应用,若发生心室颤动应立即进行非同步直流电复律。缓慢性心律失常可应用阿托品,对伴有二度或三度房室传导阻滞者,可以安置临时心脏起搏器。

5. 治疗心力衰竭

同急性心力衰竭治疗。但起病24 h内应避免使用洋地黄类药物。右心室梗死者慎用利尿剂。

6. 控制休克

补充血容量、纠正酸中毒、应用血管活性药物等。

7. 抗血小板治疗

除非有禁忌证,应尽早应用阿司匹林,还可联合应用氯吡格雷。

8. 其他治疗

(1) 伴有交感神经亢进者,如无禁忌证可早期应用β受体阻滞剂美托洛尔等。

(2) 调脂治疗:选用他汀类药物,如氟伐他汀等。

(3) 极化液:氯化钾1.5 g,胰岛素10 U加入10%GS 500 mL中静脉滴注,有预防心律失常发生的作用。

(五) 护理问题

(1) 疼痛:胸痛 与心肌缺血有关。

(2) 活动无耐力　与氧的供需失调有关。
(3) 有便秘的危险　与进食少、活动少、不习惯床上排便有关。
(4) 潜在并发症：心律失常、心力衰竭、心源性休克等。

(六) 护理措施

1. 一般护理

(1) 休息与活动：发病 12 h 内应绝对卧床休息，保持环境安静，谢绝探视，避免不良刺激，减轻焦虑。如无并发症，24 h 内鼓励病人进行床上肢体活动（防止下肢静脉血栓形成），第 3 天床边活动，第 4～5 天逐步增加活动。

(2) 饮食护理：起病后 4 h 内禁食，以后给予流质，逐渐过渡到低脂肪、低胆固醇、低盐、清淡易消化饮食，少量多餐，保持粪便通畅，戒烟、酒。

(3) 吸氧。

2. 病情观察

进行心电监护，观察心率、心律、血压、呼吸、意识等，观察有无心律失常、心力衰竭、休克等并发症。

3. 用药护理

遵医嘱正确用药，观察药物疗效及不良反应。

(1) 吗啡或哌替啶：不良反应有呼吸抑制、血压下降等。

(2) 溶栓药物：注意有无禁忌证，溶栓前应检查血小板、出凝血时间、纤溶酶原、血型等，不良反应主要有出血、过敏等。一旦发生严重出血应立即终止治疗，并报告医生紧急处理。用药后监测心电图、心肌酶及出凝血时间等。溶栓成功的指标有：① 胸痛 2 h 内消失。② 抬高的 ST 段于 2 h 内降低大于 50%。③ 血清 CK－MB 峰值提前出现(14 h 内)。④ 冠状动脉造影检查冠脉再通（直接依据）。

(3) 硝酸酯剂：可引起血压下降、头昏、头痛、面红、心悸等。

(4) 抗血小板及抗凝药物：注意有无出血倾向。

4. 心理护理

给予心理支持，消除紧张、恐惧，保持情绪稳定。

(七) 健康指导

向病人及家属介绍冠心病的知识，避免各种诱因，积极治疗可控的危险因素。指导病人合理饮食、防止便秘。指导病人合理休息和活动。指导病人遵医嘱正确用药，观察药物的不良反应。教会病人控制疼痛的方法，指导病人随身携带硝酸甘油并及时更换。

第六节　心脏瓣膜病病人的护理

风湿性心瓣膜病(风心病)是风湿热反复发作引起的风湿性心脏炎后所遗留的心瓣膜病变。主要累及 40 岁以下人群，女性多于男性。最常受累的瓣膜是二尖瓣，其次为主动脉瓣。

联合瓣膜病变以二尖瓣狭窄合并主动脉瓣关闭不全最常见。风湿热是一种慢性变态反应性疾病，与甲族乙型(A族乙型)溶血性链球菌感染有关。

一、二尖瓣狭窄

二尖瓣狭窄发生后，首先引起左心房肥大，当二尖瓣口面积$<1.5 \text{ cm}^2$时，左心房扩张超过代偿极限，引起肺循环淤血，肺动脉压力增高，右心室肥大，最终导致右心衰竭。

1. 临床表现

主要与肺淤血及右心衰竭有关。

（1）症状：最常见症状是呼吸困难，最早表现为劳力性呼吸困难，逐渐发展为夜间阵发性呼吸困难，严重者出现端坐呼吸，甚至肺水肿。伴咳嗽、咳痰、咯血（与肺静脉曲张破裂出血有关，可为首发症状）、声嘶（与扩大的左心房和肺动脉压迫左喉返神经有关）。后期出现右心衰竭表现：乏力、疲劳、食欲减退、腹胀、肝区疼痛、下肢水肿等。

（2）体征：① 二尖瓣面容：双颊紫红，口唇发绀。② 心尖部第一心音亢进，二尖瓣开瓣音（提示瓣膜弹性良好，是二尖瓣分离术的指征之一）。③ 心尖区有局限、低调的隆隆样舒张期杂音（最重要体征），可触及舒张期震颤。④ 胸骨左下缘可触及心脏搏动，肺动脉瓣区可闻及第二心音（P2）亢进（提示肺动脉高压）、分裂。⑤ 左心房肥大时，心脏叩诊呈"梨形心"。⑥ 肺动脉扩张时，胸骨左上缘闻及吹风样舒张期杂音（Graham-Steell杂音）。⑦ 右心室肥大伴三尖瓣关闭不全时，胸骨左缘第4、5肋间闻及吹风样全收缩期杂音。⑧ 右心衰竭时可有颈静脉怒张、肝大、肝颈静脉回流征阳性、下肢水肿等。

2. 辅助检查

（1）超声心动图：是确诊的可靠方法。

（2）心电图：P波呈双峰型，时限延长（"二尖瓣型"P波），可有心律失常（房颤最多见）。

（3）X线胸片：左心房扩大，肺动脉段突出，心影呈梨形（"二尖瓣型"心脏）。晚期右心室扩大。

二、二尖瓣关闭不全

由于二尖瓣关闭不全，左心室收缩时部分血液反流入左心房，左心房容量负荷增加，左心房扩大；左心室舒张时，左心房过多的血液流入左心室，左心室负荷过重而肥大，最终引起左心衰竭，左心室舒张末压和左心房压明显升高，引起肺淤血、肺动脉高压、右心室肥大、右心衰竭。

1. 临床表现

（1）症状：轻者多无明显症状，严重反流时心排血量减少，首先出现的突出症状是疲乏、无力，呼吸困难（肺淤血表现）出现较晚。

（2）体征：心尖搏动和心浊音界向左下移位，第一心音减弱，心尖区可闻及全收缩期粗糙的吹风样杂音（最重要体征），向左腋下和左肩胛下区传导。

2. 辅助检查

（1）超声心动图：是确诊的可靠方法。

（2）心电图示左心室肥大及继发性 ST-T 改变。
（3）X 线检查显示左心室、左心房扩大。

三、主动脉瓣狭窄

当主动脉瓣口面积≤1 cm^2 时,左心室射血受阻,后负荷增加,左心室进行性肥厚,最终导致左心衰竭。另外,因左心室射血受阻,左心室排出量明显减少,引起动脉缺血。

1. 临床表现

（1）症状:出现较晚,呼吸困难、晕厥、心绞痛为典型的三联征。其他症状有疲乏、无力,活动耐力下降等。

（2）体征:抬举性心尖搏动,胸骨右缘第 2 肋间(主动脉瓣区)可闻及粗糙而响亮的收缩期喷射样杂音(最重要体征),向颈部传导,可伴有收缩期震颤,主动脉瓣区第二心音(A_2)减弱,脉压缩小,收缩压降低等。

2. 辅助检查

（1）超声心动图:是确诊的可靠方法。
（2）心电图:左室肥厚及继发性 ST-T 改变。

四、主动脉瓣关闭不全

由于主动脉瓣关闭不全,心室舒张时主动脉内血液大量反流至左心室,同时左心房内血液大量流入左心室,致使左心室舒张末期容量增加,左心室肥大,最终发生左心衰竭。另外,由于舒张期主动脉血液反流入左心室,可引起动脉缺血、脉压增大。

1. 临床表现

（1）症状:早期无明显表现,或有头部搏动感、心悸等,严重者可出现头晕、心绞痛,晕厥罕见,后期出现左心衰竭表现。

（2）体征:心尖搏动向左下移位,呈抬举性搏动,胸骨左缘第 3、4 肋间可闻及高调舒张期叹气样递减型杂音(最重要体征),向心尖区传导,前倾坐位及深呼气时明显。重度反流者,心尖区可闻及全舒张中晚期隆隆样杂音(Austin-Flint 杂音),与严重反流致左心室舒张压迅速升高、引起二尖瓣处于半关闭状态有关。收缩压增高,舒张压降低,脉压增大,出现周围血管征如水冲脉、毛细血管搏动征、股动脉枪击音等。

2. 辅助检查

（1）超声心动图:是确诊的可靠方法。
（2）心电图:左室肥厚及继发性 ST-T 改变。
（3）X 线检查显示左室明显扩大,可呈靴形心。

五、并发症

（1）充血性心力衰竭:最常见并发症,也是风心病的最主要死因。常因呼吸道感染而诱发。

(2) 心律失常：以心房颤动最多见，尤其多见于二尖瓣狭窄，易引起栓塞。

(3) 栓塞：多发生于有房颤、感染性心内膜炎的病人，以脑栓塞（大脑中动脉栓塞）最多见。

(4) 感染性心内膜炎：常见于主动脉瓣关闭不全。

(5) 肺部感染：为诱发心力衰竭的主要原因。

(6) 急性肺水肿：为重度二尖瓣狭窄的严重并发症。

六、治疗要点

(1) 一般治疗：积极治疗和预防溶血性链球菌感染最关键。有风湿活动者首选青霉素G，预防可选用长效青霉素制剂，每月肌注1次。合理安排休息与活动，提高机体抵抗力。

(2) 并发症治疗：心力衰竭、心律失常等，治疗可参见本书前述章节。

(3) 抗凝治疗：有栓塞史或有左房腹壁血栓者，如无禁忌证，均应长期抗凝治疗，选用华法林、阿司匹林等。

(4) 手术及介入治疗：如瓣膜成形术、二尖瓣分离术、人工瓣膜置换术等，其中人工瓣膜置换术是风湿性心瓣膜病的根本治疗措施。

七、护理问题

(1) 活动无耐力　与心排血量减少有关。

(2) 有感染的危险　与机体抵抗力下降及风湿活动等有关。

(3) 气体交换受损　与肺淤血有关。

(4) 焦虑　与病情反复发作、并发症多有关。

(5) 潜在并发症：心力衰竭、心律失常、栓塞、感染性心内膜炎等。

八、护理措施

1. 一般护理

(1) 休息与活动：按心功能分级情况合理安排休息与活动。左心房内有巨大附壁血栓者应绝对卧床休息，以防脱落引起栓塞。病情允许时鼓励并协助病人翻身、活动下肢、下床活动，防止下肢深静脉血栓形成。呼吸困难者应取半卧位或端坐体位。

(2) 饮食护理：给予高蛋白、低胆固醇、富含维生素、易消化饮食。心力衰竭者限制钠盐摄入。

2. 病情观察

监测生命体征、意识等，观察有无风湿活动、心力衰竭等，观察有无栓塞征象。

(1) 脑栓塞可引起病人突然出现意识障碍、偏瘫、言语不清等。

(2) 四肢动脉栓塞可引起肢体剧烈疼痛、皮肤颜色及温度变化等。

(3) 肾动脉栓塞可引起剧烈腰痛。

(4) 肺动脉栓塞可引起剧烈胸痛、呼吸困难、发绀、咯血等。一旦发生,应立即报告医生并协助处理。

3. 对症护理

发热、心力衰竭、心律失常的护理可见本书前述章节。

4. 预防栓塞

(1) 长期卧床者应在病情允许的前提下尽早活动下肢,防止下肢静脉血栓形成。

(2) 合并房颤者应服用阿司匹林,防止附壁血栓形成。

(3) 有附壁血栓形成者,应避免剧烈运动或突然改变体位,以免血栓脱落引起栓塞。左心房内有巨大附壁血栓者应绝对卧床休息。

九、健康指导

向病人及家属介绍疾病的相关知识。指导病人积极防治风湿活动(最关键是积极治疗和预防溶血性链球菌感染),避免呼吸道感染等诱因。指导病人合理休息与活动、合理饮食。指导病人遵医嘱正确用药,观察不良反应。指导病人把握最佳手术时机,尽早手术。育龄期女性应根据心功能情况,在医生指导下,选择妊娠和分娩时机,做好孕期监护;心功能一、二级者可以妊娠,但应严密监护,心功能三、四级者应禁止妊娠,如已经怀孕,应立即终止妊娠。

第七节　感染性心内膜炎病人的护理

感染性心内膜炎(IE)是指病原微生物经血行途径引起的心内膜、心瓣膜、邻近大动脉内膜的感染并伴有赘生物形成。瓣膜为最常受累部位。其特征是赘生物形成,赘生物为大小不等、形状不一的血小板和纤维素团块,内含微生物和炎性细胞。根据病程分为急性和亚急性两类,其中亚急性感染性心内膜炎更多见。根据受累瓣膜类型分为自体瓣膜和人工瓣膜感染性心内膜炎。

一、自体瓣膜感染性心内膜炎

1. 病因和发病机制

(1) 亚急性感染性心内膜炎:最常见于心脏瓣膜病,尤其是二尖瓣狭窄和主动脉瓣关闭不全,亦可见于其他器质性心脏病。最常见致病菌是草绿色链球菌。

(2) 急性感染性心内膜炎:主要累及心瓣膜,以主动脉瓣常见。最多见致病菌是金黄色葡萄球菌。

2. 临床表现

(1) 全身症状:发热(最常见症状)、乏力、食欲不振、苍白、体重减轻等。急性型有高热,中毒症状明显。

(2) 心脏杂音:多数有心脏病理性杂音,以新出现的杂音或原有杂音改变为特征。

(3) 动脉栓塞:可为首发症状。常见于脑、肺、脾、肾、肠系膜、四肢。其中脑栓塞最常见,表现为意识改变、失语、偏瘫等。

(4) 周围血管栓塞征:① 瘀点、瘀斑:以锁骨上皮肤、口腔黏膜和睑结膜多见。② Janeway 损害:手掌、足底出现1~4 mm直径的无痛性出血性红斑。③ Osler结节:指和趾垫出现豌豆大的红或紫色痛性结节。④ Roth斑:视网膜卵圆形出血斑,中心呈白色。⑤ 指(趾)甲下线状出血:由微血管炎和微栓塞所致。

(5) 其他表现:贫血、杵状指、脾大等。

(6) 并发症:① 心力衰竭:最常见,由瓣膜关闭不全所致。② 细菌性动脉瘤:多见于亚急性者,受累动脉依次为近端主动脉、脑、内脏和四肢动脉。③ 迁移性脓肿:多见于急性病人,常发生于肝、脾、骨髓和神经系统。④ 神经系统并发症:脑栓塞、脑细菌性动脉瘤、脑出血等。⑤ 肾脏并发症:肾动脉栓塞、肾梗死、肾脓肿等。

3. 辅助检查

(1) 血培养:是诊断本病的最重要、最有价值的方法。

(2) 血常规:贫血,白细胞计数升高,中性粒细胞升高,血沉增快。

(3) 尿常规:镜下血尿和轻度蛋白尿,肉眼血尿常提示肾梗死。

(4) 超声心动图:可查出赘生物。

4. 治疗要点

(1) 尽早应用有效抗生素是最重要措施。用药原则:① 早期、大剂量、长疗程、静脉给药,疗程至少6~8周以上。② 选用杀菌剂:根据血培养和药物敏感试验的结果选用有效抗生素。多数致病菌对青霉素敏感,可作为首选药物,常联合庆大霉素。无效时,可选用万古霉素。真菌感染选用两性霉素B。

(2) 手术治疗:有严重心力衰竭、抗生素治疗无效者应及早手术治疗。

二、人工瓣膜和静脉药瘾者心内膜炎

1. 病因和发病机制

发生于瓣膜置换术后60天以内为早期人工瓣膜心内膜炎,致病菌以表皮葡萄球菌为主。发生于60天以后者为晚期人工瓣膜心内膜炎,致病菌以草绿色链球菌为主。最常累及主动脉瓣。静脉药瘾者心内膜炎多见于年轻男性,致病菌以金黄色葡萄球菌为主,常来源于皮肤,急性发病者多见,常伴迁移性脓肿。

2. 临床表现

术后发热、出现新杂音、脾大、周围栓塞征。

3. 辅助检查

血培养同一种细菌阳性结果至少2次。

4. 治疗要点

在自体瓣膜心内膜炎用药基础上延长疗程,任何方案都应加用庆大霉素。有瓣膜再置换适应证者应尽早手术。

三、护理问题

(1) 体温过高　与感染有关。
(2) 营养失调:低于机体需要量　与感染致机体代谢率增高和食欲下降有关。
(3) 潜在并发症:栓塞、心力衰竭。

四、护理措施

1. 一般护理

(1) 休息与活动:高热病人应卧床休息,有巨大赘生物者应绝对卧床休息。
(2) 饮食护理:给予高热量、高蛋白、高维生素、低胆固醇、易消化饮食,多饮水。有心力衰竭者给予相关饮食护理(见心力衰竭章节)。

2. 病情观察

注意观察体温变化,每 4～6 h 测量并记录体温 1 次。观察皮肤黏膜变化,观察有无栓塞征象。

3. 用药护理

遵医嘱正确用药,观察药物疗效和不良反应。

4. 正确采集血培养标本

(1) 未经治疗的亚急性病人,应在第 1 天 3 h 内每隔 1 h 采血 1 次,共 3 次。如次日未见细菌生长,重复采血 3 次后,开始抗生素治疗。
(2) 正在使用抗生素者,应暂停药 2～7 天后采血,方法同上。
(3) 每次采血 10～20 mL 作需氧和厌氧菌培养。
(4) 无需在体温升高时采血。

五、健康指导

向病人及家属介绍疾病的知识。指导病人避免各种诱因,有心瓣膜病或先天性心脏病的病人应注意口腔卫生。在行心导管、胃肠与泌尿系统检查前、后,口腔手术前、后均应进行预防性治疗。指导病人合理安排休息和活动、合理饮食。指导病人遵医嘱合理用药,观察药物的不良反应。

第八节　心肌病病人的护理

心肌病是指除冠心病、高血压心脏病、心脏瓣膜病、先天性心脏病、肺心病等以外的,伴有心肌结构及功能异常的心肌疾病。分为扩张型心肌病、肥厚型心肌病、限制型心肌病、致心律失常型右室心肌病、未定型心肌病。其中扩张型心肌病最常见。

一、扩张型心肌病

1. 病因、发病机制及病理

病因及发病机制未明,可能与遗传、病毒感染、免疫因素、药物等有关。其中,持续病毒感染(柯萨奇病毒B感染最为常见和重要)及自身免疫较为重要。病理特征是心腔扩张、室壁变薄、心肌收缩功能减退,常伴有附壁血栓。

2. 临床表现

起病缓慢,早期可无症状。之后出现疲劳、气急,后期出现充血性心力衰竭(最主要死亡原因)、心律失常,部分可发生栓塞或猝死。体征:心脏扩大,心率增快,可闻及奔马律,有心力衰竭时出现相应体征,常有各种类型的心律失常。

3. 辅助检查

(1) X线检查:心影增大,心胸比在50%以上,可有肺淤血征象。

(2) 心电图检查:心室增大、ST-T改变、各种心律失常,少数可有病理性Q波。

(3) 超声心动图检查:最重要检查方法。心腔扩大(左室为主),室壁运动减弱。

4. 治疗要点

主要针对心力衰竭和心律失常治疗,注意本病易发生洋地黄中毒,应慎用。早期可应用β受体阻滞剂和血管紧张素转换酶抑制剂。晚期可考虑心脏移植。

二、肥厚型心肌病

肥厚型心肌病是以心肌非对称肥厚、心室腔缩小、左心室充盈受阻、舒张期顺性下降为特征的原发性心肌病。本病是青年猝死的常见原因之一。根据左心室流出道有无梗阻分为梗阻性肥厚型心肌病和非梗阻性肥厚型心肌病。

1. 病因

属常染色体显现遗传疾病,肌节收缩蛋白基因突变是主要的致病因素。

2. 临床表现

心悸、胸痛、劳力性呼吸困难、头晕、晕厥,甚至猝死,猝死原因多为严重室性心律失常,尤其是室颤。体征:心脏轻度增大,流出道梗阻病人可在胸骨左缘第3~4肋间闻及粗糙的喷射性收缩期杂音、心尖部吹风样收缩期杂音。凡能引起左室容量减少或心肌收缩力增加的因素,如应用硝酸酯剂、洋地黄类药物,做Valsalva动作,运动,取站立位等,杂音可增强。反之,使左室容量增加或心肌收缩力降低的因素,如应用β受体阻滞剂、下蹲或举腿,杂音可减弱。

3. 辅助检查

(1) X线检查:心影增大不明显,如有心力衰竭则心影明显增大。

(2) 心电图检查:左心室肥厚,ST-T改变,各种心律失常,可出现病理性Q波。

(3) 超声心动图:有重要诊断价值,室间隔非对称性肥厚,舒张期室间隔厚度与左心室后壁之比≥1.3,心室腔变小,流出道狭窄。

(4) 磁共振、心导管检查、心内膜心肌活检等,有助于诊断。

4. 治疗要点

治疗原则为降低心肌收缩力、减慢心率、减轻流出道梗阻、防止发生心律失常。

(1) 避免诱因:避免剧烈运动、提重物、情绪激动、突然起立或屏气等。

(2) 药物治疗:以 β 受体阻滞剂、钙通道阻滞剂为主,以减慢心率、降低心肌收缩力、减轻流出道梗阻,如美托洛尔、维拉帕米等。避免使用增强心肌收缩力的药物及减轻心脏负荷的药物,如洋地黄类药物、硝酸酯剂等,以免加重左心室流出道梗阻。

(3) 无水乙醇化学消融术、置入 DDD 型起搏器、手术。

三、护理问题

(1) 活动无耐力　与心肌收缩力减弱、心排出量减少有关。

(2) 气体交换受损　与心力衰竭有关。

(3) 疼痛:胸痛　与肥厚心肌耗氧量增加、冠状动脉供血相对不足有关。

(4) 焦虑　与病程长、治疗效果不明显、病情日益加重有关。

(5) 潜在并发症:心力衰竭、心律失常、栓塞、猝死等。

四、护理措施

1. 一般护理

(1) 休息与活动:避免劳累、提重物、突然起立或屏气、情绪激动、饱餐、寒冷刺激等,戒烟、酒。

(2) 饮食护理:给予高蛋白、高维生素、易消化的清淡饮食,保持粪便通畅。心力衰竭时限制钠盐摄入。

2. 对症护理

(1) 疼痛护理:立即停止活动,卧床休息,吸氧,遵医嘱使用钙通道阻滞剂或 β 受体阻滞剂。梗阻性肥厚型心肌病病人禁用硝酸酯类药物。

(2) 晕厥护理:取头低足高位平卧,松解领口,及时清除口、鼻分泌物以防窒息。

3. 用药护理

遵医嘱正确用药,观察药物疗效和不良反应。详见本书相关章节内容。扩张型心肌病病人易发生洋地黄中毒,应慎用。

五、健康教育

向病人及家属介绍疾病知识,避免各种诱发因素。指导病人合理休息与活动、合理饮食。指导病人遵医嘱正确用药,观察药物的不良反应。女性病人不宜妊娠。

第九节 病毒性心肌炎病人的护理

一、病因与发病机制

各种病毒均可引起心肌炎,以肠道和呼吸道病毒多见,其中柯萨奇病毒 B 最常见。病毒可对心肌产生直接损伤,或通过免疫反应引起心肌细胞变性、坏死或间质性炎症细胞浸润及纤维渗出。

二、临床表现

临床表现差异大,轻者可无明显症状,重者可猝死。症状:① 病毒感染表现:发病前 1~3 周出现发热、咽痛、咳嗽、乏力等呼吸道症状或恶心、呕吐、腹泻等消化道症状。② 心脏受累表现:心悸、胸闷、呼吸困难、心前区疼痛、水肿等,严重者出现心律失常、心力衰竭、休克,甚至猝死。体征:心脏扩大,心动过速与体温不相称或心率异常缓慢,第一心音减弱,心尖区可闻及舒张期奔马律,交替脉,可有各种心律失常、心力衰竭体征。

三、辅助检查

(1) 实验室检查:血清肌钙蛋白增高、心肌酶(CK-MB、AST、LDH_1)增高。C 反应蛋白增高,IgG 及补体 C_3 增高。恢复期血清病毒中和抗体效价较急性期增高 4 倍以上。白细胞正常或增高,血沉增快。
(2) 心电图检查:各种心律失常,ST-T 改变,病理性 Q 波。
(3) X 线检查:心脏增大,可见肺淤血征象。
(4) 心内膜、心肌、心包等病毒学检测,有助于病原学诊断。

四、治疗要点

(1) 休息:急性期应绝对卧床休息。
(2) 抗病毒治疗:急性期治疗的关键措施,可选用利巴韦林、阿昔洛韦、干扰素等。
(3) 对症治疗:心力衰竭、心律失常等,有完全性房室传导阻滞者应安置临时心脏起搏器。
(4) 保护心肌:维生素 C、辅酶 A、极化液、1,6-二磷酸果糖等。
(5) 急性期不主张使用糖皮质激素。

五、护理问题

(1) 活动无耐力　与心肌受损、并发心律失常或心力衰竭有关。

(2) 焦虑 与担心疾病预后有关。
(3) 潜在并发症：心律失常、心力衰竭、猝死等。

六、护理措施

1. 一般护理

(1) 休息与活动：急性期应绝对卧床休息。有严重心律失常和心力衰竭者，应卧床休息1个月，半年内不进行体力活动。心功能正常者卧床休息2周，3个月内不参加体力活动，直至血液学指标等恢复正常后方可逐渐增加活动量。

(2) 饮食护理：给予高蛋白、高维生素、清淡易消化饮食，少量多餐，戒烟酒，避免刺激性食物，有心力衰竭者应限制钠盐摄入。

2. 病情观察

心电监护，注意观察有无心律失常和心功能改变，观察生命体征、意识、尿量等。

3. 用药护理

遵医嘱正确用药，观察药物的疗效及不良反应。

4. 心理护理

给予心理支持，稳定病人情绪，缓解焦虑、紧张等。

七、健康教育

向病人及家属介绍疾病知识，避免各种诱因，合理安排休息与活动，好转出院后继续休息3~6个月，半年至1年内避免重体力劳动及妊娠等。指导病人合理饮食。遵医嘱用药，观察药物不良反应。教会病人自我监测脉搏，发现异常及时就诊。

第十节 心包疾病病人的护理

一、急性心包炎

急性心包炎为心包脏层和壁层的急性炎症。

1. 病因

一般分为感染性与非感染性两大类。感染性因素有病毒、细菌、结核、真菌、寄生虫等。非感染因素有特发性因素、肿瘤、自身免疫、心肌梗死、尿毒症等。

2. 发病机制

心包急性炎症发生时，纤维蛋白及少量炎性细胞渗出，此时无明显液体积聚，为纤维蛋白性心包炎。随着病程进展，渗出液增多，称为渗出性心包炎，可引起心脏压塞征象。

3. 临床表现

（1）纤维蛋白性心包炎：心前区疼痛为主要症状，与呼吸、咳嗽、变换体位有关，可放射至颈部、左肩、左臂等处，为闷痛或尖锐性痛。心包摩擦音是其典型体征，多位于胸骨左缘第3、4肋间，坐位前倾、深吸气更易听到，与心脏搏动有关，屏气时不消失（与胸膜摩擦音的区别）。

（2）渗出性心包炎：呼吸困难是最突出的症状，其他可有发热、乏力、干咳、声音嘶哑及吞咽困难等症状。体征：坐位时心界向两侧扩大，平卧位时心底部浊音区扩大，心尖搏动减弱或消失，心音低钝而遥远，可有心包积液征（Ewart征，即在左肩胛下出现浊音及支气管呼吸音）。严重急性大量心包积液可引起心脏压塞征，表现为颈静脉怒张、肝大、腹水及水肿、奇脉等，收缩压下降，脉压缩小，甚至发生休克而致急性循环衰竭。

4. 辅助检查

（1）实验室检查：感染性心包炎可有白细胞增多、血沉增快等。

（2）X线检查：渗出性心包炎心影向两侧增大，而肺部无明显充血。

（3）心电图：ST段弓背向下抬高，1至数天后，ST段回到基线，T波低平或倒置，持续数周至数月后T波逐渐恢复正常。可有QRS低电压现象，无病理性Q波。

（4）超声心动图：诊断心包积液（显示液性暗区）的迅速可靠的检查方法。

（5）心包穿刺：抽取积液做生物学、生化、细胞分类、查癌细胞等检查，可确定病因，缓解心脏压塞症状，必要时可通过穿刺向心包腔内注入治疗药物。

5. 治疗要点

（1）病因治疗。

（2）对症治疗：疼痛可选非甾体类抗炎药（NSAID），呼吸困难者给予半卧位并吸氧。

（3）心包穿刺引流：是解除心脏压塞的重要方法。

（4）心包切开引流术及心包切除术：适用于心包穿刺失败、脓性积液、渗液反复出现者。

（5）非特异性心包炎的治疗：非甾体类抗炎药，无效加用糖皮质激素。

二、缩窄性心包炎

缩窄性心包炎是指心包有粘连和纤维化增厚，使心室舒张期充盈受损而产生一系列循环障碍的疾病。

1. 病因

以结核性心包炎最常见，其次为化脓性、创伤性心包炎。

2. 临床表现

常见症状为呼吸困难、咳嗽、咳痰、疲劳、乏力、厌食、腹胀等。体征：颈静脉怒张（缩窄性心包炎最重要的体征之一），可有Kussmaul征（吸气时颈静脉更加充盈），在舒张期怒张的颈静脉突然塌陷是本病的特征；肝大、腹水、胸水、下肢水肿；收缩压降低，舒张压升高，脉压变小；心率快，心音弱而遥远，心界正常或稍大，可在胸骨左缘第3、4肋间闻及心包叩击音。

3. 辅助检查

（1）X线检查：心影偏小、正常或轻度增大；左右心缘变直，主动脉弓缩小，上腔静脉阴影增宽,有时可见心包钙化(有确诊意义)。

(2) 心电图:QRS波群低电压、T波低平或倒置。

(3) 超声心动图:心包增厚、室壁活动减弱。

(4) 右心导管检查。

4. 治疗要点

在心包感染、结核被控制后,尽早实施心包剥离术或心包切除术。结核性心包炎者术后应继续用药6~12个月。

三、护理问题

(1) 疼痛　心前区疼痛与心包纤维蛋白性炎症有关。

(2) 气体交换受损　与肺淤血及心脏受压有关。

(3) 心排出量减少　与大量心包积液妨碍心室舒张充盈有关。

(4) 活动无耐力　与心排血量不足有关。

(5) 体液过多　与体循环淤血有关。

四、护理措施

1. 一般护理

(1) 休息与体位:呼吸困难病人采取半卧位或坐位,心脏压塞时取前倾坐位。对于有胸痛的病人,要卧床休息,勿用力咳嗽、深呼吸或突然改变体位,以免使疼痛加重。

(2) 饮食护理:给予高蛋白、高维生素饮食。有心包积液者限制钠盐摄入。

2. 病情观察

监测生命体征、意识,观察病人胸痛部位、性质、持续时间等,观察呼吸困难的程度,观察病人有无心脏压塞表现,监测血气分析结果。

3. 用药护理

遵医嘱正确用药,观察药物疗效和不良反应,控制输液速度,防止加重心脏负担。

4. 心包穿刺术的护理

(1) 向病人介绍手术情况,解除病人心理顾虑,必要时使用地西泮镇静,咳嗽者可应用可待因等镇咳药,开通静脉通道,准备好穿刺物品及抢救物品,术前禁食4~6 h,协助病人取坐位或半卧位。

(2) 术中配合:严格无菌操作,嘱病人术中勿剧烈咳嗽或深呼吸,抽液过程中要注意随时夹闭胶管,防止空气进入心包腔。抽液要缓慢,第一次抽液量不要超过300 mL,若抽出液为鲜血时,应立即停止抽液,密切观察有无心脏压塞征象,以后每次抽液量不超过1 000 mL并记录。穿刺过程中注意观察病人的反应,监测脉搏、血压、心率、心律、心电变化,有异常应及时通知医生协助处理。

(3) 术后护理:术后密切观察生命征、心电变化,观察心脏压塞症状是否缓解,注意穿刺部位有无渗液,记录心包积液引流量。当心包引流量<25 mL/d时拔除引流管。

五、健康教育

向病人及家属介绍疾病的知识。指导病人合理休息和活动。指导病人合理饮食,加强营养。指导病人遵医嘱正确用药并观察药物的不良反应。

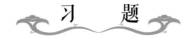

一、A_1 型题

1. 导致左心室压力负荷过重的病因是(　　)。
   A. 二尖瓣关闭不全　　B. 主动脉瓣关闭不全　　C. 主动脉压力升高
   D. 甲状腺功能亢进　　E. 肺动脉瓣狭窄
2. 瘫痪卧床的慢性心功能不全病人,水肿的分布特点是(　　)。
   A. 以踝内侧明显　　B. 以胫前部明显　　C. 以颜面部明显
   D. 以腰背部、骶尾部明显　　E. 以四肢明显
3. 左心功能低下时听诊的特点是(　　)。
   A. 主动脉瓣区舒张期隆隆样杂音
   B. 主动脉瓣区收缩期响亮粗糙吹风样杂音
   C. 主动脉瓣区粗糙吹风样杂音
   D. 舒张期奔马律
   E. 主动脉瓣区收缩期隆隆样杂音
4. 符合右心衰竭的临床表现是(　　)。
   A. 夜间阵发性呼吸困难　　B. 咳大量泡沫痰　　C. 交替脉
   D. 两肺湿啰音　　E. 肝颈回流征阳性
5. 鼓励长期卧床的心力衰竭患者在床上做下肢活动,其目的主要是(　　)。
   A. 减少回心血量　　B. 预防压疮　　C. 防止肌肉萎缩
   D. 防止下肢静脉血栓形成　　E. 及早恢复体力
6. 服用下列药物时,需测量脉搏或心率的是(　　)。
   A. 卡托普利　　B. 地西泮　　C. 洋地黄
   D. 泼尼松　　E. 氯丙嗪
7. 最能提示右心衰竭的体征是(　　)。
   A. 交替脉　　B. 肺动脉瓣区第二心音亢进　　C. 水肿
   D. 双下肢水肿　　E. 肝大
8. 左心衰竭的典型临床表现是(　　)。
   A. 水肿　　B. 咳铁锈色痰　　C. 发绀
   D. 乏力　　E. 呼吸困难
9. 心力衰竭病人服用地高辛之前,应先数心率,若心率少于多少次则不能给药?(　　)
   A. 120 次/min　　B. 100 次/min　　C. 80 次/min
   D. 70 次/min　　E. 60 次/min

10. 观察使用洋地黄类药物的患者,哪种情况可继续用药?( )
    A. 室性期前收缩呈二联率   B. 视物模糊   C. 心率 75 次/min
    D. 恶心、呕吐   E. 心律失常转为规则心律
11. 下列不属于洋地黄中毒表现的是( )。
    A. 恶心、呕吐   B. 绿视   C. 头晕、头痛
    D. 原来规则心率变为不规则
    E. 原来不规则心率变为规则
12. 不属于心力衰竭常见的并发症的是( )。
    A. 洋地黄中毒   B. 肺炎   C. 下肢深静脉血栓形成
    D. 压疮   E. 窒息
13. 心力衰竭病人临床表现中最严重的一项是( )。
    A. 食欲下降、乏力   B. 劳力性呼吸困难   C. 咳大量粉红色泡沫痰
    D. 心脏浊音界扩大   E. 舒张期奔马律
14. 急性肺水肿的处理措施中,下列错误的是( )。
    A. 利尿剂、血管扩张剂及氨茶碱缓慢静脉滴注
    B. 皮下注射或静推吗啡
    C. 遵医嘱西地兰缓慢静脉注射
    D. 给予持续氧吸入,流量 2~4 L/min
    E. 两腿下垂坐位或半卧位
15. 洋地黄类药物较严重的毒性反应是( )。
    A. 呼吸系统反应:呼气中有烂苹果味
    B. 神经系统反应:黄视、绿视
    C. 胃肠道反应:食欲不振
    D. 心血管系统反应:各种心律失常
    E. 泌尿系统反应:血尿、蛋白尿
16. 室颤的脉搏特征是( )。
    A. 快而不规律   B. 慢而不规律   C. 慢而规律
    D. 快而规律   E. 测不到
17. 下列哪种心律失常应视为危急情况?( )
    A. 心房颤动   B. 窦性心动过速   C. 室早,"R"落在"T"上
    D. 室早,2~4 次/min   E. 窦性心律不齐
18. 与心房颤动的心电图特征不符合的是( )。
    A. 窦性 P 波消失   B. 代之以形态不一快速的 f 波
    C. RR 间隔相等   D. QRS 波群形态正常
    E. QRS 波群频率 100~160 次/min
19. 确诊心律失常最好的方法是( )。
    A. 心室电位   B. 心脏磁共振成像(MRI) C. 心电向量
    D. 心电图检查   E. 超声心动图检查
20. 房颤病人主要应观察( )。
    A. P 波的频率   B. 病人的主诉   C. 血压的变化

D. 心室率的改变　　　　　E. 脉搏的改变

21. 心电图检查时红色导联线应该连接在（　　）。
    A. 右上肢　　　　　B. 胸前　　　　　C. 左下肢
    D. 右下肢　　　　　E. 左上肢
22. 哪种心律失常不需紧急处理？（　　）
    A. 一度房室传导阻滞　　B. 室性期前收缩，"R"落在"T"上
    C. 短阵室性心动过速　　D. 室性期前收缩呈联律出现
    E. 心室颤动
23. 哪种心律失常易发生"心输出量减少"护理问题？（　　）
    A. 交界区心动过速　　B. 房性心动过速　　C. 窦性心动过速
    D. 室性心动过速　　　E. 心房颤动
24. 原发性高血压发病机制中占主要地位的是（　　）。
    A. 肾功能异常　　　　B. 内分泌因素　　　C. 血容量过多
    D. 血管内皮功能异常　E. 高级神经中枢功能失调
25. 高血压脑病的临床表现是（　　）。
    A. 头痛、呕吐、抽搐、意识模糊
    B. 精神错乱及自制力丧失
    C. 性格和行为改变
    D. 头痛、失眠、记忆力减退
    E. 昏迷伴偏身瘫痪
26. 高血压病人降压时，出现头晕、眼花、眩晕，应该（　　）。
    A. 增加降压药剂量　　B. 撤换降压药　　　C. 给予镇静剂
    D. 立即平卧　　　　　E. 调整生活节奏
27. 有关降压药用药护理正确的是（　　）。
    A. 可以自行增减药物
    B. 出现头晕、眼花属于正常反应
    C. 效果差可自行撤换药物
    D. 降压越快，效果越好
    E. 改变体位动作要慢
28. 首次应用下列哪种药物需防止病人出现体位性低血压？（　　）
    A. 硝苯地平　　　　　B. 呋塞米　　　　　C. 哌唑嗪
    D. 阿替洛尔　　　　　E. 卡托普利
29. 护理高血压病患者，下列哪项措施不正确？（　　）
    A. 协助用药尽快将血压降至较低水平
    B. 改变体位时动作宜缓慢
    C. 沐浴时水温不宜过高
    D. 头晕、恶心时协助其平卧并抬高下肢
    E. 保持大便通畅
30. 原发性高血压病人静脉输液速度及每日输液量不宜超过（　　）。
    A. 每分钟 30 滴，每天 500 mL

B. 每分钟40滴,每天1 000 mL
C. 每分钟50滴,每天1 500 mL
D. 每分钟60滴,每天2 000 mL
E. 每分钟80滴,每天2 500 mL

31. 护理高血压急症病人,不正确的是(　　)。
    A. 吸氧　　　　　　　B. 立即建立静脉通道　　　　C. 置病人半卧位
    D. 静脉滴注降压药须每小时测血压1次　　　　　　E. 加床栏给予保护
32. 高血压危象首选的药物是(　　)。
    A. 硝普钠　　　　　　B. 普萘洛尔　　　　　　　　C. 利尿剂
    D. 胍乙啶　　　　　　E. ACEI
33. 高血压患者,伴有支气管哮喘,不能使用以下哪种降压药物?(　　)
    A. 呋塞米　　　　　　B. 美托洛尔　　　　　　　　C. 硝苯地平
    D. 卡托普利　　　　　E. 哌唑嗪
34. 确诊冠心病心绞痛最有价值的一项是(　　)。
    A. 胸骨后疼痛史　　　B. 心电图　　　　　　　　　C. 血清心肌酶
    D. 超声心动图　　　　E. 选择性冠状动脉造影
35. 控制心绞痛发作的首选药物是(　　)。
    A. 地西泮　　　　　　B. 双嘧达莫　　　　　　　　C. 硝酸甘油
    D. 复方丹参　　　　　E. 阿司匹林
36. 心绞痛发作时不正确的处理是(　　)。
    A. 立即去医院　　　　B. 立即休息　　　　　　　　C. 可考虑用镇静剂
    D. 吸氧　　　　　　　E. 舌下含化硝酸甘油或硝酸异山梨酯
37. 心绞痛发作时首要的护理措施是(　　)。
    A. 心电监护　　　　　B. 指导病人放松　　　　　　C. 迅速建立静脉通路
    D. 监测生命征变化　　E. 让病人立即停止活动、休息
38. 硝酸酯类药治疗心绞痛的最主要机制是(　　)。
    A. 直接扩张冠状动脉
    B. 扩张周围血管,降低心脏前后负荷
    C. 扩张小动脉,降低心脏后负荷
    D. 减慢心率
    E. 扩张小静脉,降低心脏前负荷
39. 急性心肌梗死最早、最突出的症状是(　　)。
    A. 心前区疼痛　　　　B. 心源性休克　　　　　　　C. 室性心律失常
    D. 急性左心衰竭　　　E. 胃肠道症状
40. 急性心肌梗死病人,发病后24 h内死亡的主要原因是(　　)。
    A. 急性左心衰竭　　　B. 肺部感染　　　　　　　　C. 室性心律失常
    D. 心源性休克　　　　E. 心脏破裂
41. 易发生房室传导阻滞的急性心肌梗死部位为(　　)。
    A. 前壁　　　　　　　B. 前间壁　　　　　　　　　C. 侧壁
    D. 下壁　　　　　　　E. 后壁

42. 急性心肌梗死时心律失常大多发生在梗死后（　　）。
    A. 12 h 内　　　　　　B. 24 h 内　　　　　　C. 36 h 内
    D. 48 h 内　　　　　　E. 72 h 内
43. 急性心肌梗死时最常见的心律失常为（　　）。
    A. 房性期前收缩　　　 B. 室性期前收缩　　　 C. 心房颤动
    D. 心室颤动　　　　　 E. 房室传导阻滞
44. 急性下壁心肌梗死的特征性心电图改变出现于（　　）。
    A. V1、V2、V3 导联　　B. V3、V4、V5 导联　　C. V5、V6 导联
    D. Ⅱ、Ⅲ、aVF 导联　　E. Ⅰ、Ⅱ、aVL 导联
45. 急性心肌梗死时体内最先升高、特异性最高的酶是（　　）。
    A. ALP　　　　　　　　B. CPK　　　　　　　　C. LDH
    D. ALT　　　　　　　　E. CK-MB
46. 急性心肌梗死急性期护理措施中,不正确的一项是（　　）。
    A. 严格控制输液量和滴速,维持静脉通道的畅通
    B. 饮食应低钠、低脂、少量多餐
    C. 限制探视
    D. 便秘时给予开塞露、硫酸镁导泻或高压灌肠
    E. 备好急救药品和仪器
47. 急性心肌梗死病人护理措施中,不正确的一项是（　　）。
    A. 勤翻身,以防压疮　　B. 给予半量清淡流质饮食　　C. 限制探视
    D. 持续鼻导管吸氧,2～4 L/min　　　　　　　　　　E. 防止情绪激动
48. 能预防风湿性心脏病加重的根本措施是（　　）。
    A. 锻炼身体,增强体质
    B. 积极预防链球菌感染
    C. 发生心力衰竭后及时治疗
    D. 每天口服阿司匹林
    E. 长期口服地高辛维持量
49. 二尖瓣狭窄患者出现右心衰竭时,下列哪项表现反而减轻？（　　）
    A. 发绀　　　　　　　　B. 颈静脉充盈　　　　　C. 水肿
    D. 咯血丝痰　　　　　　E. 呼吸困难
50. 风湿性心瓣膜病最常见的并发症是（　　）。
    A. 心律失常　　　　　　B. 充血性心力衰竭　　　C. 栓塞
    D. 亚急性感染性心内膜炎　E. 肺部感染
51. 二尖瓣狭窄患者并发哪种心律失常最易有血栓形成？（　　）
    A. 阵发性心动过速　　　B. 频发房性早搏　　　　C. 频发室性早搏
    D. 心房颤动　　　　　　E. 房室传导阻滞
52. 二尖瓣狭窄患者突然出现偏瘫,应考虑（　　）。
    A. 脑血栓形成　　　　　B. 脑栓塞　　　　　　　C. 脑血管痉挛
    D. 脑出血　　　　　　　E. 蛛网膜下腔出血
53. 慢性风心病最常见的瓣膜病变范围是（　　）。

A. 单纯二尖瓣　　　　　B. 二尖瓣合并主动脉瓣　　　C. 单纯主动脉瓣
　　D. 主动脉瓣合并肺动脉瓣　E. 肺动脉瓣合并三尖瓣
54. 确诊二尖瓣狭窄的最可靠的辅助检查是(　　)。
　　A. 心电图　　　　　　　B. X线摄片　　　　　　　　C. 超声心动图
　　D. 心音图　　　　　　　E. CT
55. 诊断主动脉瓣关闭不全最重要的体征是(　　)。
　　A. 心界扩大呈靴形　　　B. 主动脉瓣区第二音减弱　　C. 心前区抬举性搏动
　　D. 周围血管征　　　　　E. 主动脉瓣第二听诊区闻及舒张期杂音
56. 二尖瓣狭窄的特征性表现是(　　)。
　　A. 肺动脉瓣区舒张期杂音　B. 心尖区收缩期杂音　　　C. 心尖区舒张期杂音
　　D. 主动脉瓣区舒张期杂音　E. 主动脉瓣区收缩期杂音
57. 主动脉瓣关闭不全可致(　　)。
　　A. 下肢水肿　　　　　　B. 心包炎　　　　　　　　　C. 脉压增大
　　D. 腹膜炎　　　　　　　E. 右心衰
58. 急性感染性心内膜炎最常见的致病菌是(　　)。
　　A. 草绿色链球菌　　　　B. 金黄色葡萄球菌　　　　　C. 淋球菌
　　D. 肺炎球菌　　　　　　E. 肠球菌
59. 诊断感染性心内膜炎的重要方法是(　　)。
　　A. 免疫学检查　　　　　B. 心电图检查　　　　　　　C. X线检查
　　D. 血培养　　　　　　　E. 常规生化检查
60. 扩张型心肌病患者最主要的临床表现是(　　)。
　　A. 晕厥　　　　　　　　B. 室性心律失常　　　　　　C. 心力衰竭
　　D. 呼吸道感染　　　　　E. 房室传导阻滞
61. 肥厚型心肌病常见的临床表现,除了(　　)。
　　A. 胸痛　　　　　　　　B. 卧位心绞痛　　　　　　　C. 起立或走动时晕厥
　　D. 劳累时呼吸困难　　　E. 胸骨左第3~4肋间喷射性收缩期杂音
62. 心包炎出现心包积液最突出的症状是(　　)。
　　A. 心悸　　　　　　　　B. 心前区疼痛　　　　　　　C. 呼吸困难
　　D. 声音嘶哑　　　　　　E. 吞咽困难
63. 纤维蛋白性心包炎的典型体征是(　　)。
　　A. 心界扩大　　　　　　B. 心包摩擦音　　　　　　　C. 心音遥远
　　D. 奇脉　　　　　　　　E. 颈静脉怒张

二、A_2型题

64. 患者,69岁,因丹毒来诊,既往曾有左心衰竭病史,心功能Ⅱ级。治疗时应注意(　　)。
　　A. 可以预防性应用强心药
　　B. 输液速度不能过快
　　C. 病情复杂,不必积极治疗丹毒
　　D. 禁用含钾药物
　　E. 可以预防性应用利尿药
65. 患者,男性,64岁,慢性充血性心力衰竭,治疗期间出现头痛、头晕、恶心、黄视。检查:心率 45 次/min,二联律,应考虑为(　　)。

  A. 可拉明中毒   B. 地高辛中毒   C. 氨茶碱中毒

  D. 硝酸甘油中毒   E. 多巴酚丁胺中毒

66. 患者,女性,54 岁,突然心悸、气促、咳粉红色泡沫痰,血压 190/90 mmHg,心率 138 次/min,应首先备好下列哪组药物?(　　)

  A. 西地兰、硝酸甘油、异丙肾上腺素

  B. 硝普钠、西地兰、速尿

  C. 毒毛花苷 k、硝普钠、心得安

  D. 胍乙啶、酚妥拉明、西地兰

  E. 硝酸甘油、西地兰、多巴胺

67. 患者,女性,慢性右心衰竭,经休息、限盐、利尿、扩血管和使用洋地黄制剂后出现食欲下降、视物模糊、神情漠视等症状,最可能的原因是(　　)。

  A. 电解质紊乱   B. 消化不良   C. 心力衰竭加重

  D. 慢性脑部缺氧   E. 洋地黄中毒

68. 患者,男性,70 岁,患冠心病全心衰竭。治疗期间出现恶心、视物模糊、黄绿视。护士应及时向医生报告,并考虑原因可能是(　　)。

  A. 心力衰竭加重,胃肠道淤血   B. 脑血管意外

  C. 扩血管药物引起的低血压   D. 洋地黄药物中毒

  E. 电解质紊乱

69. 患者,男性,60 岁,1 h 前突发心悸、喘憋、不能平卧,既往高血压病史十余年,医生确诊为高血压心脏病,急性左心衰竭。给予患者强心、利尿、扩血管等药物治疗,关于药物护理不正确的是(　　)。

  A. 观察患者有无恶心、呕吐、心悸、头痛等不良反应

  B. 注意电解质是否紊乱

  C. 硝普钠应每 6~8 h 重新配制 1 次

  D. 加快输液速度,以防止扩血管后发生低血压

  E. 严格记录出入水量

70. 患者,女性,60 岁,被诊断为冠心病 15 年。休息时无任何症状,日常劳动如做饭、买菜时即出现心悸、气促,休息后好转,患者的心功能属于(　　)。

  A. 心功能正常   B. Ⅰ级   C. Ⅱ级

  D. Ⅲ级   E. Ⅳ级

71. 患者,男性,32 岁,患风心病房颤已 3 年,住院中心律突然转为窦性,并出现偏瘫、头痛,首先考虑(　　)。

  A. 脑出血   B. 脑梗死   C. 蛛网膜下腔出血

  D. TIA   E. 颅内感染

72. 患者,女性。因下肢挤压伤致血清钾升高,出现心动过缓、心律不齐,应选用的药物是(　　)。

  A. 地高辛

  B. 普萘洛尔

  C. 0.5%碳酸氢钠溶液

D. 利多卡因

E. 10%葡萄糖酸钙溶液

73. 患者,女性,心脏病出现心悸,心率30~40次/min,律齐。首选的措施是(　　)。

　　A. 加强巡视　　　　　B. 心电监护　　　　　C. 安慰患者

　　D. 立即报告医生　　　E. 做好生活护理

74. 患者,男性,70岁,头晕、头痛、耳鸣多年,医生已确诊高血压,近1周头痛加重入院。查体:血压185/130 mmHg 神志清楚,心界扩大,心功能正常。该患者属于高血压病下列哪级?(　　)

　　A. 高血压病1级　　　B. 高血压病2级　　　C. 高血压病3级

　　D. 恶性高血压级　　　E. 高血压危象级

75. 患者,男性,40岁,诊断高血压2年,性情温和,体态匀称,平素以面食为主,饮食清淡,喜食咸菜等腌制食品,目前对其最主要的饮食护理指导是(　　)。

　　A. 低脂饮食　　　　　B. 低磷饮食　　　　　C. 低盐饮食

　　D. 低蛋白饮食　　　　E. 低纤维素饮食

76. 某原发性高血压患者,有吸烟史30年,肥胖,目前血压160/95 mmHg,下列健康教育内容哪项是错误的?(　　)

　　A. 保持情绪稳定　　　B. 适量运动　　　　　C. 高热量、高糖饮食

　　D. 戒烟　　　　　　　E. 控制高血压

77. 患者,女性,70岁,身高170 cm,体重80 kg,患高血压20年,为控制患者体重所采取的措施不应包括(　　)。

　　A. 控制饮食　　　　　B. 监测体重变化　　　C. 吃减肥药

　　D. 规律运动　　　　　E. 指定个体化膳食方案

78. 某高血压患者,突然剧烈头痛、喷射性呕吐、昏迷,诊断脑出血,正确的护理措施是(　　)。

　　A. 取去枕平卧位

　　B. 补充血容量

　　C. 发病24~48 h内避免搬动

　　D. 8 h后给鼻饲饮食

　　E. 头部热敷

79. 某患者,患高血压病3年,入院后给予降压处理等,在用药护理中指导病人改变体位时动作宜缓慢,其目的为(　　)。

　　A. 避免发生急进型高血压　B. 避免发生高血压危象

　　C. 避免发生高血压脑病　　D. 避免发生体位性低血压

　　E. 避免血压增高

80. 患者,女性,52岁,血压140/90 mmHg,自诉工作紧张,有头痛、失眠等不适症状。健康指导最重要的是(　　)。

　　A. 促进身心休息为主　B. 尽早应用降压药　　C. 每天观察血压

　　D. 卧床休息不活动　　E. 药物为主,休息为辅

81. 患者,女性,52岁,因心前区压榨样疼痛3h余伴冷汗、恐惧来院急诊,护士采取的措施中哪项不妥?(　　)

A. 监测血压 B. 抽血送检 C. 拍 X 胸片
D. 吸氧 E. 心电监护

82. 患者,女性,70岁,因4h来持续心前区痛,确诊为急性心肌梗死收入监护室,监测中发现病人出现心室颤动,此时责任护士应即刻采取的首要措施是( )。
A. 心内注射利多卡因 B. 非同步电除颤 C. 高压吸氧
D. 气管插管 E. 同步电除颤

83. 某急性心肌梗死患者发病48h后,要求到厕所大便,你应该( )。
A. 嘱家人陪往
B. 肛门塞开塞露后,再允许前往
C. 先给予缓泻剂,再允许前往
D. 如无便秘史,应允许前往
E. 坚决制止,指导在床上使用便盆

84. 某急诊患者诉胸痛,呈压榨性,位于心前区及胸骨后,并放射到左肩,伴胸闷,呼吸稍困难。应考虑( )。
A. 胸壁疾病 B. 冠心病心绞痛 C. 胸腔积液
D. 肋间神经病 E. 血液病

85. 患者,男性,60岁,近1年来每于劳累或情绪激动时发作心前区疼痛,向左手指尖放射,休息1 min可完全缓解,此种表现最可能的是( )。
A. 心绞痛 B. 心肌梗死 C. 心脏神经官能症
D. 胆囊炎 E. 心包炎

86. 有一老年人在做家务时心绞痛发作,立即含硝酸甘油2片(0.6 mg),1 min后眼前发黑,恶心,手心发凉,此时应给患者( )。
A. 站立不动,待自行恢复 B. 活动四肢 C. 躺下平卧
D. 含1片硝酸甘油 E. 膝胸卧位休息

87. 有一心脏病患者,休息时无呼吸困难及水肿,日常生活劳动如扫地、洗衣时感心悸、气促,休息片刻后可好转。对该患者的活动应如何限定?( )
A. 日常活动照常,不必限制
B. 可起床稍事活动,增加睡眠质量
C. 卧床休息,限制活动量
D. 严格卧床休息
E. 以上均不是

88. 患者,女性,60岁,突发心前区疼痛2h不缓解,伴大汗,疼痛放射至左手,既往高血压病史10余年。为排除急性心肌梗死,最快捷、简便的方法是( )。
A. 查体 B. 胸片 C. 心电图
D. 监测血压 E. 超声心动图

89. 患者,女性,50岁,体检发现心尖部舒张期隆隆样杂音;胸片提示左房、右室增大,诊断为风心病二尖瓣狭窄。该患者属于( )。
A. 左房代偿期 B. 左房失代偿期 C. 左室代偿期
D. 肺动脉高压期 E. 右心受累期

90. 患者,男性,30岁,患有风湿热10年,常有扁桃体炎发生,经医生诊断为慢性风湿病

心瓣膜病、二尖瓣狭窄,二尖瓣狭窄最早出现的症状是( )。

  A. 腹胀   B. 咯血   C. 劳力性呼吸困难
  D. 肝区疼痛   E. 下肢水肿

91. 患者,女性,30岁,因患慢性风湿性心瓣膜病、二尖瓣狭窄入院。患者近来症状严重,医生要求护士观察心律变化,及时发现心律失常的发生。风心病二尖瓣狭窄最常见的心律失常是( )。

  A. 心房颤动   B. 窦性心动过速   C. 窦性心动过缓
  D. 室性期前收缩   E. 房室传导阻滞

92. 患者,女性,18岁,诊断为风湿热1年,医生考虑此患者病变已侵犯到心脏,风湿性心瓣膜病最常见的并发症是( )。

  A. 充血性心力衰竭   B. 贫血   C. 心源性休克
  D. 室性心律失常   E. 下肢静脉血栓

93. 患者,女性,50岁,有风湿性心脏病二尖瓣狭窄,与此病发病有密切关系的细菌是( )。

  A. 乙型溶血性链球菌   B. 金黄色葡萄球菌   C. 表皮葡萄球菌
  D. 格兰阴性杆菌   E. 大肠杆菌

94. 患者,女性,30岁,因头晕、胸闷2天就诊,曾有晕厥史,以扩张性心肌病入院。体检:心界扩大,心率38次/min,心电图提示三度房室传导阻滞,最恰当的处理是( )。

  A. 静脉点滴异丙肾上腺素   B. 注射阿托品
  C. 静脉点滴氢化可的松   D. 安装临时性人工心脏起搏器
  E. 安装永久性人工心脏起搏器

95. 患者,男性,35岁,劳累后心悸、气促、下肢水肿6个月,查体心界向两侧扩大,心尖区闻及2/6级收缩期杂音,两肺底有小水泡音,超声心动图示左室腔增大,心电图提示完全性左束支阻滞。该患者应诊断为( )。

  A. 心包炎   B. 扩张型心肌病   C. 急性病毒性心肌炎
  D. 二尖瓣狭窄   E. 肺心病

96. 患者,女性,30岁,患急性心包炎、心包积液2月余,近几日出现咳嗽、活动后气促,有心绞痛样胸痛。体检:有颈静脉怒张、肝大、腹水、下肢水肿、心率增快,可见Kussmaul征。考虑诊断为( )。

  A. 亚急性心包炎   B. 缩窄性心包炎   C. 急性心包炎
  D. 渗出性心包炎   E. 纤维蛋白性心包炎

97. 患者,女性,40岁,1个月前诊断为急性心包炎,近两周呼吸困难严重,心率加快。查体发现患者有颈静脉怒张、奇脉,心浊音界向两侧增大,皆为绝对浊音区,左肩胛骨下叩诊浊音并闻及支气管呼吸音。医生考虑本患者出现大量心包积液,诊断心包积液迅速、可靠的方法是( )。

  A. 心电图   B. 心包镜   C. 心包穿刺
  D. X线检查   E. 超声心动图

三、A_3/A_4 型题

(98~100题共用题干)

患者,30岁,慢性风湿性心脏病二尖瓣狭窄病史。近日,轻度活动即感心悸、气促。

98. 评估此患者心功能分级属于（   ）。
    A. Ⅰ级　　　　　　　B. Ⅱ级　　　　　　　C. Ⅲ级
    D. Ⅳ级　　　　　　　E. 不能确定
99. 该患者并发心律失常。最常见的类型为（   ）。
    A. 房性期前收缩　　　B. 室性期前收缩　　　C. 阵发性心动过速
    D. 心房颤动　　　　　E. 房室传导阻滞
100. 医嘱给予洋地黄治疗时，评估疗效有效的指标是（   ）。
    A. 心率变慢　　　　　B. 心率变快　　　　　C. 视力下降
    D. 血压下降　　　　　E. 尿量增多

（101～103题共用题干）

患者，男性，40岁，心脏病史8年。急性胃肠炎输液后出现气促、咳嗽、咳白色泡沫痰。查体：心率125次/min。两肺底可闻及湿啰音，诊断为左心衰竭，心功能Ⅲ级。

101. 此患者静脉输液最适合的速度是（   ）。
    A. 10～20滴/min　　　B. 20～30滴/min　　　C. 30～40滴/min
    D. 40～50滴/min　　　E. >50滴/min
102. 患者此时最适宜的体位是（   ）。
    A. 半坐位　　　　　　B. 平卧位　　　　　　C. 侧卧位
    D. 俯卧位　　　　　　E. 头低脚高位
103. 以下护理措施不妥的是（   ）。
    A. 吸氧　　　　　　　B. 注意保暖　　　　　C. 保持排便通畅
    D. 记录出入水量　　　E. 给予高热量饮食

（104～106题共用题干）

患者，男性，25岁，因心悸，气急伴双下肢水肿2年，加重3天入院，诊为风湿性心脏病二尖瓣狭窄主动脉瓣关闭不全，心力衰竭二度（心功能Ⅲ级），给予地高辛等药物治疗。

104. 护士在给地高辛前，下列哪项不需做？（   ）
    A. 测血压　　　　　　B. 询问有无恶心症状　C. 询问有无呕吐症状
    D. 询问有无视力问题　E. 测脉搏、心率、心律
105. 该病人入院在护理体检时可能出现下列哪种脉搏？（   ）
    A. 吸停脉　　　　　　B. 交替脉　　　　　　C. 水冲脉
    D. 奇脉　　　　　　　E. 不整脉
106. 该病人在用药期间，出现下列哪种情况应考虑地高辛中毒？（   ）
    A. 心率70次/min　　　B. 心律失常　　　　　C. 体重减轻
    D. 双下肢水肿消退　　E. 尿量增多

（107～110题共用题干）

患者，女性，55岁，阵发性心悸半年，时有胸闷，上二楼觉得气急2个月，下肢水肿3天来院门诊。心电图示：窦性心律，心率62次/min，PR间期0.24 s伴完全性右束支传导阻滞，诊断为扩张型心肌病，心功能不全。入院后给予洋地黄、利尿剂和扩血管药物治疗。第3天突然神志不清，抽搐，听诊心音消失，血压为0。经救治以后神志清醒，心跳恢复，心率45次/min，并有频发期前收缩。

107. 患者神志不清、抽搐应考虑为（   ）。

A. 心源性休克 B. 阿-斯综合征 C. 脑栓塞
D. 一过性脑血管痉挛 E. 重度心力衰竭

108. 心电图示Ⅲ度房室传导阻滞,频发室性期前收缩,其原因考虑与下列哪项有关?（　　）
    A. 洋地黄 B. 心力衰竭加重 C. 利尿剂
    D. 疾病的进展 E. 扩血管药物

109. 此时处理应（　　）。
    A. 心脏起搏下静脉滴注利多卡因
    B. 静脉注射普罗帕酮
    C. 静脉滴注利多卡因
    D. 多巴酚丁胺静脉滴注
    E. 停用所有药物观察

110. 如果患者神志不清发作时,护士发现下列哪种情况应准备做电复律治疗。（　　）
    A. 频发室性期前收缩 B. 短阵成串室性心动过速 C. 心房颤动
    D. 心房扑动 E. 室扑或室颤

(111～113题共用题干)
患者,女性,50岁,发现高血压已1年,降压治疗时断时续,血压时高时低,近几个月来头痛、头晕、乏力。查体：血压180/118 mmHg,肥胖,心界未扩大,心肺听诊（一）,心电图及心脏B超检查正常,诊断为高血压Ⅰ期。

111. 该病人目前的护理问题中不包括（　　）。
    A. 营养失调 B. 舒适改变 C. 活动无耐力
    D. 心输出量减少 E. 缺乏康复知识

112. 下列对该病人的健康教育内容中,错误的是（　　）。
    A. 卧床休息,减少活动,以免血压升高
    B. 避免噪声刺激,保持环境安静
    C. 低钠、低脂、低胆固醇饮食
    D. 不可根据自己的感觉增减、撤换降压药物
    E. 控制饮食总热量,以减轻体重

113. 该病人饮食中不宜选用哪种食用油?（　　）。
    A. 茶油 B. 菜油 C. 玉米油
    D. 大豆油 E. 花生油

(114～115题共用题干)
患者,女性,60岁,有高血压病史10年,平时测血压150/105 mmHg左右,血糖在正常范围之内,拟给予降压治疗。

114. 药物治疗之外,平时需注意改善生活方式,除了（　　）。
    A. 限制钠盐 B. 限制钾盐
    C. 增加体力活动和运动 D. 保持心理平衡 E. 戒烟

115. 若高血压伴劳累性心绞痛,下列护理哪项不需要?（　　）
    A. 严密观察疼痛的性质
    B. 疼痛发作时吸氧

C. 停用降压药

D. 遵医嘱用β受体阻滞剂

E. 疼痛发作时卧床休息

(116~118题共用题干)

患者,男性,60岁,3 h前胸骨后压榨样疼痛发作,伴呕吐、冷汗及濒死感而入院。查体:神清,合作,心率115次/min,律齐,交替脉,心电图检查显示有急性广泛性前壁心肌梗死。

116. 该病人存在的最主要护理问题是( )。

    A. 活动无耐力   B. 心输出量减少   C. 体液量过多

    D. 潜在心律失常   E. 潜在感染

117. 对该病人第1周的护理措施正确的是( )。

    A. 协助病人如厕   B. 协助病人翻身、进食   C. 高热量、高蛋白饮食

    D. 低流量持续吸氧   E. 指导病人床上活动

118. 在监护过程中护士发现该病人烦躁不安,面色苍白,皮肤湿冷,脉细速,尿量减少,应警惕发生( )。

    A. 紧张,恐惧   B. 急性左心衰竭   C. 心源性休克

    D. 并发感染   E. 严重心律失常

(119~121题共用题干)

患者,男性,65岁,心绞痛病史3年。1天前骑车时又出现胸骨后压榨样疼痛,即原地休息,含服硝酸甘油3片无效,出冷汗,路人将患者送到急诊室。经心电图检查,诊断为急性前壁心肌梗死,转入CCU进行链激酶治疗。

119. 患者问护士链激酶治疗的作用是什么,护士正确的回答是( )。

    A. 解除疼痛   B. 扩张冠状动脉   C. 抑制血小板的聚集

    D. 预防冠脉内血栓的形成   E. 溶解冠脉内血栓

120. 护士指导患者避免排便时用力,患者问及其理由,正确的回答是( )。

    A. 用力过度引起虚脱反应

    B. 腹压增加导致呕吐加剧

    C. 血压陡升导致脑出血

    D. 耗氧量增加梗死面扩大

    E. 血流加速致脑栓塞

121. 患者经链激酶治疗好转,心梗后第3天食欲增加,该患者在饮食上面应注意什么,护士的回答应是( )。

    A. 禁食

    B. 按自己的需求进食

    C. 少量流质饮食,每天2次

    D. 少量多餐

    E. 多吃鸡蛋

(122~27题共用题干)

患者,女性,45岁,1年来反复发作胸骨后疼痛,常在面迎冷风疾走或凌晨5时发,发作和劳累关系不大。发作时含硝酸甘油可缓解。平时心电图示Ⅱ、Ⅲ、aVF导联ST段水平压低0.75 mm。发作时心电图正常。

122. 最可能的诊断是（　　）。
　　A. 劳力性心绞痛　　　　B. 急性心肌梗死极早期　　　C. 变异性心绞痛
　　D. 心绞痛合并心包炎　　E. 卧位性心绞痛
123. 如果发展成急性心肌梗死，护士在提出护理问题时不包括下列哪项？（　　）
　　A. 有便秘的危险　　　　B. 潜在并发症：心律失常
　　C. 潜在并发症：心力衰竭　D. 心输出量增多　　　　　E. 疼痛
124. 入院第8h出现胸痛，闻及心包摩擦音，无发热，此时考虑下列哪种情况的可能性大？（　　）
　　A. 感染性心包炎
　　B. 急性非特异性心包炎
　　C. 急性心肌梗死后心包炎
　　D. 心肌梗死后综合征
　　E. 心肌梗死后乳头肌功能不全

参考答案

1～5　　CDDED　　　　6～10　　CDEEC　　　　11～15　　EECDD
16～20　ECCDD　　　　21～25　AADEA　　　　26～30　　DECAB
31～35　DABEC　　　　36～40　AEAAC　　　　41～45　　DBBDE
46～50　DABEB　　　　51～55　DBACE　　　　56～60　　CCBDC
61～65　BCBBB　　　　66～70　BEDDC　　　　71～75　　BEDCC
76～80　CCCDA　　　　81～85　CBEBA　　　　86～90　　CCCEC
91～95　AAAEB　　　　96～100 BECDA　　　　101～105　BAEAC
106～110　BBAAE　　　111～115　DAEBC　　　116～120　BBCED
121～124　DCDC

第三章　消化系统疾病病人的护理

第一节　消化系统疾病常见症状、体征的护理

一、恶心与呕吐

恶心是上腹部一种紧迫欲吐的不适感,常为呕吐的先兆。呕吐是胃内容物或部分肠内容物通过食管逆流出口腔的反射性动作。

1. 病因

(1) 胃肠道功能紊乱。

(2) 胃炎、消化性溃疡、胃癌、幽门梗阻、肠梗阻等胃肠道病变。

(3) 肝、胆囊、胆管、胰腺、腹膜炎症等病变。

(4) 其他:中枢神经系统疾病引起颅内压增高、梅尼埃病、甲状腺功能亢进症、尿毒症、代谢性酸中毒等。

2. 临床特点

(1) 幽门梗阻:呕吐大量酸酵宿食,常发生于餐后,呕吐后症状可减轻。

(2) 急性胰腺炎:频繁呕吐,常含有胆汁,且呕吐后症状不缓解。

(3) 上消化道出血:呕吐物呈咖啡色或鲜红色。

(4) 低位肠梗阻:呕吐物常带有粪臭味。

(5) 颅内高压所致呕吐呈喷射样,常伴剧烈头痛。

(6) 妊娠和尿毒症者呕吐常发生在清晨或空腹。

(7) 餐后呕吐及共同进餐者集体发病多由食物中毒所致。

(8) 精神性呕吐发生在进食过程中,餐后停止,呕吐后可立即进食。

(9) 频繁呕吐及量多者可引起水、电解质紊乱和代谢性碱中毒。意识障碍者可发生误吸,引起窒息、吸入性肺炎等。

3. 护理问题

(1) 有体液不足的危险　与反复呕吐及呕吐量大引起体液丢失过多有关。

(2) 营养失调:低于机体需要量　与慢性反复呕吐导致营养摄入减少和吸收障碍有关。

(3) 有窒息的危险　与呕吐物误吸入气道有关。

(4) 潜在并发症:水、电解质及酸碱平衡失调。

4. 护理措施

（1）一般护理：呕吐时坐起或取侧卧位，头偏向一侧，防止误吸。进食易消化的食物，少量多餐。呕吐后给予漱口，清洁口腔。

（2）病情观察：注意呕吐的时间、频率、方式、呕吐物的量与性质。观察生命体征，记录24 h出入液量。

（3）用药护理：遵医嘱正确用药，观察药物疗效和不良反应。

二、腹痛

根据发病急缓分为急性腹痛和慢性腹痛。

1. 病因

（1）急性腹痛：腹腔脏器的急性炎症、肠道阻塞或扩张、血管栓塞、腹膜炎症等。

（2）慢性腹痛：腹腔脏器的慢性炎症、消化性溃疡、腹腔脏器的扭转或阻塞、肿瘤等。其他系统的病变也可引起腹痛，如心肌梗死、下叶肺炎等。

2. 临床特点

（1）急性胰腺炎：中上腹持续性剧烈疼痛并向腰背部呈带状放射，弯腰屈膝侧卧位可减轻疼痛。

（2）胃溃疡表现为餐后痛，十二指肠溃疡表现为饥饿痛和夜间痛。

（3）急性腹膜炎：持续性、剧烈全腹痛，腹肌紧张（板状腹）、压痛反跳痛。

（4）胆道蛔虫症：剑突下阵发性钻顶样剧烈疼痛。

（5）胆囊炎：右上腹隐痛不适。

（6）阑尾炎腹痛为转移性右下腹痛；小肠病变疼痛多位于脐周；肠结核腹痛多位于右下腹部（回盲部）；升结肠、降结肠病变腹痛多位于一侧腹部；乙状结肠病变腹痛多位于左下腹部及下腹部。

3. 护理问题

（1）疼痛　与消化道炎症、肿瘤、溃疡等有关。

（2）焦虑　与腹痛有关。

4. 护理措施

（1）一般护理：腹痛发作时，安排病人卧床休息，采取合适体位以减轻疼痛。疼痛剧烈应遵医嘱给予禁食、流质或半流质饮食。

（2）病情观察：观察并记录病人腹痛的部位、性质、程度、发作的时间、频率、持续时间等。观察有无伴随症状。

（3）用药护理：遵医嘱正确用药，观察疗效和不良反应。急性腹痛未明确病因者不宜使用镇痛药。

（4）非药物性缓解疼痛：① 指导式想象（如回忆有趣的往事等）。② 局部热疗法（急腹症除外）。③ 针灸疗法。④ 其他：深呼吸、转移注意力、音乐疗法、看书等。

三、腹泻

腹泻是指排便次数多于平日的习惯次数,粪质稀薄,大便性状发生改变。分为急性腹泻和慢性腹泻,病程超过2个月者属于慢性腹泻。

1. 病因

肠道疾病、药物因素、过敏、全身疾病和心理因素等。
(1) 急性腹泻以食物中毒、急性传染病最常见。
(2) 慢性腹泻:① 肠源性腹泻:慢性肠道感染、消化吸收功能障碍、肠道肿瘤、溃疡性结肠炎等。② 胃源性腹泻:慢性萎缩性胃炎、胃癌、胃酸缺乏症、胃-空肠吻合术后。③ 胰源性腹泻:慢性胰腺炎、胰腺癌等。④ 肝胆疾病:慢性肝炎、肝硬化、阻塞性黄疸、慢性胆囊炎等。⑤ 功能性腹泻:精神神经性腹泻、结肠过敏等。

2. 临床特点

(1) 细菌性痢疾、溃疡性结肠炎常有黏液血便或脓血便。
(2) 阿米巴痢疾为果酱样便。
(3) 小肠病变:粪便呈糊状或水样,常含有未消化的食物。
(4) 直肠病变可有里急后重。
(5) 上消化道出血有柏油样便。

3. 护理问题

(1) 腹泻　与肠道疾病或全身疾病有关。
(2) 有体液不足的危险　与严重腹泻致体液丢失有关。
(3) 营养失调:低于机体需要量　与慢性腹泻致营养物质吸收障碍有关。

4. 护理措施

(1) 一般护理:症状明显者卧床休息。给予易消化少渣饮食,避免刺激性食物。做好肛周皮肤护理。
(2) 病情观察:观察生命体征、意识、尿量、皮肤弹性等,观察排便次数、性状、量、气味、颜色等,注意有无腹痛、里急后重等伴随症状,注意有无水、电解质、酸碱平衡紊乱。
(3) 用药护理:遵医嘱正确用药,观察疗效及不良反应。病因未明者,不宜应用止泻药物。

第二节　胃炎病人的护理

胃炎是指各种病因引起的胃黏膜炎症,分为急性胃炎和慢性胃炎。

一、急性胃炎

急性胃炎主要有3种:急性幽门螺杆菌胃炎、除幽门螺杆菌之外的急性感染性胃炎、急性糜烂出血性胃炎(最常见)。

1. 病因

(1) 理化因素:以长期服用非甾体类抗炎药(NSAID)阿司匹林、吲哚美辛等最常见。抗肿瘤药物,过冷、过热、粗糙的食物或饮浓茶、咖啡、烈酒等亦可引起。

(2) 急性应激:各种严重脏器疾病、严重组织损伤、大面积烧伤、大手术、颅脑病变、精神创伤等应激情况。

(3) 急性感染:细菌、病毒及其他微生物感染。

2. 临床表现

可有上腹不适、疼痛、腹胀、恶心、呕吐、食欲减退等,严重者可有呕血、黑便等。轻症病人可无症状。体征:上腹部压痛。

3. 辅助检查

(1) 粪便检查:粪便隐血试验阳性。

(2) 纤维胃镜检查:可确诊,为最重要检查方法。

4. 治疗要点

(1) 积极治疗原发病,去除病因。

(2) 抑制胃酸药物:质子泵抑制剂(PPI)、H_2受体拮抗剂(H_2RA)等,如奥美拉唑、西咪替丁等。

(3) 胃黏膜保护剂:硫糖铝、米索前列醇等。

(4) 上消化道出血治疗见本章相关章节。

二、慢性胃炎

慢性胃炎按部位分为慢性胃窦胃炎(常见)和慢性胃体胃炎,按组织学分类分为慢性非萎缩性胃炎(又称浅表性胃炎)、萎缩性胃炎和特殊性胃炎。慢性萎缩性胃炎又分为多灶性萎缩性胃炎和自身免疫性胃炎,其中多灶性萎缩性胃炎最常见,主要由幽门螺杆菌感染引起,以胃窦部为主;自身免疫性胃炎少见,以胃体和胃底部为主,主要由自身免疫反应引起,血液中有抗壁细胞抗体及抗内因子抗体存在,影响维生素B_{12}吸收,引起恶性贫血。

1. 病因和发病机制

(1) 幽门螺杆菌感染:最常见病因。

(2) 理化因素:长期服用非甾体抗炎药物,饮酒、咖啡、浓茶,进食过热、过冷或粗糙的食物,吸烟,胆汁反流等。

(3) 自身免疫因素。

2. 病理

慢性胃炎的主要病理改变是炎症、萎缩和化生。

(1) 慢性浅表性胃炎:胃腺体完整无损,胃黏膜以淋巴细胞和浆细胞为主的慢性炎性细胞浸润。

(2) 慢性萎缩性胃炎:腺体萎缩、消失,胃黏膜变薄,伴肠上皮化生,若出现异型增生,被认为是癌前病变。

3. 临床表现

慢性胃炎病程迁延,可有消化不良表现,如上腹部隐痛不适、饱胀、食欲不振、反酸、嗳气、恶心和呕吐等,少数有呕血和黑便,自身免疫性胃炎病人可有贫血和舌炎等表现。体征:可有上腹部压痛。

4. 辅助检查

(1) 纤维胃镜及活组织检查:是诊断慢性胃炎最可靠的方法。

(2) 幽门螺杆菌检测:多数呈阳性,如组织学检查、^{14}C 或 ^{13}C 尿素呼气试验等。

(3) 血清学检测:自身免疫性胃炎时,血清促胃泌素水平升高,抗壁细胞抗体、抗内因子抗体阳性。

(4) 胃液分析:浅表性胃炎,胃酸多正常;多灶萎缩性胃炎,胃酸正常或偏低;自身免疫性胃炎,胃酸缺乏。

5. 治疗要点

(1) 病因治疗:为最重要措施。① 根除幽门螺旋杆菌感染:常用三联或四联疗法,质子泵抑制剂和/或枸橼酸铋钾加 2 种抗生素(阿莫西林、克拉霉素或替硝唑等)。详见消化性溃疡。② 十二指肠反流者,应用可吸附胆汁药物,如硫糖铝、碳酸镁或考来烯胺等。

(2) 对症治疗:腹痛可使用阿托品、山莨菪碱等;胃酸增高可用奥美拉唑、西咪替丁等;胃胀可用多潘立酮;自身免疫性胃炎贫血者可肌注维生素 B_{12}。

三、护理问题

(1) 疼痛　与胃黏膜炎症病变有关。

(2) 营养失调:低于机体需要　与食欲减退、消化吸收不良等有关。

四、护理措施

1. 一般护理

(1) 急性期应卧床休息,缓解期病人生活要有规律,劳逸结合。

(2) 给予高热量、高蛋白、高维生素、易消化饮食,避免辛辣刺激性食物,戒烟、酒,定时定量,少量多餐,高胃酸者禁用浓缩肉汤及酸性食物。

2. 病情观察

观察腹痛部位、性质,观察呕吐物与大便颜色、性质、量,监测体重、血红蛋白等。

3. 疼痛护理

给予局部热敷,指导病人采用非药物缓解疼痛的方法,必要时遵医嘱给予阿托品等。

4. 用药护理

遵医嘱正确用药,观察疗效和不良反应。详见本书消化性溃疡章节。

五、健康教育

向病人及家属介绍疾病知识,去除各种病因和诱因。指导病人合理休息与活动、合理饮食,养成良好的饮食卫生习惯和生活方式。指导病人遵医嘱用药,观察药物的不良反应。

第三节 消化性溃疡病人的护理

消化性溃疡是指主要发生在胃和十二指肠的慢性溃疡,因溃疡形成与胃酸-胃蛋白酶的消化作用有关,故称消化性溃疡。本病男性多于女性,好发于秋冬和冬春之交。其中胃溃疡(GU)好发于中老年,常发生在胃角、胃窦和胃体小弯侧;十二指肠溃疡(DU)好发于青壮年,多发生在十二指肠球部前壁;临床上十二指肠溃疡更多见。

一、病因和发病机制

1. 病因

(1) 幽门螺旋杆菌感染是最主要的病因。

(2) 胃酸和胃蛋白酶:消化性溃疡的发生最终与胃酸、胃蛋白酶的自身消化作用有关,由于胃蛋白酶的活性取决于胃液的pH,当胃液pH升高到4以上时即失去活性,故在溃疡形成中胃酸起决定性作用。

(3) 长期服用非甾体抗炎药、糖皮质激素等药物。

(4) 其他:遗传、吸烟、应激及胃、十二指肠运动异常等。

2. 发病机制

胃溃疡的发生主要与胃黏膜防御/修复因素减弱有关;十二指肠溃疡的发生与侵袭因素增强导致胃酸分泌过多有关。

二、临床表现

部分患者可无症状,或以出血、穿孔为首发症状。典型的消化性溃疡具有慢性、周期性、节律性上腹部疼痛的特点,其中节律性最重要。

1. 上腹部疼痛

上腹部疼痛是最主要的症状,其特点为:① 慢性过程:病程可达数年或十余年。② 周期性发作:多在秋冬和冬春之交发作,持续数周或数月。③ 部位:胃溃疡多位于上腹部或偏左;十二指肠溃疡多位于上腹部或偏右。④ 性质:钝痛、胀痛、灼痛、饥饿样痛等。⑤ 节律性:胃溃疡疼痛多发生在进食后0.5~1 h,持续至下次进餐前逐渐缓解,即"进食—疼痛—缓解";十二指肠溃疡多发生在进餐后2~4 h,进食后缓解,即空腹痛,从而表现为"疼痛—进食—缓解",半数病人还可出现午夜痛。疼痛节律改变常提示发生并发症。

2. 其他症状

食欲减退、腹胀、嗳气、反酸、恶心和呕吐等，可伴有缓脉、多汗、失眠等自主神经功能失调表现。

3. 体征

发作期有上腹部或偏左或偏右压痛。

4. 并发症

（1）上消化道出血：是最常见的并发症，十二指肠溃疡更易发生。表现为呕血和黑便，严重者可引起周围循环衰竭，详见本书上消化道大量出血章节。

（2）穿孔：分为急性、亚急性、慢性穿孔，临床上以急性穿孔最常见和最严重，应立即手术治疗。① 急性穿孔表现为急性弥漫性腹膜炎，出现突发剧烈腹痛，多由上腹部开始迅速蔓延至全腹，检查有全腹肌紧张（板状腹）、压痛和反跳痛，肝浊音区消失代之以鼓音，肠鸣音减弱或消失。腹部X线检查可见膈下游离气体（提示急性胃肠穿孔）。② 慢性穿孔又称为穿透性溃疡，表现为原有的腹痛节律性消失，呈持久腹痛，向背部放射。

（3）幽门梗阻：主要发生于十二指肠溃疡或幽门管溃疡，由于炎性水肿或瘢痕导致幽门管阻塞。变现为餐后上腹部饱胀、疼痛，频繁呕吐大量酸酵宿食，呕吐后症状可缓解。检查可有胃蠕动波和振水音。炎性水肿所致者可使用药物治疗，瘢痕性梗阻必须手术。

（4）癌变：少数45岁以上胃溃疡病人可发生癌变，表现为持续性腹痛、消瘦，粪便隐血试验持续阳性。十二指肠溃疡不会发生癌变。

三、辅助检查

1. 纤维胃镜及黏膜活检

纤维胃镜及黏膜活检是具有确诊价值的首选检查方法，可确定病变部位、大小、性质及进行幽门螺旋杆菌检查，并可进行相关治疗。

2. X线胃肠钡餐造影检查

消化性溃疡的直接征象为龛影。间接征象有胃大弯痉挛性切迹、十二指肠球部激惹和畸形等。

3. 幽门螺旋杆菌（Hp）检测

组织学检查、^{14}C或^{13}C尿素呼气试验等。

4. 胃液分析

胃溃疡胃酸分泌正常或减少；十二指肠溃疡胃酸分泌常增高，尤其是空腹或夜间。

5. 粪便隐血试验

消化性溃疡活动期呈阳性，缓解期呈阴性。胃溃疡病人若粪便隐血试验持续呈阳性考虑有癌变可能。

四、治疗要点

1. 根治 Hp 治疗

常用三联或四联治疗方案：质子泵抑制剂和/或枸橼酸铋钾，加 2 种抗生素，疗程 7～14 天，如表 3.1 所示。疗程结束至少 4 周后应复查幽门螺杆菌。

表 3.1 根治 Hp 方案

PPI 或胶体铋剂	抗菌药物
奥美拉唑　40 mg/d	克拉霉素　500～1 000 mg/d
枸橼酸铋钾　480 mg/d	阿莫西林　1 000～2 000 mg/d
选择一种或两种	甲硝唑　800 mg/d
	选择两种

2. 抗酸药物

中和胃酸，缓解疼痛。如氢氧化铝凝胶、铝碳酸镁等。

3. 抑制胃酸分泌药物

(1) H_2 受体拮抗剂（H_2RA）：阻止组胺与受体结合，使壁细胞分泌胃酸减少。如西咪替丁、雷尼替丁等。

(2) 质子泵抑制剂（PPI）：抑制 H^+-K^+-ATP 酶，从而抑制胃酸的分泌，是抑制胃酸分泌作用最强的药物，同时还能杀灭幽门螺杆菌。如奥美拉唑、兰索拉唑等。

(3) 胆碱能受体阻滞剂：如阿托品、山莨菪碱等，仅用于十二指肠溃疡，不宜用于胃溃疡。因副作用多，现已少用。

4. 保护胃黏膜药物

如硫糖铝、枸橼酸铋钾、米索前列醇。米索前列醇主要用于预防 NSAID 相关性溃疡，可引起子宫收缩，故孕妇禁用。

5. 手术治疗

大量出血经内科治疗无效、穿孔、瘢痕性幽门梗阻、癌变及经内科治疗无效的顽固性溃疡病人需行手术治疗。

五、护理问题

(1) 疼痛　与胃、十二指肠肠溃疡有关。

(2) 营养失调：低于机体需要量　与食欲减退、消化吸收障碍有关。

(3) 潜在并发症：上消化道出血、幽门梗阻、穿孔、癌变等。

(4) 知识缺乏：缺乏消化性溃疡的防治知识。

六、护理措施

1. 一般护理

（1）休息与活动：溃疡活动期应卧床休息，缓解期适度运动。

（2）饮食护理：养成良好的饮食卫生习惯，主食可以面食为主，定时定量进餐，少量多餐（4～5次/天），细嚼慢咽，避免餐间零食和睡前进食，避免辛辣、坚硬、粗糙食物，避免饮浓茶、咖啡等，忌烟酒，保持心情舒畅。牛奶宜安排在两餐间饮用，且不宜多饮，脂肪应适量。

2. 病情观察

观察腹痛的部位、性质、时间和节律性，监测生命体征和腹部体征。注意节律性变化，观察有无并发症发生。

3. 用药护理

遵医嘱正确用药，观察药物疗效和不良反应。

（1）H_2受体拮抗剂（H_2RA）：宜在餐中、餐后或夜间睡前服用。如需同时服用抗酸药，应间隔1h以上。注意肾功能不全者、哺乳期患者禁用。西咪替丁长期应用有乏力、腹泻、粒细胞减少或皮疹等不良反应。静脉给药应控制速度，过快可引起低血压和心律失常。

（2）质子泵阻滞剂（PPI）：奥美拉唑可使病人有头晕症状，嘱病人在服药期间避免开车等。

（3）抗酸药：应在饭后1h和睡前服用，不宜与乳制品、酸性食物及饮料同服。氢氧化铝可引起便秘及磷缺乏，出现食欲不振、乏力，甚至骨质疏松症状。氢氧化镁可引起腹泻。效果：液体＞粉剂＞片剂。

（4）保护胃黏膜药：硫糖铝宜在进餐前1h服药，主要不良反应为便秘。枸橼酸铋钾宜在餐前30min服用，因其可使牙、舌头染黑，故应使用吸管吸至舌后根处咽下，告知病人服药后可使粪便发黑。米索前列醇主要不良反应为腹泻，因可引起子宫收缩，故孕妇忌用。

4. 并发症护理

（1）出血：观察出血量并记录，发现病人有上消化道大量出血，应立即通知医生，积极配合抢救（详见本书上消化道出血章节）。

（2）幽门梗阻：观察病人呕吐物量、性质和气味，准确记录出入液量，并注意监测电解质和酸碱平衡变化。给予持续胃肠减压，每晚用温盐水洗胃。瘢痕性幽门梗阻应手术治疗。

（3）穿孔：一旦发生穿孔，立即做好手术准备。

七、健康指导

向病人及家属介绍疾病知识，避免各种诱因。指导病人养成良好的饮食卫生习惯，避免精神紧张，保持良好心态。指导病人遵医嘱正确用药，观察药物不良反应，不宜应用阿司匹林、咖啡因、糖皮质激素、利血平等药物。指导病人学会观察病情变化，尤其注意有无腹痛节律性改变等，如出现持续腹痛、呕血、黑便、频繁呕吐酸酵宿食等，应立即就医。

第四节 胃癌病人的护理

胃癌是起源于胃上皮的恶性肿瘤,可发生于胃的任何部位,但半数以上发生于胃窦部、胃小弯及前后壁,其次是贲门部,胃体少见。

一、病因

(1) 饮食:长期食用腌制食品(亚硝酸盐)、霉变食品、高盐食品等。
(2) 环境因素。
(3) 幽门螺杆菌感染:为人类胃癌的Ⅰ类致癌原。
(4) 遗传因素:胃癌有家族聚集倾向。
(5) 癌前状态。癌前疾病:指与胃癌相关的胃良性疾病,如萎缩性胃炎、胃息肉、残胃炎、胃溃疡。癌前病变:指较易转变为癌组织的病理学变化,如肠型化生和异型增生。

二、临床表现

1. 早期胃癌

病变局限于黏膜或黏膜下层。无明显症状。

2. 进展期胃癌

(1) 一般症状:上腹痛是最早出现的症状。还可有饱胀、纳差、呕吐、吞咽困难、体重进行性下降及黑便、呕血等。如转移则出现相应表现。
(2) 并发症:出血、贲门或幽门梗阻、穿孔等。
(3) 体征:上腹部肿块、压痛。远处淋巴结转移可在左锁骨上窝触及质硬不活动的肿大淋巴结(最常见淋巴结转移部位)。
(4) 伴癌综合征:包括浅表性血栓静脉炎、黑棘皮病(皮肤皱褶处色素沉着)和皮肌炎等。

三、辅助检查

1. 实验室检查

血常规:多有缺铁性贫血。粪便隐血试验呈持续阳性。实验室检查是胃癌普查时的筛选试验。

2. X线钡餐造影检查

不规则充盈缺损,胃壁僵硬。

3. 纤维胃镜和黏膜活组织检查

纤维胃镜和黏膜活组织检查是最重要、最可靠的诊断方法。肿瘤表面多凹凸不平、菜花状肿块突入胃腔、糜烂,活检易出血。

四、治疗要点

（1）手术治疗：是目前唯一有可能根治胃癌的方法。早期胃癌,首选胃部分切除术。
（2）胃镜下治疗：可在胃镜下行高频电凝切除术、激光或微波凝固及光动力治疗等。
（3）化学治疗有转移淋巴结癌灶的早期胃癌、全部进展期胃癌及胃癌术前、术中、术后均须化疗。
（4）支持疗法高能量静脉营养疗法等。

五、护理问题

（1）疼痛　腹痛与癌细胞浸润有关。
（2）有感染的危险　与化疗致白细胞减少、免疫功能降低有关。
（3）预感性悲哀　与病人知道疾病预后有关。
（4）潜在并发症：出血、梗阻、穿孔等。

六、护理措施

1. 一般护理

适当活动,避免劳累。给予足够的蛋白质、碳水化合物和丰富维生素饮食,必要时给予静脉营养支持。

2. 病情观察

观察腹痛特点、性质、部位,是否伴有严重的恶心呕吐、吞咽困难、呕血与黑便等症状。监测病人的生命体征、感染征象,观察排便情况。

3. 用药护理

遵医嘱正确用药,观察疗效和不良反应。

4. 疼痛护理

见本书肺癌病人护理章节。

5. 精神支持

给予心理支持,消除焦虑、恐惧、悲观等不良情绪,积极配合治疗和护理。

6. 健康指导

向病人及家属介绍疾病知识,指导病人合理运动,合理饮食。指导病人遵医嘱正确用药,观察药物不良反应。给予病人心理支持。

第五节 肝硬化病人的护理

肝硬化(cirrhosis of liver)是一种以肝组织弥漫性纤维化、假小叶形成和再生结节为特征的慢性肝病。以肝功能损害和门静脉高压为主要表现。

一、病因

(1) 病毒性肝炎:是我国引起肝硬化最常见的病因。乙型、丙型、丁型病毒性肝炎均可引起肝硬化,其中以乙型病毒性肝炎最常见。甲型、戊型肝炎只有急性型,不会引起肝硬化。
(2) 慢性酒精中毒:每日摄入乙醇 80 g 达 10 年以上者,可引起肝硬化。
(3) 药物及化学毒物:如甲基多巴、磷、砷、四氯化碳等。
(4) 长期胆汁淤积。
(5) 循环障碍:充血性心力衰竭、缩窄性心包炎等。
(6) 代谢性疾病:肝豆状核变性、血色病等。
(7) 营养失调。
(8) 免疫紊乱。
(9) 血吸虫病。

二、病理

广泛肝细胞变性、坏死,再生结节形成,结缔组织增生,正常肝小叶结构破坏,假小叶形成(最典型的病理改变)。肝脏早期增大,晚期缩小、质地变硬。

三、临床表现

1. 肝功能代偿期

早期以疲倦乏力、食欲减退为主,可伴有恶心、厌油腻、腹胀、腹泻和上腹部隐痛不适等。肝脏轻度肿大,质地中等,可有轻度压痛,脾脏轻度至中度肿大。肝功能正常或轻度异常。症状经休息或治疗后可缓解。

2. 肝功能失代偿期

主要有肝功能减退和门静脉高压两大表现。
(1) 肝功能减退的临床表现:① 全身表现:营养状况差、消瘦、疲倦乏力、精神不振、皮肤干而粗糙、面色灰暗黝黑(肝病病容)、夜盲、水肿、舌炎、口角炎、皮肤黏膜黄染等。② 消化道症状:最常见表现为食欲减退,进食后饱胀、恶心、呕吐,厌油腻食物,进油腻食物后易引起脂肪泻。③ 出血倾向和贫血:可有鼻、牙龈出血和皮肤紫癜等,重者消化道出血,女性月经量增多。与肝合成凝血因子减少、脾功能亢进和毛细血管脆性增加有关。后期可出现贫血,与营养不良、肠道吸收障碍、出血、脾功能亢进有关。④ 内分泌紊乱:肝功能减退致雌激素灭活减弱,血液中雌激素水平增高,可出现蜘蛛痣、肝掌,蜘蛛痣常分布于面部、颈、上胸、肩背和上肢等上腔静脉回流区;肝掌表现为大、小鱼际及指端腹侧皮肤发红。另外,男性病人可有乳房发育、毛发脱落、性欲减退、睾丸萎缩等;女性病人有月经失调、闭经、不孕等。肾上腺皮质功能减退可引起面部和其他暴露部位皮肤色素沉着。醛固酮增多和抗利尿激素增多,可引起水钠潴留。

(2) 门静脉高压表现:① 脾大和脾功能亢进。② 侧支循环建立与开放:是门静脉高压的特征表现。主要有以下三条:食管下段和胃底静脉曲张、腹壁脐周静脉曲张(水母头状)、痔静脉曲张。其中食管下段和胃底静脉曲张是最重要的侧支循环,可因门静脉压力突然增高、粗硬食物机械损伤或腹内压突然增高而使曲张静脉破裂发生上消化道大量出血。痔静脉曲张破裂可引起便血。③ 腹水:是肝硬化失代偿期最突出的临床表现。腹水形成原因:门静脉高压是最重要的原因;低蛋白血症:白蛋白<30 g/L,血浆胶体渗透压降低;淋巴液生产过多溢出至腹腔;继发性醛固酮、抗利尿激素增多,水钠潴留;有效循环血容量不足致肾血流量减少,肾小球滤过减少。

3. 并发症

(1) 上消化道出血:是最常见的并发症,主要为食管胃底静脉曲张破裂出血所致,可引起休克或诱发肝性脑病。

(2) 肝性脑病:是最严重的并发症,也是最主要的死亡原因。

(3) 感染:自发性腹膜炎、肺炎、胆管感染等,与免疫力低下有关。自发性腹膜炎较多见,多为革兰阴性杆菌感染,表现为发热、腹痛、腹水迅速增长或持续不减等。

(4) 肝肾综合征:与有效循环血容量不足有关,出现功能性肾衰竭,表现为少尿或无尿、氮质血症、稀释性低钠血症等。

(5) 肝肺综合征:是指严重的肝病、肺血管扩张和低氧血症组成的三联征。

(6) 原发性肝癌。

(7) 水、电解质和酸碱平衡紊乱:低钠血症、低钾低氯性碱中毒等。

四、辅助检查

1. 血液检查

脾功能亢进时,红细胞、白细胞和血小板均可减少。后期可有贫血。血清 IgG、IgA、IgM 增高,以 IgG 增高最显著。

2. 尿常规

肾衰竭可有蛋白尿、血尿和管型尿,黄疸时尿胆原、尿胆红素均呈阳性。

3. 肝功能

代偿期肝功能正常或轻度异常,可有丙氨酸氨基转移酶(ALT)轻度增高。失代偿期转氨酶升高,一般以 ALT 升高为主,当肝细胞广泛坏死时天门冬氨酸氨基转移酶(AST)明显升高,超过 ALT 升高程度;并有血浆白蛋白降低,球蛋白升高,白/球蛋白比例降低或倒置;血清蛋白电泳可有清蛋白降低,γ球蛋白增高。黄疸者胆红素浓度增高。

4. 腹水检查

一般为漏出液,如并发自发性腹膜炎或肝癌时,则为渗出液。血性腹水应考虑癌变可能。

5. 影像学检查

B超、CT检查可显示脾静脉和门静脉增宽、肝脾大小和质地的改变、腹水等。X线钡餐造影检查对诊断食管及胃底静脉曲张有价值,表现为虫蚀样或蚯蚓样充盈缺损。可疑癌变时行CT检查。

6. 肝穿刺活组织检查

诊断不明者行肝穿刺活组织检查发现假小叶形成,可确定诊断。

7. 其他

纤维胃镜、腹腔镜检查等。

五、治疗要点

1. 肝功能代偿期

(1) 病因治疗。

(2) 一般治疗:休息、增加营养(尤其是肠内营养)。

(3) 药物治疗:秋水仙碱(抗纤维化作用,早期应用)、保肝药物(维生素C、B族维生素、还原型谷胱甘肽等)。注意合理选择1~2种护肝药,切忌滥用,以免加重肝脏损害。

2. 失代偿期

(1) 腹水治疗:① 限制水、钠摄入:钠盐1.2~2 g/d,水1 000 mL/d,如有低钠血症,则限制在500 mL/d。② 利尿剂:小剂量开始,首选醛固酮拮抗剂螺内酯,与袢利尿剂合用(100 mg∶40 mg),注意保持每周体重减轻≤2 kg或每日减轻≤0.5 kg。③ 提高血浆胶体渗透压:输注清蛋白、血浆。④ 腹腔穿刺放液加输注白蛋白:每天或每周3次放腹水,每次4 000~6 000 mL,同时输注白蛋白40 g。⑤ 顽固性腹水治疗:放腹水5 000~10 000 mL进行腹水浓缩回输或门-体静脉分流术等。

(2) 对症治疗:脾功能亢进最有效的治疗是脾切除。上消化道大量出血及其他并发症治疗见本书相关章节。

(3) 肝移植术。

六、护理问题

(1) 营养失调:低于机体需要 与严重肝功能损害和摄入量不足有关。

(2) 体液过多 与门静脉高压、血浆胶体渗透压下降等致腹水有关。

(3) 有感染的危险 与营养障碍、白细胞减少等致机体抵抗力下降有关。

(4) 焦虑 与疾病迁延不愈和复杂的自我照顾方式有关。

(5) 潜在并发症:上消化道出血、肝性脑病、肝肾综合征、感染、肝癌等。

七、护理措施

1. 一般护理

（1）休息与活动：代偿期病人可参加轻体力工作，减少活动量。失代偿期病人应多卧床休息，大量腹水者取半卧位，以使膈下降，有利于呼吸运动，减轻呼吸困难和心悸。

（2）饮食护理：给予高热量、高蛋白、高维生素、易消化、无刺激性饮食，并随病情变化及时调整。蛋白质（肝性脑病除外）1~1.5 g/(kg·d)，并应选用优质蛋白，总热量 10 460~12 550 kJ，避免自体蛋白分解。禁忌粗糙、刺激性食物，多食蔬菜和水果，注意补充维生素 B、C、A、D、E、K。如肝功能严重损伤或有肝性脑病先兆者，应限制或禁止蛋白质摄入，待病情好转后逐渐给予增加蛋白质摄入。有腹水时应给予低盐或无盐饮食，限制水摄入。水 1 000 mL/d，如有低钠血症，则限制在 500 mL/d。

2. 病情观察

监测生命体征，准确记录每日出入液量，定期测量腹围和体重，观察腹水消长情况。使用利尿剂时，注意使体重减轻每周≤2 kg 或每日≤0.5 kg 为宜。定期测电解质，低钾病人可食用香蕉、橘子等含钾丰富的食物。

3. 皮肤护理

防止压疮形成、皮肤破溃等。

4. 腹水护理

（1）休息与体位：大量腹水取半卧位。
（2）避免腹内压骤增的情况。
（3）饮食：无盐或低盐饮食，限制进水量。
（4）观察腹水消长：用利尿剂期间准确记录出入液量，定期测腹围、体重。
（5）皮肤护理：预防压疮。
（6）协助放腹水或腹水浓缩回输。

5. 腹腔穿刺术配合及护理

术前应说明注意事项，排空膀胱，准备好穿刺用品。确定穿刺部位：常选择脐和髂前上棘间连线中、外 1/3 交点或脐与耻骨联合连线的中点上方 1 cm 偏左或右 1~1.5 cm 处为穿刺点。术中及术后监测生命体征，观察有无不适反应，术毕用无菌敷料覆盖穿刺部位，如有溢液可用明胶海绵压迫，缚紧腹带，以免腹内压骤然下降。记录抽出腹水的量、性质和颜色，标本及时送检。一般每次放腹水不超过 3 000 mL。

6. 心理护理

给予病人心理支持，解除病人紧张、焦虑等不良情绪。

八、健康教育

向病人及家属介绍疾病知识，避免各种诱因。指导病人合理饮食，增强营养，多食用含维生素丰富的食物，合理安排休息与活动。指导病人正确用药，观察药物的不良反应，指导病人及家属观察病情，一旦发生变化，应立即就医。

第六节　原发性肝癌病人的护理

原发性肝癌是指肝细胞或肝内胆管细胞发生的癌肿，简称肝癌。

一、病因

(1) 病毒性肝炎：最常见原因，其中以乙型肝炎最多见，其次为丙型肝炎。肝癌病人血清乙型病毒性肝炎标志物的阳性率可达90%。

(2) 肝硬化：原发性肝癌合并肝硬化者占50%～90%。多数为病毒性肝炎后肝硬化。胆汁性和淤血性肝硬化、血吸虫病性肝硬化与原发性肝癌的发生无关。

(3) 黄曲霉毒素 B_1：主要见于霉变的粮油食品中。

(4) 其他：遗传、酒精中毒、蓝绿藻产生的藻类毒素污染的水源、有机氯农药、亚硝胺类、寄生虫等。

二、原发性肝癌转移途径

(1) 血行转移：以肝内血行转移最早、最常见。并可转移至肺脏、肾上腺、骨等形成肝外转移。

(2) 淋巴转移：转移至肝门淋巴结最多见。

(3) 种植转移：少见。

三、分型

1. 按大体形态分

(1) 块状型：最常见，直径>5 cm，可呈单个、多个或融合成块。

(2) 结节型：直径<5 cm。

(3) 弥漫型：最少见，见米粒至黄豆大小的结节。

(4) 小肝癌：直径<3 cm。

2. 按细胞分型

(1) 肝细胞型：最常见，占肝癌的90%。

(2) 胆管细胞型。

(3) 混合型：上述两型同时存在。

四、临床表现

1. 症状及体征

(1) 肝区持续性疼痛(最主要症状)：呈钝痛或胀痛，系癌肿迅速生长使肝包膜受牵拉紧张所致。
(2) 肝进行性肿大(最主要体征):质地坚硬,表面凹凸不平,常有压痛。
(3) 黄疸:晚期出现。
(4) 消化道症状:食欲减退、腹胀、恶心、呕吐、腹泻等。
(5) 肝硬化征象:肝功能减退及门静脉高压表现。
(6) 全身性表现:进行性消瘦、乏力、发热,晚期可出现恶病质。
(7) 肿瘤转移症状:如转移至肺、骨、脑,可出现相应表现。

2. 并发症
(1) 肝性脑病:最主要死亡原因,有1/3病人因此致死。
(2) 上消化道出血。
(3) 肝癌结节破裂出血。
(4) 继发感染:肺炎、肠道感染、败血症等。

五、辅助检查

(1) 甲胎蛋白(AFP)测定:甲胎蛋白(AFP)测定是诊断原发性肝癌最特异性的标志物,是早期诊断肝癌及肝癌普查的重要方法之一。AFP浓度与肝癌大小呈正相关。在排除妊娠、生殖腺胚胎瘤后,如:① AFP>500 μg/L,持续4周。② AFP在200 μg/L以上中等水平,持续8周。③ AFP由低浓度逐渐升高不降;可诊断原发性肝癌。
(2) 血清酶测定:如 γ-谷氨酰转移酶同工酶Ⅱ(GGT2),阳性率达90%,特异性达97.1%。
(3) 影像学检查:① 超声检查:可显示直径2 cm以上肿瘤。结合AFP检测,有利于早期诊断。是目前肝癌普查或筛查的首选方法。② CT:可显示直径2 cm以上的肿瘤,如结合肝动脉造影,可显示直径1 cm以下的肿瘤,是目前诊断小肝癌和微小肝癌的最佳方法。③ X线肝血管造影:选择性肝动脉和腹腔动脉造影能显示直径1cm以上的肿瘤,结合AFP检测,常用于小肝癌的诊断。④ 放射性核素肝显像。⑤ 磁共振显像(MRI):在肝癌诊断方面优于CT。
(4) 肝穿刺活检:在超声或CT引导下用细针穿刺癌结节检查,癌细胞阳性即可确诊。
(5) 手术探查。

六、治疗要点

(1) 手术治疗:目前根治的最好方法。
(2) 肝动脉栓塞治疗(TACE):非手术治疗首选。常用栓塞剂有碘化油、颗粒明胶海绵。一般6~8周重复1次,使肝癌明显缩小,再行手术治疗。
(3) 经皮穿刺注射无水乙醇(PEI)治疗:对小肝癌可能有根治效果。
(4) 放射治疗。
(5) 化疗:阿霉素(ADM)、顺铂(DDP)、丝裂霉素等。目前常首选顺铂。
(6) 生物和免疫疗法:单克隆抗体、酪氨酸激酶抑制剂等治疗。

七、护理问题

(1) 疼痛　与肿瘤生长迅速、牵拉肝包膜和坏死组织及血液流入腹腔有关。
(2) 营养失调:低于机体需要量　与纳差、化疗导致的胃肠道反应,肝功能减退所致的消化吸收不良及肿瘤慢性消耗有关。
(3) 绝望　与癌症的确诊或终末期肝功能衰竭有关。
(4) 潜在并发症:上消化道出血、肝性脑病、肝癌结节破裂出血。

八、护理措施

1. 一般护理

(1) 休息与活动:多休息,保护肝功能。
(2) 饮食护理:鼓励进食高蛋白、高维生素、适当热量食物,避免摄入高热量、高脂肪、刺激性食物。如发生肝性脑病,应限制或暂停蛋白质饮食。

2. 病情观察

观察肝区疼痛的性质、程度、伴随症状等,观察有无性格和行为的异常,观察有无癌肿转移的表现,注意有无并发症发生。

3. 疼痛护理

环境舒适,减少对病人的不良刺激。教会病人放松和转移注意力的技巧,如深呼吸、听音乐、看书、交谈等。遵医嘱使用止痛药,详见本书肺癌病人护理章节。

4. 肝动脉栓塞治疗的护理

(1) 术前护理:解释治疗的意义;做好术前检查;备皮;术前 6 h 禁食、禁水;术前 30 min 肌注地西泮。
(2) 术中配合。
(3) 术后护理:术后禁食 2~3 天;穿刺部位压迫止血 15 min 再加压包扎,沙袋压迫 6 h,保持穿刺侧肢体伸直 24 h;密切观察生命体征及穿刺部位有无异常,观察有无肝性脑病先兆。多数病人于术后 4~8 h 体温升高,持续 1 周左右,是机体对坏死肿瘤组织重吸收的反应。根据医嘱静脉补充白蛋白、葡萄糖等。

5. 心理护理

给予病人心理支持,稳定病人情绪,增强信心。

九、健康教育

向病人及家属介绍疾病知识,积极治疗原发疾病,避免各种诱因。指导病人合理休息与活动,指导病人合理饮食,增强营养,戒酒。指导病人遵医嘱用药,观察不良反应。给予病人心理指导,稳定情绪,增强信心。

第七节 肝性脑病病人的护理

肝性脑病是严重肝病或门-体分流引起的,以代谢紊乱为基础的中枢神经系统功能失调的临床综合征,主要临床表现为意识障碍、行为失常和昏迷等。

一、病因和发病机制

1. 病因

（1）各型肝硬化尤其是肝炎后肝硬化最常见。
（2）由门-体静脉分流手术引起。
（3）其他:重症病毒性肝炎、中毒性肝炎和药物性肝炎引起的急性或暴发性肝功能衰竭、原发性肝癌、妊娠期急性脂肪肝、严重胆道感染等。

2. 诱因

上消化道出血、高蛋白饮食、大量利尿、腹腔放液、便秘、低血糖、感染、手术创伤和不恰当地使用安眠药、镇静药、麻醉药等。

3. 发病机制

（1）氨中毒学说:是肝性脑病最重要的学说。氨主要是蛋白质在肠道内由细菌分解产生的,在肠道被吸收,透过血脑屏障,干扰脑的能量代谢和破坏神经细胞,使脑细胞不能维持正常功能。
（2）假神经递质学说:芳香氨基酸进入大脑,转成假神经递质:β-羟酪胺和苯乙醇胺,其结构与去甲肾上腺素相似但无相应功能,从而产生神经抑制。
（3）γ-氨基丁酸/苯二氮卓(GABA/BZ)复合体是抑制性递质。
（4）氨基酸代谢失平衡:芳香氨基酸增多,支链氨基酸减少。
（5）锰的神经毒性作用。

二、临床表现

主要临床表现为意识障碍、行为失常和昏迷等。

Ⅰ期(前驱期):轻度的性格改变和行为异常。表现为欣快激动或淡漠寡言、衣冠不整等。可有扑翼样震颤,脑电图多正常。

Ⅱ期(昏迷前期):以睡眠障碍、意识错乱、行为失常为主要表现。定向力和理解力减退,不能完成简单的计算和构图。言语不清,书写障碍,举止反常。多有睡眠障碍,昼睡夜醒。部分病人出现幻觉、狂躁等较严重的精神症状。病人有扑翼样震颤,肌张力增高,腱反射亢进,巴宾斯基(Babinski)征等病理反射呈阳性。脑电图异常。

Ⅲ期(昏睡期):以昏睡和精神错乱为主,病人昏睡,唤醒后出现精神错乱,可引出扑翼样震颤,肌张力增加,腱反射亢进,病理反射呈阳性,脑电图异常。

Ⅳ期(昏迷期):意识完全丧失,不能唤醒。浅昏迷时对强烈疼痛刺激尚有反应,生理反射存在;深昏迷时,生理反射消失,生命征不稳定。扑翼样震颤无法引出,脑电图明显异常。

三、辅助检查

1. 脑电图检查

有诊断价值。前驱期正常,昏迷前期至昏迷期脑电图明显异常。典型改变为节律变慢,出现每秒4~7次的θ波和每秒1~3次的δ波。

2. 血氨

门体分流性脑病血氨多增高。急性肝功能衰竭导致的脑病血氨多正常。

3. 心理智能测验

对于诊断早期肝性脑病最有意义。如数字连接试验、搭积木等。

四、治疗要点

1. 消除诱因

防治感染和上消化道出血,避免快速、大量放腹水和排钾利尿剂的应用,纠正电解质和酸碱平衡紊乱,慎用镇静安眠药、麻醉药,限制或禁食蛋白质等。

2. 减少肠内氨的生成和吸收

(1) 限制蛋白质摄入,昏迷者应禁食蛋白质,意识清醒后,可逐渐增加蛋白质摄入。

(2) 灌肠或导泻:清除肠道内积食、积血及其他含氮物质。用弱酸性溶液或生理盐水灌肠,禁用肥皂水等碱性溶液。也可口服或鼻饲50%硫酸镁30~50 mL。

(3) 抑制肠道细菌生长:口服抗生素如新霉素(最常用)或甲硝唑等。

(4) 乳果糖:可使肠道环境转为酸性,并可导泻,可用于各期肝性脑病。小剂量开始,调整至每日排便2~3次为宜。对于急性门体分流性脑病昏迷病人可以用66.7%乳果糖500 mL灌肠作为首选治疗措施。

3. 促进体内有毒物质的代谢清除,纠正氨基酸代谢紊乱

(1) 降氨药物:谷氨酸盐(谷氨酸钠、谷氨酸钾)、精氨酸、L-鸟氨酸-L-门冬氨酸(OA)等。谷氨酸盐可与氨结合形成谷氨酰胺,降低血氨,腹水、水肿者选用谷氨酸钾,尿少、肾功能不全者选用谷氨酸钠。精氨酸、OA可促进尿素合成,降低血氨。碱中毒者慎用谷氨酸盐,肾功能减退者慎用精氨酸。

(2) 纠正氨基酸代谢紊乱:补充支链氨基酸,减少假神经递质形成。

(3) GABA/BZ复合受体拮抗剂:氟马西尼。

(4) 减少门体分流:用钢圈或气囊栓塞有关的门静脉系统减少分流。

(5) 人工肝:用活性炭、树脂等进行血液灌流清除血氨。

4. 其他治疗

(1) 纠正水、电解质和酸碱平衡紊乱:液体总量不超过2 500 mL/d,肝硬化腹水病人,以前1天尿量加1 000 mL为标准控制入液量。纠正低钾和碱中毒。

(2) 保护脑细胞功能:头戴冰帽等。
(3) 保持呼吸道通畅。
(4) 防治脑水肿:用20%甘露醇、50%葡萄糖静脉输注。

5. 肝移植术

各种终末期肝病病人可行肝移植术。

五、护理问题

(1) 急性意识障碍 与血氨增高、大脑功能紊乱有关。
(2) 营养失调:低于机体需要量 与代谢紊乱、进食少等有关。
(3) 潜在并发症:脑水肿。
(4) 知识缺乏:缺乏防治肝性脑病的知识。

六、护理措施

1. 一般护理

(1) 休息:应绝对卧床休息,避免不良刺激,做好安全防护。
(2) 饮食护理:限制或禁止蛋白质摄入,减少氨的产生。昏迷病人应禁止蛋白质摄入,清醒后,可小量逐渐增加蛋白质饮食,20 g/d,以后每3~5天增加10 g,直至40~50 g/d,以植物蛋白为主,植物蛋白富含支链氨基酸,并被细菌分解产酸。提供足够热量和维生素,以碳水化合物为主,减少体内蛋白质分解。昏迷者鼻饲25%葡萄糖,以减少体内蛋白质分解。糖类还可促使氨转为谷氨酰胺。脂肪可延缓胃排空,应少食。注意不宜补充维生素B_6,因其可使多巴在周围神经处转为多巴胺,影响多巴进入脑组织,减少正常神经传导递质。腹水病人限制水钠摄入,水入量比前1天尿量加1 000 mL。
(3) 保持粪便通畅,便秘可口服乳果糖或弱酸液灌肠。
(4) 去除和避免诱因:避免应用镇静催眠药、麻醉药;避免快速大量利尿和大量放腹水;防治感染;避免大量输液;预防和控制上消化道出血、清除肠道内积血;限制蛋白质摄入等。

2. 病情观察

密切观察精神神经表现:如性格行为异常、精神错乱、意识障碍类型等,检查病人有无病理反射等锥体束征,有无扑翼样震颤等。加强生命体征、脑电图、血氨浓度的监测并做记录。

3. 用药护理

遵医嘱正确用药,观察疗效和不良反应。新霉素可引起听力和肾损害,故连续使用不宜超过1个月。精氨酸滴注过快,可出现流涎、呕吐、面色潮红等。乳果糖可引起腹胀、恶心、呕吐、腹痛及电解质紊乱等。

4. 昏迷病人护理

病人取仰卧位,头偏向一侧,防止误吸。保持呼吸道通畅,吸氧,严重者气管插管或气管切开,给予机械辅助呼吸。可用冰帽降低颅内温度,使脑细胞代谢降低,以保护脑细胞功能。做好病人的口腔护理、皮肤护理,保持床位整洁,协助病人翻身,防止感染、压疮。同协助病人肢体被动活动,防止血栓形成和肌肉萎缩。尿潴留者给予留置导尿。

七、健康教育

向病人及家属介绍肝性脑病的有关知识,避免各种诱发因素。指导病人合理休息与活动,合理饮食,限制蛋白质摄入,戒除烟、酒,保持粪便通畅。指导病人及家属监测病情变化,尤其注意性格、行为及意识的变化,一旦发生,应立即就诊。指导病人遵医嘱正确用药,观察不良反应。

第八节 肠结核及结核性腹膜炎病人的护理

一、肠结核

肠结核是由于结核分枝杆菌侵犯肠道引起的慢性特异性炎症。

1. 病因

本病病原菌为结核分枝杆菌。感染途径:① 经口感染:最主要感染途径。② 血行播散:肠外结核病灶经血行播散侵犯肠道。③ 直接蔓延:腹腔内结核病灶直接蔓延。

2. 病理

本病好发部位为回盲部。病理变化取决于细菌毒力、宿主对结核菌的免疫力和变态反应。若变态反应强,则以渗出病变为主;若侵入的结核菌数量多、毒力大,可发生干酪样坏死,形成溃疡,为溃疡型肠结核;若人体免疫力强,感染轻,则肉芽组织增生、纤维化,为增生型肠结核;两者皆有称为混合型肠结核。

3. 临床表现

(1) 腹痛:多位于右下腹,隐痛或钝痛。

(2) 腹泻与便秘:溃疡型肠结核主要表现是腹泻,不含黏液脓血,无里急后重感。增生型肠结核主要表现是便秘。

(3) 全身症状:发热、乏力、盗汗、体重减轻等结核毒血症状。

(4) 体征:右下腹可触及肿块,质地中等,较固定,伴有轻、中度压痛。

4. 并发症

肠结核的并发症主要有肠梗阻、肠穿孔、瘘管形成等。

5. 辅助检查

(1) 实验室检查:白细胞计数一般正常,淋巴细胞可增高。后期可有贫血。血沉增快为结核病活动的指标之一。结核菌素试验呈阳性。

(2) X线胃肠钡餐造影:有重要价值。可有激惹征象、X线钡影跳跃征象、肠腔狭窄、肠段变形、回肠盲肠正常角度丧失等。

(3) 纤维结肠镜及活组织检查:是诊断本病的最重要检查。可确定病变性质、范围、部位。可见黏膜充血、水肿、溃疡、肉芽肿等,并可取活组织检查。

6. 治疗要点

(1) 休息与营养:多休息,增加营养。

(2) 抗结核化学药物治疗:最重要的治疗措施。参见本书肺结核治疗章节。

(3) 手术治疗:当肠结核并发完全性肠梗阻、肠穿孔、肠瘘、大量出血经抢救不能止血者,需要手术治疗。

二、结核性腹膜炎

结核性腹膜炎是由结核分枝杆菌引起的慢性弥漫性腹膜感染,以儿童、青壮年多见。

1. 病因及发病机制

病原菌为结核分枝杆菌。绝大多数继发于其他器官的结核病变。感染途径多由腹腔内结核病变直接蔓延而致,亦可由血行播散感染。

2. 临床表现

(1) 症状:低热、乏力、盗汗、食欲减退、体重减轻等结核毒血症状。局部表现为腹痛、腹胀、腹泻、便秘等。

(2) 体征:腹部有压痛、反跳痛,腹壁柔韧感(揉面团感)。可有腹部肿块。若有中等量以上腹水(1 000 mL 以上),可有移动性浊音。

3. 并发症

结核性腹膜炎的并发症以肠梗阻常见。

4. 辅助检查

(1) 实验室检查:见本书肠结核章节。

(2) 腹水检查:为渗出液,呈草黄色,少数呈血性。

(3) 影像学检查:超声检查、X 线胃肠钡餐造影检查等。

(4) 腹腔镜检查:腹膜广泛粘连时禁忌腹腔镜检查。

5. 治疗要点

(1) 抗结核治疗:本病治疗的关键措施,同肺结核化疗。疗程应延长。

(2) 腹水治疗:腹腔穿刺放液。为促进积液吸收,防止腹膜粘连,可应用糖皮质激素。

(3) 手术治疗:并发肠梗阻、肠穿孔、化脓性腹膜炎时,可行手术治疗。

三、护理问题

(1) 疼痛 腹痛与肠结核及伴有肠梗阻等有关。

(2) 腹泻 与溃疡型肠结核致肠功能紊乱有关。

(3) 营养失调:低于机体需要量 与结核杆菌毒性作用、消化吸收功能障碍有关。

(4) 便秘:与肠道狭窄、梗阻或胃肠功能紊乱有关。

四、护理措施

(1) 一般护理:① 结核活动期间应卧床休息。② 饮食护理:给予高热量、高蛋白、高维生素、易消化、无刺激性食物。腹泻者给予低渣饮食。并发肠穿孔、肠道大量出血、肠梗阻应暂时禁食。

(2) 病情观察:严密观察腹痛、腹泻的性质、特点,正确评估病程进展状况。

(3) 用药护理:遵医嘱正确用药,观察药物疗效和不良反应。抗结核药物不良反应见肺结核病人护理。

(4) 心理护理:给予病人心理支持,稳定情绪,增强信心。

五、健康教育

向病人及家属介绍疾病知识,尤其注意结核病预防知识的介绍。指导病人合理休息与活动,指导病人合理饮食,加强营养。指导病人遵医嘱正确用药,观察药物不良反应。指导病人及家属积极采取消毒、隔离措施,对结核病人的痰液、粪便应及时消毒处理。

第九节 溃疡性结肠炎病人的护理

溃疡性结肠炎(UC)是一种病因不明的直肠和结肠慢性非特异性炎症性疾病。病变主要位于大肠的黏膜与黏膜下层,最常累及直肠、乙状结肠。多见于 20~40 岁人群。

一、病因及发病机制

病因不明,与下列因素有关:① 环境因素:发病率有地域差别。② 遗传因素:一定的环境因素作用于遗传易感者而发病。③ 感染因素:目前多认为本病可能存在对正常菌丛的免疫耐受缺失。本病的发生与针对自身正常肠道菌丛的异常免疫反应有关。④ 免疫因素:肠道黏膜免疫系统在本病的发生、发展、转归过程中始终发挥着重要作用。

目前认为,本病的发生是遗传易感者在环境因素的作用下及在肠道菌丛的参与下,最终引起了肠道免疫反应和炎症过程。因而,与免疫反应密切相关。

二、病理

病变主要位于直肠和乙状结肠。一般仅限于黏膜和黏膜下层,重症者可累及肌层。活动期黏膜有充血、水肿与灶性出血。小的隐窝脓肿可融合破溃,形成广泛浅小溃疡,并可融合形成不规则大片溃疡。肉芽组织增生,炎性息肉形成。溃疡愈合形成瘢痕,使结肠变形缩短,结肠袋消失,甚至肠腔狭窄。少数可癌变。

三、临床表现

1. 消化系统表现

（1）腹泻：为最主要症状，常为黏液脓血便。大便的次数、便血的程度及粪质可反映病情的轻重。重者可达每日10次以上。偶有腹泻和便秘交替出现。

（2）腹痛：有疼痛—便意—便后缓解的规律，多伴有里急后重感（直肠炎症所致）。

（3）其他：腹部不适、腹胀、恶心、呕吐等。

2. 全身表现

发热（轻症者低热，急性暴发型可高热）、贫血、低蛋白血症等。

3. 肠外表现

口腔黏膜溃疡、结节性红斑、关节炎、虹膜睫状体炎等。

4. 体征

病情较轻者仅有左下腹轻压痛。严重者有明显腹胀、腹部压痛、反跳痛、肌紧张、肠鸣音减弱等。

5. 并发症

中毒性巨结肠是最严重的急性并发症。此外还可并发癌变、大出血、穿孔、肠梗阻等。

四、分型、分期

临床常根据以下情况分型、分期：① 根据病程经过分型：初发型、慢性复发型（最常见）、慢性持续型、急性暴发型（最严重）。② 根据病情严重程度分型：轻型、中型、重型。③ 根据病情分期：活动期、缓解期。

五、辅助检查

1. 血液检查

血沉增快和C反应蛋白增高是活动期的标志。白细胞数增多，重型病人可有血红蛋白减少、血清白蛋白减低及血钠、钾降低等。

2. 粪便检查

肉眼检查可见黏液脓血，显微镜检查可见大量红细胞和脓细胞、巨噬细胞，病原学检查呈阴性。

3. 纤维结肠镜和黏膜活组织检查

纤维结肠镜和黏膜活组织检查是本病诊断的最重要方法。

4. X线钡剂灌肠造影检查

可见黏膜粗乱、多发性小龛影或小的充盈缺损、肠壁变硬、结肠袋消失。重型者不宜行此项检查，以免诱发中毒性巨结肠。

六、治疗要点

1. 药物治疗

（1）氨基水杨酸制剂：柳氮磺吡啶（SASP）是治疗轻、中型病人的首选药物。
（2）糖皮质激素：是重型活动期病人及急性暴发型病人的首选药物。
（3）免疫抑制剂：硫唑嘌呤等，应用于糖皮质激素治疗效果不佳的病例。

2. 手术治疗

并发中毒性巨结肠、肠穿孔、大出血、肠梗阻、癌变时应手术治疗。

七、护理问题

（1）腹泻　与结肠炎症有关。
（2）疼痛　腹痛与结肠炎症、溃疡有关。
（3）营养失调：低于机体需要量　与腹泻及吸收障碍有关。
（4）焦虑　与病情反复、迁延不愈有关。
（5）潜在并发症：中毒性巨结肠、肠穿孔、大出血、肠梗阻、癌变等。

八、护理措施

1. 一般护理

（1）休息与活动：避免劳累，重型病人应卧床休息。
（2）饮食护理：给予高热量、高蛋白、低渣饮食；急性发作期或急性暴发型病人：无渣流质或半流质饮食；重型病人暂时禁食。避免食用冷饮、水果、多纤维的蔬菜及其他刺激性食物，忌食牛乳和乳制品。

2. 观察病情

观察腹痛（部位、性质）、排便（次数、性状、量等）、生命体征的变化，注意有无发生并发症，监测电解质等。

3. 用药护理

遵医嘱正确用药，观察疗效及不良反应。柳氮磺吡啶可出现恶心、呕吐、皮疹、粒细胞减少及再生障碍性贫血等，应餐后服药，定期检查血象。硫唑嘌呤可引起骨髓抑制。糖皮质激素长期应用可引起库欣综合征、骨质疏松、血糖增高、血压升高、应激性溃疡等。

4. 心理护理

给予心理支持，稳定病人情绪，增强信心。

九、健康教育

向病人及家属介绍疾病知识，避免各种诱因。指导病人合理休息与活动。指导病人合理饮食,增强营养,避免多纤维、刺激性食物、牛乳及乳制品等。指导病人遵医嘱正确用药,观察药物不良反应。指导病人及家属自我观察病情,一旦发生并发症,应立即就诊。

第十节 急性胰腺炎病人的护理

急性胰腺炎指胰腺及其周围组织被胰腺分泌的胰酶自身消化引起的化学性炎症。青壮年多见。根据病理分为水肿型和出血坏死型,水肿型常见;出血坏死型严重,死亡率高。

一、病因

(1) 胆道疾病:胆石症、胆道感染、胆道蛔虫等是我国急性胰腺炎最常见的病因,尤其是胆石症。
(2) 酗酒和暴饮暴食。
(3) 胰管阻塞:胰管结石、肿瘤、蛔虫等。
(4) 其他:如十二指肠乳头周围病变、腹腔手术、某些传染病、高钙血症和高脂血症等。

二、临床表现

1. 症状

(1) 腹痛:为本病主要表现和首发症状。常在酗酒或暴饮暴食后 2~3 h 突然发病,常位于中上腹部,向腰背部呈带状放射,性质为钝痛、钻痛、绞痛等,呈持续性疼痛,阵发性加剧。取弯腰抱膝位可减轻疼痛,进食可使腹痛加重。水肿型胰腺炎持续 3~5 天缓解,出血坏死型胰腺炎疼痛持续时间长而剧烈,发展迅速。
(2) 恶心、呕吐及腹胀:水肿型胰腺炎持续 3~5 天缓解,出血坏死型胰腺炎腹胀明显,可出现麻痹性肠梗阻(与严重低钾有关)。病人呕吐后腹痛不能缓解。
(3) 发热:多数病人有中度发热,一般持续 3~5 天。高热或持续不退者见于出血坏死型胰腺炎或继发感染(胰腺脓肿、胆道感染等)。
(4) 低血压和休克:仅见于出血坏死型胰腺炎。发生机制为胰腺坏死后释放心肌抑制因子,使心肌收缩功能减退,心排出量减少;缓激肽扩张外周血管导致有效循环血容量不足。
(5) 水、电解质、酸碱平衡紊乱:频繁呕吐可引起脱水、代谢性碱中毒。出血坏死型胰腺炎可出现代谢性酸中毒及血钾、血镁、血钙降低。低钙血症出现,预后不佳。

2. 体征

(1) 水肿型胰腺炎可有上腹部压痛。
(2) 出血坏死型胰腺炎:急性病容、速脉、呼吸急促、血压降低。上腹部压痛明显,并发腹膜炎时,出现全腹压痛、反跳痛、肌紧张。麻痹性肠梗阻肠鸣音减弱或消失。可出现腹水征。两侧腰部皮肤可出现青紫斑,称 Grey-Turner 征;脐周出现青紫斑,称 Cullen 征。

三、辅助检查

1. 淀粉酶测定

血清淀粉酶是诊断胰腺炎最有价值的检查,在起病后 6～12 h 开始上升,48 h 后开始下降,持续 3～5 天。超过正常值 3 倍以上可诊断本病。但淀粉酶的升高程度与病变的严重程度常不一致。尿淀粉酶于发病后 12～14 h 开始增高,持续 1～2 周逐渐降低。

2. 血清脂肪酶

常在发病后 24～72 h 开始增高,持续 7～10 天。对就诊时间较迟者有诊断价值。

3. 白细胞计数

常有白细胞数量增多,中性粒细胞增高,核左移。

4. C 反应蛋白(CRP)

用于评估胰腺炎的严重程度,出血坏死型胰腺炎 CRP 明显增高。

5. 其他

出血坏死型者可出现低钙血症及血糖升高。若血钙<1.5 mmol/L 则预后不佳。

6. 影像学检查

腹部 X 线平片、B 型超声及 CT 检查可了解胰腺大小、有无胆道疾病等。增强 CT 是确定胰腺坏死的最好方法。

四、治疗要点

急性胰腺炎的治疗原则是减少胰液分泌,减轻腹痛,防治并发症。

(1) 减少胰液分泌:① 禁食 1～3 天及胃肠减压:是最根本的措施。② 减少胃酸、胰液分泌的药物:质子泵抑制剂如奥美拉唑、H_2 受体拮抗剂如西咪替丁、抗胆碱能药如阿托品和山莨菪碱、生长抑素(常用于重症胰腺炎)。

(2) 解痉镇痛:阿托品或山莨菪碱肌肉注射,疼痛剧烈者可用哌替啶肌肉注射。禁用吗啡,因吗啡可引起 Oddi 括约肌痉挛,加重病情。

(3) 抗感染:治疗药物主要使用青霉素、庆大霉素、甲硝唑等。

(4) 抑制胰酶活性:抑肽酶静脉滴注,多用于出血坏死型胰腺炎早期。

(5) 抗休克治疗:补充血容量,应用血管活性药物等。

(6) 纠正水、电解质平衡失调:积极补充液体及电解质,纠正酸碱平衡紊乱。

(7) 内镜下 Oddi 括约肌切开术:适用于老年不宜手术者、胆源性胰腺炎。

(8) 手术治疗:出血坏死型胰腺炎应尽早手术。

五、护理问题

(1) 疼痛:腹痛 与胰腺及其周围组织炎症、水肿或出血坏死有关。

(2) 体液不足 与呕吐、禁食和胃肠减压有关。

(3) 体温过高 与胰腺坏死、继发感染有关。
(4) 恐惧 与腹痛剧烈、病情进展急骤有关。
(5) 潜在并发症:休克、急性腹膜炎、急性肾衰竭、急性呼吸窘迫综合征、多器官脏器功能衰竭等。

六、护理措施

1. 一般护理

(1) 休息与体位:应绝对卧床休息,协助病人采取弯腰屈膝侧卧位,以减轻疼痛。做好安全防护。

(2) 饮食护理:禁食禁水1~3天并给予胃肠减压,减少胰液分泌。腹痛和呕吐基本消失后,可进食少量糖类流质,但仍忌油脂食物。禁食期间,每日静脉补充液体3 000 mL以上。

2. 病情观察

监测病人生命体征,准确记录出入量,观察尿量变化、腹部情况,以便及早发现并发症。监测血、尿淀粉酶、电解质及血气分析结果。

3. 疼痛护理

指导病人采用非药物止痛法,如取弯腰屈膝侧卧位、松弛疗法、转移注意力等。疼痛较重时遵医嘱给予阿托品或山莨菪碱、哌替啶等,禁用吗啡。

4. 休克护理

(1) 迅速备好抢救物品。
(2) 协助病人取中凹体位,吸氧。
(3) 迅速建立静脉通道(2条),遵医嘱补充血容量(抗休克的最关键且首要的措施)、应用血管活性药物等。
(4) 监测生命体征、尿量、意识、中心静脉压等,尤其注意血压监测(最重要,一般每隔5~20 min测量1次)。

5. 用药护理

遵医嘱正确用药,观察药物疗效和不良反应。抗胆碱能药可引起口干、视物模糊、心率增快、腹胀加重、尿液潴留等,有麻痹性肠梗阻、青光眼、前列腺肥大者不宜应用。

七、健康教育

向病人及家属介绍疾病知识,指导病人积极治疗原发疾病(胆道疾病等),避免各种诱因。指导病人合理饮食,勿暴饮暴食,戒烟、酒。指导病人遵医嘱正确用药,观察不良反应。

第十一节　上消化道大量出血病人的护理

上消化道出血是指曲氏韧带以上的消化道如食管、胃、十二指肠出血和肝、胰腺、胆道病变所引起的出血,以及胃空肠吻合术后的空肠病变所致的出血。上消化道大量出血一般指在数小时内失血超过循环血容量的20%或1 000 mL以上。

一、病因

消化性溃疡是上消化道出血的最常见原因,此外,肝硬化可引起食管和胃底静脉曲张破裂出血,急性糜烂性出血性胃炎、胃癌、食管病变、胆道疾病、胰腺病变、出血性血液系统疾病、尿毒症等也可引起上消化道出血。

二、临床表现

1. 呕血和黑便

呕血和黑便为上消化道出血的特征性表现。出现呕血说明胃内潴留血量至少达到250～300 mL;黑便提示出血量达50～70 mL以上;出血量较小时粪便颜色可无变化,但粪便隐血试验呈阳性(出血量5 mL以上即呈阳性)。

2. 失血性周围循环衰竭

急性大量出血时,可引起周围循环衰竭,表现为头晕、乏力、心率增快、脉搏细速、四肢厥冷、皮肤苍白、口唇发绀、全身大汗、尿量减少、血压下降(收缩压下降至90 mmHg以下)、脉压减小、烦躁不安或意识不清等。

3. 发热

一般不超过38.5 ℃,可持续3～5天。

4. 氮质血症

分为肠源性、肾前性和肾性氮质血症。血尿素氮、肌酐浓度增高。

5. 贫血

贫血程度取决于失血量、出血前有无贫血、出血后液体平衡状态等因素。

三、辅助检查

1. 实验室检查

贫血时可有血红蛋白减低。出血24 h内网织红细胞可增高,出血停止后降至正常。大量出血时可有血尿素氮、肌酐浓度增高。肝功能检测可判断肝脏功能情况。

2. 纤维胃镜检查

最重要检查,可确定病因、出血部位等,并可进行胃镜下治疗。在出血后 24～48 h 内进行紧急胃镜检查。

3. X 线钡餐造影检查

应在出血停止及病情基本稳定数天后进行。对胃镜检查出血不明或病变在十二指肠降段以下部位者,有特殊的诊断价值。还可观察有无食管胃底静脉曲张。

4. 选择性动脉造影

如腹腔动脉、肠系膜上动脉造影检查,帮助确定出血部位。

5. B 超检查

有助于胆道、胰腺出血的诊断与鉴别。

四、治疗要点

1. 补充血容量

平衡盐溶液或葡萄糖盐水、右旋糖酐静脉输注,尽早输注全血,使血红蛋白保持在 90～100 g/L。肝硬化患者应输新鲜血,因库存血含氨和 K^+ 离子较多,容易诱发肝性脑病。

2. 止血治疗

(1) 非食管胃底静脉曲张破裂出血:① 胃内降温:用 4 ℃生理盐水 100 mL 加去甲肾上腺素 8 mg 反复灌洗胃腔。② 抑制胃酸分泌:质子泵抑制剂奥美拉唑(消化性溃疡出血首选药物)、H_2 受体阻滞剂西咪替丁等静脉应用。③ 胃镜直视下止血:激光光凝、高频电凝、微波、血管夹钳夹、局部药物喷洒、局部药物注射等。④ 手术治疗。⑤ 介入治疗:选择性肠系膜动脉栓塞治疗。

(2) 食管静脉曲张破裂出血:① 药物:垂体后叶素(首选药物)、生长抑素如奥曲肽等。② 双气囊三腔管压迫止血:仅用作其他止血措施前的临时止血,不作为首选。③ 内镜直视下止血:是目前治疗本病的重要手段,亦可作为预防性治疗。如硬化剂注射止血术、食管曲张静脉套扎术、组织黏合剂注射术。④ 经颈静脉肝内门体静脉分流术。

五、护理问题

(1) 有体液不足的危险　与上消化道出血有关。
(2) 活动无耐力　与失血性周围循环衰竭有关。
(3) 恐惧　与呕血、黑便等因素有关。
(4) 潜在并发症:失血性休克。

六、护理措施

1. 一般护理

(1) 休息与体位:大量出血应绝对卧床休息,取平卧位并抬高下肢。呕吐时头偏向一侧,防止窒息或误吸。有周围循环衰竭时取中凹位。及时清除口鼻腔内血块及分泌物,保持呼吸道通畅,吸氧。

(2) 饮食护理:小量出血可予温凉流质,大量出血暂禁食。食管胃底静脉曲张破裂出血者无论出血量多少均应禁食,出血停止后继续禁食1~2天。

2. 病情观察

(1) 出血量估计:根据临床表现、呕血及黑便的次数、量等综合判断。① 粪便隐血试验阳性提示每日出血量在5 mL以上。黑便表明出血量在50~70 mL以上。呕血表明胃内积血至少在250~300 mL。② 一次出血量低于400 mL,一般不会引起全身症状。出血量超过400~500 mL,可出现头昏、心悸、乏力等,出血量在短时间内超过1 000 mL,可引起周围循环衰竭。

(2) 继续出血或再次出血:① 反复呕血。② 黑便次数增多、粪质稀薄、颜色变鲜红或暗红色、肠鸣音亢进。② 经补充血容量后,周围循环衰竭未明显改善,或改善后又恶化,中心静脉压不稳定。③ 红细胞计数、血红蛋白浓度持续下降,网织红细胞持续升高。④ 补液充足、尿量正常时,血尿素氮、肌酐持续升高或下降后再升高。

(3) 出血停止:呕血停止,粪便转黄,血压升高后稳定在正常水平,血尿素氮恢复正常,肠鸣音恢复正常等,提示出血停止。

(4) 注意观察生命体征、意识、尿量、呕血、黑便的性状、量和次数、伴随症状、并发症等。对周围循环衰竭者应每5~20 min测量血压、脉搏1次。

3. 双气囊三腔管压迫止血的护理

(1) 插管前应仔细检查气囊是否漏气,胃管、食管气囊管、胃气囊管是否通畅。

(2) 术中护理:当三腔管插入15 cm左右到达咽喉部,嘱病人做吞咽动作,配合插管,插入50~60 cm处至胃内,向胃气囊内充气或注水200~300 mL,即刻用血管钳将胃气囊管外口夹住,然后将该管末端反折并用弹簧夹夹紧。用牵引绳将三腔管向外牵拉并固定于牵引架上,牵引角度呈40°角,牵引物离地面30 cm左右。如仍有出血,再向食管气囊充气100~150 mL,以压迫食管静脉。因易并发食管、气管瘘,勿向食管气囊内注水。注意充气时应先充胃气囊,再充食管气囊;而放气时应先放食管气囊气体,再放胃气囊气体。

(3) 术后护理:在进行三腔管压迫止血过程中,应经常用负压吸引器连接胃管定时抽吸,记录引流液的量、颜色及性状、内容物,及时冲洗胃腔,清除积血,减少氨的产生。定时做好口腔、鼻腔的清洁护理,及时清除血块及分泌物。定时从鼻腔滴入石蜡油,润滑鼻腔、食管黏膜,防止管道与黏膜粘连。压迫12~24 h应放松牵引,放气15~30 min,以免压迫过久导致食管胃底黏膜坏死。出血停止后,应放松牵引,释放气囊内气体,留置管道继续观察24 h,如一直均无出血,可考虑拔管。拔管前让病人口服液体石蜡20~30 mL,以润滑黏膜和管、囊外壁,以免拔管时损伤黏膜。气囊压迫一般以3~4天为限,继续出血者可适当延长。

4. 用药护理

遵医嘱正确用药,观察疗效和不良反应。垂体后叶素可引起腹痛、血压升高、心律失常、心绞痛、心肌梗死,高血压病、冠心病、孕妇禁用。

5. 心理护理

给予病人心理支持,解除紧张、恐惧情绪。

七、健康教育

向病人及家属介绍疾病知识，指导病人积极治疗原发疾病，避免各种诱因。指导病人合理休息与活动，合理饮食，避免粗糙、坚硬、生冷、辛辣饮食，避免饮浓茶、咖啡等，戒烟、酒。指导病人遵医嘱正确用药，观察药物不良反应。指导病人及家属观察病情变化，尤其注意有无呕血、黑便等，一旦发生，应立即就诊。

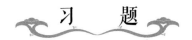

习　题

一、A_1 型题

1. 最近认为慢性胃炎的发病可能与哪种细菌感染有关？（　　）
   A. 大肠埃希菌　　　　B. 沙门菌　　　　C. 幽门螺杆菌
   D. 空肠弯曲菌　　　　E. 嗜盐杆菌
2. 慢性胃炎最常见的临床表现是（　　）。
   A. 上腹饱胀不适、疼痛　B. 无症状　　　　C. 饥饿痛、夜间痛
   D. 呕吐咖啡色液体　　　E. 反复黑便
3. 确诊慢性胃炎的主要依据是（　　）。
   A. 消化道症状　　　　B. 胃液分析　　　C. 纤维胃镜检查
   D. 胃脱落细胞检查　　E. 胃肠钡餐X线检查
4. 慢性胃炎病人的饮食安排有（　　）。
   A. 剧烈呕吐者给无渣、半流质
   B. 少量出血者不可给牛奶
   C. 恢复期给维生素C含量丰富的辣椒
   D. 胃酸缺乏者酌情食用米醋
   E. 急性发作期经静脉补充营养
5. 下列慢性胃炎健康指导中，不妥的是（　　）。
   A. 养成细嚼慢咽的进食习惯
   B. 戒烟忌酒
   C. 腹痛时口服阿司匹林
   D. 上腹饱胀、反酸时口服吗丁啉
   E. 避免使用强的松及利血平
6. 与消化性溃疡发病相关的因素是（　　）。
   A. 幽门螺杆菌感染　　　　　　B. 十二指肠肠壁薄弱
   C. 习惯性便秘　　　　　　　　D. 十二指肠黏膜萎缩
   E. 家族遗传
7. 胃溃疡发病的最主要因素是（　　）。
   A. 胃酸分泌增高　　B. 胃黏膜屏障减弱　　C. 遗传因素
   D. 免疫因素　　　　E. 饮食不洁

8. 十二指肠溃疡发病的最主要因素是（　　）。
   A. 胃酸分泌增高　　　　B. 胃黏膜屏障减弱　　　C. 遗传因素
   D. 免疫因素　　　　　　E. 饮食不洁
9. 十二指肠溃疡好发的部位是（　　）。
   A. 球部　　　　　　　　B. 降部　　　　　　　　C. 水平部
   D. 升部　　　　　　　　E. 降部和升部
10. 消化性溃疡的主要症状是（　　）。
    A. 恶心　　　　　　　　B. 呕吐　　　　　　　　C. 反酸
    D. 嗳气　　　　　　　　E. 上腹痛
11. 胃溃疡的疼痛多发生在（　　）。
    A. 饭前 2 h　　　　　　B. 餐后 0.5～1 h　　　　C. 餐后 2 h
    D. 餐前 1 h　　　　　　E. 餐后 3～4 h
12. 胃溃疡病人上腹部疼痛的典型节律是（　　）。
    A. 疼痛—进食—缓解　　B. 进食—缓解—疼痛　　C. 缓解—疼痛—进食
    D. 进食—疼痛—缓解　　E. 疼痛—进食—疼痛
13. 十二指肠溃疡病人上腹部疼痛的典型节律是（　　）。
    A. 疼痛—进食—缓解　　B. 进食—缓解—疼痛　　C. 缓解—疼痛—进食
    D. 进食—疼痛—缓解　　E. 疼痛—进食—疼痛
14. 消化性溃疡最常见的并发症是（　　）。
    A. 穿孔　　　　　　　　B. 出血　　　　　　　　C. 幽门梗阻
    D. 癌变　　　　　　　　E. 感染
15. 消化性溃疡合并穿孔常见于（　　）。
    A. 胃溃疡　　　　　　　B. 十二指肠溃疡　　　　C. 急性糜烂性胃炎
    D. 急性腐蚀性胃炎　　　E. 慢性萎缩性胃炎
16. 最易发生幽门梗阻症状的溃疡是（　　）。
    A. 胃角溃疡　　　　　　B. 胃窦溃疡　　　　　　C. 球后溃疡
    D. 幽门管溃疡　　　　　E. 胃多发性溃疡
17. 最能提示幽门梗阻的临床表现是（　　）。
    A. 上腹部触及包块　　　B. 剑突下偏右压痛明显
    C. 吐出大量宿食　　　　D. 餐后饱胀
    E. 胃部振水音
18. 对消化性溃疡有确诊价值的是（　　）。
    A. X线钡餐检查　　　　B. 胃镜检查　　　　　　C. 胃液分析
    D. 粪便隐血　　　　　　E. 幽门螺杆菌检查
19. 消化性溃疡活动期大便隐血试验呈阳性，提示每日出血量为（　　）。
    A. <1 mL　　　　　　　B. 1～2 mL　　　　　　C. 2～3 mL
    D. 3～4 mL　　　　　　E. >5 mL
20. 抑制胃酸作用最强的药物是（　　）。
    A. H_2受体拮抗剂　　　B. 抗胆碱能药物　　　　C. 丙谷胺
    D. 奥美拉唑　　　　　　E. 前列腺素

21. 消化性溃疡患者服用制酸剂宜在(　　)。
    A. 饭前1~2 h　　　B. 饭后1~2 h　　　C. 两餐之间
    D. 每日清晨1次　　E. 进餐时与食物同服
22. 消化性溃疡患者饮食宜少量多餐,其意义是(　　)。
    A. 减少对胃的刺激　B. 中和胃酸　　　C. 减轻腹痛
    D. 减少胃酸分泌　　E. 促进消化
23. 在我国肝硬化的主要原因是(　　)。
    A. 酒精中毒　　　　B. 中毒性肝炎　　C. 病毒性肝炎
    D. 营养失调　　　　E. 慢性肠道感染
24. 蜘蛛痣的形成与下列何种因素有关?(　　)
    A. 血小板减少　　　B. 血中雌激素增加　C. 毛细血管脆性增加
    D. 凝血机制障碍　　E. 严重感染
25. 肝硬化晚期病人血清中常出现(　　)。
    A. 白蛋白增加,球蛋白增加　B. 白蛋白减少,球蛋白减少
    C. 白蛋白减少,球蛋白增加　D. 白蛋白增加,球蛋白减少
    E. 白蛋白/球蛋白比值增大
26. 肝硬化晚期最突出的临床表现是(　　)。
    A. 贫血　　　　　　B. 夜盲　　　　　C. 腹水
    D. 痔疮　　　　　　E. 水肿
27. 肝硬化伴门脉高压症的临床表现是(　　)。
    A. 黄疸,腹水,脾肿大
    B. 腹水,脾肿大,肾功能衰竭
    C. 黄疸,腹水,侧支循环的建立开放
    D. 腹水,脾肿大,侧支循环的建立开放
    E. 腹水,上消化道出血,侧支循环的建立开放
28. 肝病患者下列哪项对诊断肝硬化最具参考价值?(　　)
    A. 脾肿大
    B. 蜘蛛痣与肝掌
    C. 蛋白电泳γ球蛋白明显增高
    D. 肝肿大且质地坚硬
    E. X线钡餐显示虫蚀样或蚯蚓状充盈缺损
29. 肝硬化最常见的并发症是(　　)。
    A. 上消化道出血　　B. 肝昏迷　　　　C. 肝肾综合征
    D. 感染　　　　　　E. 肝癌
30. 晚期肝硬化最严重的并发症是(　　)。
    A. 上消化道出血　　B. 感染　　　　　C. 肝性脑病
    D. 原发性肝癌　　　E. 肝肾综合征
31. 三腔二囊管用于哪种疾病出血时止血最好?(　　)
    A. 胃小弯溃疡　　　B. 十二指肠球部溃疡　C. 胃癌
    D. 食管下段和胃底静脉曲张　　　　　　E. 食管癌

32. 上消化道大量出血时紧急处理首选哪项?( )
    A. 冰盐水洗胃   B. 静滴垂体后叶素
    C. 快速输血输液,补充血容量   D. 口服去甲肾上腺素
    E. 手术治疗
33. 腹水治疗利尿速度不宜过快,以每周体重减轻多少为宜?( )
    A. 1 kg   B. 1.5 kg   C. 2 kg
    D. 不超过 3.5 kg E. 3 kg
34. 肝硬化腹水患者每日钠盐摄入量宜控制在( )。
    A. 1.0~2.0 g   B. 2.5~3.0 g   C. 3.5~4.0 g
    D. 4.5~5.0 g   E. 5.0~7.5 g
35. 为清除肝硬化病人肠内积血,灌肠首选哪种液体?( )
    A. 温开水   B. 生理盐水   C. 稀醋溶液
    D. 碳酸氢钠溶液 E. 肥皂水
36. 高热量、高蛋白、高维生素、适量脂肪、低盐饮食适用于( )。
    A. 急性心肌梗死患者   B. 糖尿病患者
    C. 肾功能不全氮质血症期患者 D. 肝硬化腹水患者
    E. 结核病患者
37. 肝硬化腹水患者每日进水量限制在( )。
    A. 1 000 mL   B. 1 500 mL   C. 2 000 mL
    D. 800 mL   E. 500 mL
38. 血氨升高是肝性脑病的发病机制之一,氨吸收的主要部位在( )。
    A. 胃   B. 十二指肠   C. 小肠
    D. 结肠   E. 直肠
39. 肝性脑病的诱发因素,应除外下列哪项?( )
    A. 外科手术   B. 多次灌肠和导泻 C. 上消化道出血
    D. 感染   E. 大量摄入高蛋白饮食
40. 诊断肝昏迷最有价值的辅助检查是( )。
    A. 血肌酐   B. 血尿素   C. 血氨
    D. 肌红蛋白   E. 动脉血气分析
41. 肝昏迷前驱期的主要表现是( )。
    A. 轻度性格和行为改变 B. 扑翼样震颤 C. 脑电图异常
    D. 意识错乱   E. 昏睡但可唤醒
42. 对肝性脑病人正确的治疗措施是( )。
    A. 可用镇静药物 B. 可大量放腹水   C. 可食蛋白质
    D. 可快速利尿   E. 可用弱酸溶液灌肠
43. 肝性脑病合并碱中毒时应选用( )。
    A. 谷氨酸   B. 鸟氨酸   C. 精氨酸
    D. 缬氨酸   E. 半胱氨酸
44. 在肝性脑病的治疗中,禁止使用的药物是( )。
    A. 西咪替丁   B. 安定   C. 谷氨酸钾

D. 精氨酸 E. 硫酸镁
45. 肝性脑病患者禁用的治疗是（　　）。
   A. 硫酸镁导泻 B. 食醋灌肠 C. 温水灌肠
   D. 肥皂水灌肠 E. 生理盐水灌肠
46. 对肝性脑病患者,错误的护理措施是（　　）。
   A. 低热量饮食 B. 暂停蛋白质摄入 C. 清除肠道内积血
   D. 米醋加生理盐水灌肠 E. 口服50%硫酸镁溶液导泻
47. 肝性脑病病人暂停蛋白质饮食是为了（　　）。
   A. 减少氨的形成 B. 减少氨的吸收 C. 促使氨的转化
   D. 降低血尿氮素 E. 降低肠道内的pH
48. 肝性脑病的护理措施中,最重要的环节是（　　）。
   A. 加强口腔、皮肤护理 B. 注意休息和营养 C. 消除诱发因素
   D. 严密观察病情变化 E. 加强有关知识的宣教
49. 急性胰腺炎是（　　）。
   A. 感染性疾病 B. 遗传性疾病 C. 自身消化性疾病
   D. 免疫性疾病 E. 结缔组织病
50. 在我国引起急性胰腺炎最常见的病因为（　　）。
   A. 酗酒 B. 暴饮暴食 C. 胰管结石
   D. 胆道疾病 E. 外伤
51. 不符合急性胰腺炎腹痛特点的是（　　）。
   A. 常在酗酒或暴食后起病 B. 疼痛位于中上腹
   C. 呈间歇发作性钻痛、刀割样痛 D. 疼痛可向腰背部放射
   E. 呕吐频繁
52. 急性胰腺炎最基本的治疗方法是（　　）。
   A. 解痉止痛 B. 使用抗生素 C. 抗休克治疗
   D. 禁食及胃肠减压 E. 使用糖皮质激素
53. 急性胰腺炎病人禁食或胃肠减压的目的是（　　）。
   A. 减轻胃肠负担 B. 减轻疼痛
   C. 防止肠麻痹 D. 防止刺激胰腺分泌消化酶
   E. 减少水、电解质平衡失调
54. 急性胰腺炎出现休克,最主要的治疗措施是（　　）。
   A. 补充血容量 B. 应用升压药 C. 应用肝素
   D. 使用抑肽酶 E. 使用肾上腺皮质激素
55. 急性胰腺炎禁用（　　）。
   A. 西咪替丁 B. 阿托品 C. 施他宁
   D. 吗啡 E. 抑肽酶
56. 腹痛剧烈的胰腺炎病人宜（　　）。
   A. 低脂肪流质饮食 B. 低蛋白流质饮食 C. 低碳水化合物流质饮食
   D. 高维生素半流质饮食 E. 禁食
57. 急性胰腺炎病人采取哪种体位可以减轻腹痛?（　　）

A. 坐位 　　　　　　B. 半卧位 　　　　　　C. 屈膝侧卧位
D. 俯卧位 　　　　　　E. 仰卧位

58. 急性胰腺炎,首先升高的是(　　)。
    A. 血淀粉酶 　　　　B. 尿淀粉酶 　　　　　C. 血脂肪酶
    D. 血糖 　　　　　　E. 血钙

59. 急性胰腺炎的首发症状是(　　)。
    A. 恶心 　　　　　　B. 发热 　　　　　　　C. 腹痛
    D. 休克 　　　　　　E. 呕吐

60. 下列最能提示为急性出血性坏死性胰腺炎的化验结果是(　　)。
    A. 低血磷 　　　　　B. 低血糖 　　　　　　C. 低血钙
    D. 血清淀粉酶显著增高　　E. 白细胞计数明显增高

61. 下面关于急性胰腺炎胰酶的监测不正确的有(　　)。
    A. 血清淀粉酶在发病后 3~12 h 开始升高,24~48 h 达到高峰
    B. 血清淀粉酶高于 128 U/L 有诊断意义
    C. 尿淀粉酶在发病 12~24 h 开始升高,且下降缓慢
    D. 淀粉酶越高,病变越重
    E. 尿淀粉酶高于 500 U/L 有诊断意义

62. 急性胰腺炎腹痛患者应禁食、禁水(　　)。
    A. 1~3 天 　　　　　B. 36 h 　　　　　　　C. 24 h
    D. 8 h 　　　　　　　E. 12 h

63. 急性坏死型胰腺炎所发生的休克属于(　　)。
    A. 心源性休克 　　　B. 低血容量性休克 　　C. 过敏性休克
    D. 中毒性休克 　　　E. 神经源性休克

64. 急性胰腺炎患者若淀粉酶下降后又上升,表示(　　)。
    A. 病情有反复 　　　B. 发生并发症 　　　　C. 病情基本得到控制
    D. 腺泡细胞功能恢复　E. 患者抵抗力增强

65. 上消化道出血最常见的原因是(　　)。
    A. 门脉高压症 　　　B. 出血性胃炎 　　　　C. 胃、十二指肠溃疡
    D. 胃癌 　　　　　　E. 胆道感染出血

66. 上消化道出血特征性的表现为(　　)。
    A. 失血性周围循环衰竭 　B. 呕血与黑便 　　　C. 失血性贫血
    D. 肠源性氮质血症 　　　E. 网织红细胞持续升高

67. 上消化道呕出大量鲜红色血,且不易控制的常见病为(　　)。
    A. 消化性溃疡出血 　　　　　　　　　　　B. 应激性溃疡出血
    C. 食管胃底静脉曲张破裂出血 　　　　　　D. 急性出血性胃炎出血
    E. 胃癌出血

68. 判断上消化道出血继续或再出血,下列哪项不对?(　　)
    A. 反复呕血
    B. 黑便次数增加伴肠鸣音亢进
    C. 血红蛋白测定与红细胞计数继续下降

D. 网织红细胞计数持续下降
E. 血压继续下降

69. 上消化道出血病因诊断的首选检查措施是(　　)。
    A. B超检查　　　　　　　B. 胃镜检查　　　　　　　C. 选择性动脉造影
    D. X线钡餐检查　　　　　E. 大便常规检查

70. 上消化道出血有黑便时,病人出血量至少达到(　　)。
    A. 5 mL　　　　　　　　　B. 10 mL　　　　　　　　C. 60 mL
    D. 100 mL　　　　　　　E. 200 mL

71. 三腔气囊管压迫止血适用于(　　)。
    A. 胃底静脉曲张破裂出血　　　　　　　　B. 急性出血性糜烂性胃炎
    C. 胃癌引起的上消化道出血　　　　　　　D. 消化性溃疡并发出血
    E. 食管癌溃烂所致出血

72. 上消化道大出血伴休克时的首要护理措施是(　　)。
    A. 安定患者情绪　　　　B. 准备急救用品　　　　C. 建立静脉输液途径
    D. 迅速配血　　　　　　E. 按医嘱采取止血措施

73. 上消化道出血病人的饮食护理,下列哪项不妥?(　　)
    A. 溃疡伴小量出血可给予牛奶等流质
    B. 严重呕血者要暂时禁食8~12 h
    C. 消化性溃疡病人应常规禁食
    D. 胃底静脉曲张破裂者要常规禁食
    E. 大便隐血试验呈阳性者可不禁食

74. 三腔二囊管插入多长时间应开始间断放气?(　　)
    A. 6 h　　　　　　　　　B. 12 h　　　　　　　　C. 24 h
    D. 36 h　　　　　　　　E. 48 h

75. 有关三腔二囊管的护理,正确的是(　　)。
    A. 插入三腔管后先向食管气囊注气
    B. 置管期间唾液可随时咽下
    C. 胃气囊注气量为100~150 mL,食管注气量为200~300 mL
    D. 放置48 h后,出血停止,放气观察12 h后无出血再拔管
    E. 拔管前从胃管内注石蜡油20~30 mL

二、A₂型题

76. 患者,男性,52岁,因反复上腹部隐痛伴嗳气、食欲减退3个月,经检查诊断为"慢性胃窦炎",下列项目中,最有诊断意义的是(　　)。
    A. 消化道症状　　　　　B. 胃液分析　　　　　C. 胃镜检查
    D. 血清学检查　　　　　E. 胃肠钡餐X线检查

77. 患者,男性,70岁,2年前诊断为慢性胃炎,由于病情反复,病程迁延。自述常因疾病造成心情焦虑,"常为小事发脾气",对此,不恰当的回答是(　　)。
    A. "您认为是胃炎引起了您的焦虑吗?"
    B. "您不必为胃炎过于焦虑不安。"
    C. "您是因为胃炎可能癌变才觉得焦虑的吗?"

D."我们可以想办法让您避免那些令您生气的小事。"

E."我们可以想一些办法来缓解您身心的不适。"

78. 某消化性溃疡病人,酒后不久,上腹部剧烈疼痛,面色苍白,查体:腹肌紧张,全腹明显压痛,反跳痛,血压 90/60 mmHg,首要护理措施是(   )。

  A. 服镇静剂   B. 立即输血   C. 吸氧

  D. 禁食、胃肠减压   E. 继续观察

79. 某消化性溃疡病人,因上腹疼痛、反酸入院,治疗期间由于饮食不当并发大出血,此时不会出现(   )。

  A. 呕吐   B. 黑粪   C. 昏厥

  D. 休克   E. 上腹痛加重

80. 患者,女性,30 岁,胃溃疡穿孔行"毕Ⅰ式胃大部切除术"。术后 4 天,诉腹部胀痛,恶心,停止排气排便,查体:全腹膨隆,未见肠型,全腹压痛,以中上腹最为显著,轻度肌紧张,肠鸣音消失。体温 37.8 ℃,心率 90 次/min,血压 112/78 mmHg,血常规:白细胞 12×10^9/L,中性粒细胞比例 0.86;腹部 X 线平片见肠腔积气及小液气平面。以下护理措施错误的是(   )。

  A. 禁食、胃肠减压   B. 可适当用 654-2 止痛

  C. 协助患者取头低半坐卧位   D. 及时、准确记录出入水量

  E. 应用抗菌药预防感染

81. 患者,男性,46 岁,有胃溃疡病史近 10 年。近 2 个月疼痛加剧且失去节律性,无呕吐,服用多种抑酸剂不能缓解。查体:腹部平软,上腹部轻压痛,可扪及肿块,质硬。为确诊病因应首选(   )。

  A. 大便隐血试验   B. X 线钡餐检查   C. 幽门螺杆菌检查

  D. 胃镜检查   E. 胃液分析

82. 患者,女性,60 岁,有溃疡病史 10 余年。突然出现呕吐约 500 mL,伴有黑便,急诊入院,查体:神志清楚,血压 100/60 mmHg,心率 110 次/min。以下护理措施中正确的是(   )。

  A. 平卧位,头部略抬高   B. 三腔二囊管压迫止血

  C. 呕吐时头偏向一侧,防止误吸和窒息   D. 快速滴入血管加压素

  E. 暂时给予流质饮食

83. 患者,男性,44 岁,有溃疡病病史。患者近日感觉上腹饱胀不适,餐后疼痛加重,并有大量反复呕吐,呕吐物为酸腐味的宿食。此时对该患者最有效的护理措施是(   )。

  A. 静脉补液   B. 绝对卧床休息   C. 禁食洗胃

  D. 解痉镇痛   E. 心理护理

84. 患者,男性,45 岁,因突发性中上腹剧痛 12 h 来院急诊,体检发现板状腹,腹部立位平片示膈下有游离气体,生命体征尚平稳,既往有消化性溃疡病和不规则服药史。对该患者目前首先应采取的必要措施为(   )。

  A. 高浓度吸氧   B. 使用镇痛药   C. 立即输血

  D. 禁食并胃肠减压   E. 立即使用抗生素

85. 患者,男性,26 岁,1 个月前出现进食后上腹部胀痛,夜间常痛醒,进食后可以缓解,今日进餐后感上腹饱胀,频繁呕吐宿食,初步诊断为(   )。

  A. 胃溃疡伴出血   B. 十二指肠溃疡伴幽门梗阻

  C. 胃癌   D. 急性胃炎

E. 慢性胃炎

86. 患者,男性,37岁,有溃疡病史。中午饱餐后,出现上腹剧烈疼痛,伴恶心呕吐,腹肌紧张,出冷汗,休克。首先应考虑的并发症是(　　)。
    A. 癌变　　　　　　　　B. 感染　　　　　　　　C. 大出血
    D. 急性穿孔　　　　　　E. 幽门梗阻

87. 患者,男性,35岁,上腹部疼痛间歇性发作4年,多出现在夜间,进食可缓解,近1周反复呕吐,呕吐大量呈酸腐味的宿食,呕吐后疼痛减轻。此患者最可能的诊断是(　　)。
    A. 胃癌　　　　　　　　B. 慢性胃炎　　　　　　C. 胃溃疡伴幽门梗阻
    D. 十二指肠溃疡伴幽门梗阻　　　　　　　　　　E. 溃疡癌变

88. 患者,女性,32岁,3年来常出现左上腹痛,常在进食后疼痛,先后曾呕吐3次,胃肠钡餐检查未发现明显异常,体检仅上腹压痛。该患者最有可能的诊断是(　　)。
    A. 慢性胃炎　　　　　　B. 胃癌　　　　　　　　C. 胃溃疡
    D. 肠梗阻　　　　　　　E. 十二指肠溃疡

89. 患者,男性,45岁,反复上腹痛10余年,近2个月疼痛加重,检查示胃酸缺乏,进一步的治疗方案首选(　　)。
    A. X线钡餐检查　　　　B. 三联疗法　　　　　　C. 胃镜检查及组织活检
    D. 大便隐血试验　　　　E. 预防性手术治疗

90. 患者,女性,32岁,上腹部间歇性疼痛3年,空腹及夜间痛明显,进食后可缓解。3天前出现黑便,患者出现黑便的原因最可能是(　　)。
    A. 肠道感染　　　　　　B. 胃溃疡出血　　　　　C. 十二指肠溃疡出血
    D. 胃癌　　　　　　　　E. 应激性溃疡

91. 患者,男性,40岁,上腹部间歇规律性疼痛2年,疼痛呈烧灼样,多于进餐后30 min发作,持续1 h左右缓解,劳累时易发作。根据患者的症状,首选的检查方法是(　　)。
    A. 幽门螺杆菌检查　　　B. 胃镜检查　　　　　　C. 胃液分析
    D. X线钡餐检查　　　　E. B超检查

92. 患者,男性,30岁,有消化性溃疡病史。突发上腹部剧痛5 h,伴大汗淋漓、烦躁不安,服用制酸剂不能缓解,考虑有溃疡并穿孔的可能,下列选项中最有助于判断穿孔的体征是(　　)。
    A. 腹肌紧张　　　　　　B. 肠鸣音消失　　　　　C. 腹部移动性浊音呈阳性
    D. 腹式呼吸减弱　　　　E. 腹部叩诊鼓音

93. 患者,女性,32岁,上腹部节律性疼痛2年,常于过度劳累后诱发。近3天疼痛加剧,突然呕血约500 mL。查体:血压90/60 mmHg,巩膜无黄染,上腹部无压痛,未触及肝脾。对于目前了解的信息,该患者最有可能是(　　)。
    A. 肝硬化　　　　　　　B. 原发性肝癌　　　　　C. 溃疡癌变
    D. 溃疡并发出血　　　　E. 溃疡病发穿孔

94. 患者,男性,52岁。有消化性溃疡病史10余年,有多次出血史。本次出血后出现神志恍惚、四肢厥冷,无尿。查体:血压80/60 mmHg,心率120次/min,脉搏细弱。提示出血量为(　　)。
    A. 300～600 mL　　　　B. 600～800 mL　　　　C. 800～1 000 mL
    D. 1 000～1 500 mL　　E. >1 500 mL

95. 患者,男性,52岁,有溃疡病史10年。最近1周中上腹持续性胀痛,较以往严重,伴恶心、呕吐。近日呕血1次,量约为800 mL,呕血后气促明显,血压100/75 mmHg。该患者目前潜在的护理问题是(　　)。
  A. 疼痛　　　　　　　B. 恐惧　　　　　　　C. 活动无耐力
  D. 有液体不足的危险　E. 营养失调

96. 患者,男性,26岁,有DU病史5年。3天前大量饮酒后,上腹疼痛持续不缓解,口服法莫替丁无效。8 h前突然疼痛消失,但自觉头晕、眼花、无力,继而呕吐暗红色血约1 200 mL。家人送入院途中又呕吐约400 mL。查体:心率120次/min,血压80/58 mmHg。面色苍白,四肢湿冷,周身大汗,呼吸急促,略烦躁不安。腹部平软,剑突下有轻压痛,肝脾肋下未触及。肠鸣音亢进。鉴于目前患者情况考虑可能发生(　　)。
  A. 继发感染　　　　　B. 低血糖　　　　　　C. 休克
  D. 氮质血症　　　　　E. 肝性脑病

97. 患者,男性,40岁,面色灰暗,颈部及胸部有蜘蛛痣,近期反复牙龈出血。查血红蛋白80 g/L,白细胞$4.0×10^9$/L,血小板$60×10^9$/L,肝功能ALT<40IU,白蛋白36g/L,球蛋白35 g/L,出血原因最可能是(　　)。
  A. 凝血因子减少　　　B. 造血功能障碍　　　C. 营养不良
  D. 过敏反应　　　　　E. 肝硬化

98. 肝硬化患者,因3 h前呕鲜红色血800 mL而急诊入院,血压135/60 mmHg,心率122次/min。以下护理中不妥的是(　　)。
  A. 去枕平卧,头偏向一侧
  B. 密切观察生命体征及神志变化
  C. 流质饮食
  D. 建立静脉通道
  E. 备好双气囊三腔管待用

99. 患者,男性,56岁,肝硬化病史7年。近1个月来出现肝脏进行性肿大及持续性肝区疼痛,腹水呈血性。该患者最可能的并发症为(　　)。
  A. 上消化道出血　　　B. 感染　　　　　　　C. 活动性肝炎
  D. 原发性肝癌　　　　E. 肝脓肿

100. 患者,男性,65岁,"肝硬化伴上消化道出血"入院。出现性格改变、行为异常,有扑翼样震颤,该患者最可能出现的并发症为(　　)。
  A. 原发性肝癌　　　　B. 中枢神经系统感染　C. 肝性脑病
  D. 肝肾综合征　　　　E. 肝肺综合征

101. 患者,男性,61岁,因"腹胀、尿少10天"入院,因关节炎常服用阿司匹林,实验室检查提示乙肝两对半阳性,B超示"肝硬化腹水",考虑该患者肝硬化的主要病因是(　　)。
  A. 酒精中毒　　　　　B. 药物　　　　　　　C. 循环障碍
  D. 营养失调　　　　　E. 病毒性肝炎

102. 患者,男性,56岁,肝硬化史7年。此次因腹水入院治疗,某日大量利尿放腹水后出现肝性脑病。导致该患者肝性脑病最主要的诱因是(　　)。
  A. 上消化道出血　　　B. 高蛋白饮食　　　　C. 缺钾性碱中毒
  D. 感染　　　　　　　E. 药物

103. 患者,女性,50岁,肝硬化10余年伴大量腹水。近日出现意识障碍,血氨增高,肝肾功能减退,下列治疗不妥的是(　　)。
    A. 加强利尿,减少腹水
    B. 精氨酸静脉滴注
    C. 口服乳果糖,降低肠腔pH,减少氨的形成和吸收
    D. 静脉注射支链氨基酸补充能量,降低血氨
    E. 选用谷氨酸钠,降低血氨

104. 患者,男性,40岁。腹部叩及移动性浊音,标志腹水量为(　　)。
    A. 200 mL以上　　B. 500 mL以上　　C. 600～800 mL以上
    D. 1 000 mL以上　　E. 2 000 mL以上

105. 患者,男性,56岁,肝硬化病史5年。今日饮酒后突然大量呕血,伴神志恍惚,四肢湿冷,血压下降。该患者最易出现的并发症为(　　)。
    A. 自发性腹膜炎　　B. 心力衰竭　　C. 肾衰竭
    D. 肝性脑病　　E. 水电解质紊乱

106. 患者,女性,46岁,诊断为肝硬化。入院2天后突然出现呕血,提示胃内积血量为(　　)。
    A. 50～70 mL　　B. 70～100 mL　　C. 100～150 mL
    D. 150～250 mL　　E. 250～300 mL

107. 患者,男性,45岁,为肝硬化大量腹水患者。突然出现不明原因的发热、腹痛,触诊发现腹肌紧张,有压痛,并伴轻度反跳痛,此时该患者最可能的并发症是(　　)。
    A. 上消化道出血　　B. 自发性腹膜炎　　C. 肝性脑病
    D. 穿孔　　E. 肝肾综合征

108. 患者,男性,46岁,4年前诊断为肝硬化。近1周症状加重,出现大量腹水,对患者腹水治疗中不宜采用的是(　　)。
    A. 输注球蛋白　　B. 饮食中限制盐的摄入
    C. 应用利尿剂　　D. 反复大量放腹水
    E. 进水量每天限制在1 000 mL左右

109. 患者,男性,50岁,因肝硬化腹水入院。住院期间突然出现淡漠少言,神志恍惚,衣冠不整,吐字不清现象。此时应警惕患者可能出现了(　　)。
    A. 肝癌　　B. 继发感染　　C. 肝性脑病
    D. 肝肾综合征　　E. 上消化道出血

110. 患者,男性,45岁,因肝硬化大量腹水住院治疗。以下对患者护理措施正确的是(　　)。
    A. 患者取侧卧位,增加肝、肾血流量
    B. 每日进水量限制在1 200 mL
    C. 腹腔放液后应放松腹带,防止腹压增高
    D. 利尿剂应用以每天体重减轻不超过1 kg为宜
    E. 腹穿后缚紧腹带,防止腹内压骤降

111. 患者,男性,54岁,有长期的酗酒史,因肝硬化多次住院。此次因腹水和黄疸再次住院,查体:体温36.8 ℃,心率96次/min,呼吸24次/min,血压130/90 mmHg。为他提供

适当的液体摄入时,不宜静脉输入的液体是( )。
  A. 5% GS   B. 5% GNS   C. 10% GS
  D. 0.9% NaCl 溶液   E. 白蛋白

112. 患者,男性,40岁,有乙肝病史10年。近3周来,食欲缺乏,右上腹持续性胀痛,巩膜黄染,未予重视。今日突发腹部剧烈疼痛急诊入院。应重点观察患者( )。
  A. 疼痛性质的变化   B. 有无上消化道出血   C. 有无休克征象
  D. 心理状况   E. 肝功能变化

113. 患者,男性,67岁,有长期的酗酒史,因肝硬化多次住院。此次因腹水和黄疸再次入院,查体:体温36.1℃,心率92次/min,呼吸26次/min,血压140/80 mmHg。根据其现病史,他的实验室检查结果可能有( )。
  A. 血钾增高   B. 血氨降低   C. 凝血时间延长
  D. SGPT 水平降低   E. 白细胞增高

114. 患者,女性,58岁,有慢性肝炎病史15年,患肝硬化7年,曾多次住院。此次因为腹水和黄疸再次住院,查体:体温36.4℃,心率88次/min,呼吸22次/min,血压130/80 mmHg。目前该患者最主要的护理问题是( )。
  A. 焦虑   B. 恐惧   C. 知识缺乏
  D. 活动无耐力   E. 体液过多

115. 患者,男性,65岁,有慢性肝炎病史10年,患肝硬化5年,近日出现大部分时间昏睡,可唤醒,有扑翼样震颤,肌张力增高,脑电图异常现象。目前该患者最主要的护理问题是( )。
  A. 焦虑   B. 恐惧   C. 知识缺乏
  D. 活动无耐力   E. 有受伤的危险

116. 患者,男性,67岁,酗酒30多年,每日约饮半斤白酒。查体:肝肋下3 cm,脾脏肋下4 cm。面颈部见蜘蛛痣。化验检查外周血三系均减少,其减少的主要原因是( )。
  A. 骨髓移植   B. 病毒感染   C. 脾功能亢进
  D. 消化道大量出血   E. 肠道吸收障碍

117. 患者,男性,52岁,酗酒30余年,每日饮半斤白酒。查体:肝肋下3 cm,脾脏肋下4 cm。面颈部见蜘蛛痣。患者出现蜘蛛痣可能的原因是( )。
  A. 雄激素减少   B. 雌激素增多   C. 糖皮质激素减少
  D. 继发性醛固酮增多   E. 抗利尿激素增多

118. 患者,男性,60岁,因肝硬化并发上消化道出血,出现言语不清,举止反常,定向力和理解能力减退,腱反射亢进,扑翼样震颤存在,脑电图异常现象。应考虑病人处于肝性脑病( )。
  A. 前驱期   B. 昏迷前期   C. 昏睡期
  D. 浅昏迷期   E. 深昏迷期

119. 患者,男性,55岁,患肝病,有嗜睡现象,于今晨测体温时,呼之不应,但压迫眶上神经有痛苦表情,应判断为( )。
  A. 昏迷   B. 嗜睡   C. 浅昏迷
  D. 深昏迷   E. 意识模糊

120. 患者,男性,55岁,患肝硬化15年。3天前突然呕鲜血150 mL,随之出现黑便而住

院。昨天开始少言寡语,闷闷不乐,体格检查有扑翼样震颤,下列哪项是错误的?( )

A. 不宜灌肠和泻剂,以免诱发出血　　B. 不宜给高蛋白饮食

C. 口服新霉素　　D. 静脉滴注谷氨酸钠

E. 口服乳果糖

121. 患者,男性,60岁,患肝硬化5年,少量腹水,口服利尿剂,近日为补充营养,口服蛋白粉。今日家属发现其表情淡漠,回答问题准确,但吐字不清,有双手扑翼样震颤,初步诊断为肝性脑病,其诱发因素是( )。

A. 上消化道出血　　B. 高蛋白饮食　　C. 感染

D. 大量排钾利尿剂　　E. 放腹水

122. 患者,女性,54岁,患肝硬化5年。现患者出现欣快激动、衣冠不整现象,考虑为( )。

A. 肝硬化失代偿期　　B. 肝性脑病Ⅰ期　　C. 肝性脑病Ⅱ期

D. 肝性脑病Ⅲ期　　E. 肝性脑病Ⅳ期

123. 患者,男性,53岁,有肝硬化病史12年。今天清晨出现行为异常、胡言乱语而住院,诊断为肝性脑病,现需要灌肠,最适宜的灌肠液是( )。

A. 冰生理盐水　　B. 肥皂水　　C. 碳酸氢钠溶液

D. 高锰酸钾溶液　　E. 生理盐水加白醋

124. 患者,男性,56岁,有肝硬化病史2年。因上消化道大量出血急诊入院,后并发肝性脑病,出血后3天未排大便。应首选的措施是( )。

A. 清水灌肠　　B. 开塞露　　C. 肥皂水灌肠

D. 口服番泻叶　　E. 25%硫酸镁导泻+乳果糖口服

125. 急性胰腺炎患者,上腹部剧烈疼痛伴呕吐、发热,体检:上腹部压痛明显伴反跳痛,此时的饮食护理应为( )。

A. 低脂、适量蛋白、易消化流质

B. 低盐、高蛋白、适量脂肪流质

C. 高糖、低脂流质

D. 高生物效价低蛋白流质

E. 胃肠外静脉营养

126. 患者,男性,45岁,因大量饮酒后出现上腹部持续疼痛3 h来院治疗,为减轻疼痛,患者的常见体位是( )。

A. 平卧位　　B. 半卧位　　C. 头低脚高位

D. 端坐卧位　　E. 弯腰屈膝侧卧位

127. 患者,女性,56岁,有胆石症病史15年。上腹部剧痛4 h,呕吐3次,呕吐物中有胆汁。急诊入院,查白细胞$2×10^9$/L,中性粒细胞比值为0.8,怀疑为急性胰腺炎。护士应严密观察的项目不包括( )。

A. 生命体征　　B. 神志变化　　C. 24 h出入液量

D. 血、尿淀粉酶　　E. 大便隐血试验

128. 患者,女性,41岁,既往有胆石症,晚餐后突然出现中上腹痛,阵发性加剧,频繁呕吐,呕吐物含胆汁,呕吐后腹痛未减轻,化验血淀粉酶为2 500 U/L,于今日住院治疗。饮食护理应为( )。

A. 禁食　　　　　　　B. 少食多餐　　　　　C. 高脂饮食
　　D. 低蛋白饮食　　　　E. 低纤维饮食

129. 患者,男性,30岁,与别人打赌而大量进食后上腹部痛1天入院。查血淀粉酶为700 U/L,诊断为急性胰腺炎,经治疗痊愈,为预防本病复发,进行健康教育时下列哪项措施是不恰当的?（　　）
　　A. 避免暴饮暴食　　　B. 避免酗酒　　　　　C. 忌食油腻食物
　　D. 积极治疗胆石症　　E. 定期预防性应用抑肽酶

130. 患者,女性,46岁,诊断为急性胰腺炎,经治疗后腹痛、呕吐消失,开始饮食宜为（　　）。
　　A. 高脂、高蛋白流质　B. 低脂、低蛋白流质　C. 无渣半流质
　　D. 低脂、高蛋白流质　E. 高脂、低蛋白流质

131. 患者,男性,28岁,5 h前因暴饮暴食后出现上腹部刀割样疼痛,向腰背部放射,送到医院急诊,怀疑为急性胰腺炎,此时最具有诊断意义的实验室检查为（　　）。
　　A. 血清淀粉酶测定　　B. 血钙测定　　　　　C. 尿淀粉酶测定
　　D. 血常规检查　　　　E. 血糖测定

132. 患者,男性,36岁,既往有胆结石,今日午餐后突然出现中上腹痛,阵发性加剧,频繁呕吐,呕吐物含胆汁,呕吐后腹痛未减轻,化验血淀粉酶为2 500 U/L。初步诊断为（　　）。
　　A. 急性胃炎　　　　　B. 急性胰腺炎
　　C. 急性胆囊炎　　　　D. 消化性溃疡伴幽门梗阻
　　E. 急性肠炎

133. 患者,男性,35岁,既往有胆结石,今日晚餐后突然中上腹痛,阵发性加剧,频繁呕吐,呕吐物含胆汁,呕吐后腹痛未减轻,化验血淀粉酶为2 500 U/L。鉴于目前患者情况,治疗原则是（　　）。
　　A. 胃肠减压　　　　　B. 流食　　　　　　　C. 应用吗啡止痛
　　D. 禁用生长抑素类药物　E. 禁用抑肽酶

134. 患者,男性,45岁,患急性胰腺炎入院。经非手术治疗病情好转准备出院。下列患者的陈述中,提示患者对自身保健原则理解有误的是（　　）。
　　A. "我每天饭量要减少,分四五次吃。"
　　B. "我要少吃油腻的食物。"
　　C. "每天1杯红酒有助于我康复。"
　　D. "我的饮食必须规律,食物以蔬菜为主。"
　　E. "我应当检查一下,有胆道的疾病要尽早治疗。"

135. 上消化道出血患者,血压10/6 kPa(75/45 mmHg),脉搏130次/min,面色苍白,神志恍惚,四肢厥冷,无尿,估计出血量为（　　）。
　　A. 300 mL以下　　　　B. 300～500 mL　　　C. 500～1 000 mL
　　D. 1 000～1 500 mL　　E. 1 500 mL以上

136. 患者,男性,52岁,因上消化道出血使用三腔二囊管为其止血。压迫3天后出血停止,考虑拔管。此时需留管再观察的时间是（　　）。
　　A. 6 h　　　　　　　　B. 8 h　　　　　　　　C. 12 h
　　D. 24 h　　　　　　　E. 48 h

137. 患者,男性,36岁,有十二指肠溃疡病史3年。喜欢饮酒,因工作忙,加班数日,上腹部疼痛加剧,排黑便2次,伴头晕、面色苍白、出冷汗、四肢乏力,首先考虑的是(　　)。
　　A. 急性胰腺炎　　　　B. 急性胃肠穿孔　　　　C. 急性肠梗阻
　　D. 急性腹主动脉栓塞　E. 上消化道出血

138. 患者,男性,58岁,诊断为肝硬化,并且上消化道出血,在使用三腔气囊管压迫止血期间,突然出现躁动、呼吸困难,此时应立即(　　)。
　　A. 应用镇静剂　　　　B. 吸氧　　　　　　　　C. 应用呼吸兴奋剂
　　D. 报告医生　　　　　E. 放去气囊内的气体

139. 患者,女性,55岁,患肝硬化10年。2 h前呕吐鲜红色血液1 000 mL,血压85/55 mmHg,心率120次/min。以下不属于抢救措施的是(　　)。
　　A. 平卧位头偏向一侧　　　　　　　　B. 立即建立静脉通道
　　C. 密切观察生命体征　　　　　　　　D. 流质饮食
　　E. 备好双气囊三腔管待用

140. 患者,男性,58岁,诊断为肝硬化合并大出血,无陪护,入院后一般情况欠佳,随时危及生命,周围环境气氛紧张,医护人员尽全力抢救,此时最主要的护理是(　　)。
　　A. 预防感染　　　　　　　　　　　　B. 防止脏器衰竭
　　C. 稳定患者情绪　　　　　　　　　　D. 减轻疼痛
　　E. 密切观察大便颜色

三、A_3/A_4型题

(141~145题共用题干)

患者,男性,35岁,反复出现食欲缺乏、畏食、呕吐、腹泻等消化不良现象,时感上腹闷胀或疼痛,上腹有轻压痛,胃酸分泌稍低于正常范围,血清胃泌素结果正常,诊断为"慢性胃窦胃炎"。

141. 不符合该病表现的是(　　)。
　　A. 血清壁细胞抗体呈阳性　B. 嗳气、反酸　　　　C. 周期性上腹痛
　　D. 呕血及黑便　　　　　　E. 血清胃泌素降低

142. 该病常见的临床表现是(　　)。
　　A. 恶心、呕血　　　　B. 呕血、黑便　　　　C. 上腹部不适
　　D. 反酸、嗳气　　　　E. 腹泻、便秘

143. 该病与哪种细菌感染有关?(　　)
　　A. 幽门螺杆菌　　　　B. 沙门菌　　　　　　C. 链球菌
　　D. 肺炎球菌　　　　　E. 大肠埃希菌

144. 该患者最佳的治疗措施是(　　)。
　　A. 少量多餐　　　　　B. 加强锻炼　　　　　C. 抑制胃酸分泌
　　D. 促进胃肠蠕动　　　E. 抗菌及保护胃黏膜

145. 给患者进行指导时,下列哪项不妥?(　　)
　　A. 禁食山楂等酸性食物
　　B. 指导患者养成良好的饮食习惯
　　C. 帮助患者戒烟、酒
　　D. 介绍常用药物使用方法

E. 嘱患者定期进行门诊复查

(146～150题共用题干)

患者,男性,41岁,上腹隐痛伴反酸、嗳气2个月,检查:上腹部轻度压痛,大便隐血试验呈阳性。

146. 大便隐血试验呈阳性提示(　　)。
  A. 并发出血　　　　　B. 溃疡病变活动　　　C. 溃疡恶变
  D. 溃疡慢性穿孔　　　E. 合并胃炎

147. 预约次日做纤维胃镜检查,下列检查前准备中哪项不必要?(　　)
  A. 说明检查目的,消除紧张心理　　　　B. 禁食8 h
  C. 排空大小便　　　　　　　　　　　　D. 抽尽胃内容物
  E. 取下活动义齿

148. 胃镜检查示十二指肠球部溃疡,该病的腹痛节律性为(　　)。
  A. 进食后30～60 min出现,至下次进餐前消失
  B. 进餐后30～60 min出现,至下次进餐后消失
  C. 进餐后3～4 h出现,至下次进食后消失
  D. 进食时出现,至下次进食后30～60 min消失
  E. 进食时出现,至下次进食前消失

149. 医嘱口服法莫替丁、阿莫西林及胶体铋,护士给以下服药指导,其中错误的是(　　)。
  A. 法莫替丁每日3次,餐后口服
  B. 服胶体铋餐前1 h及服药物0.5 h内不应进食
  C. 阿莫西林每日4次口服
  D. 青霉素过敏者禁用阿莫西林
  E. 胶体铋可致粪便呈黑色

150. 经治疗1周后,症状缓解,大便隐血试验转阴而出院。出院前护士对他做饮食护理知识教育,其中正确的是(　　)。
  A. 选择营养丰富的食物,可多饮牛奶
  B. 为保持大便通畅,增加纤维素食物
  C. 应绝对禁烟,可饮少量低度酒
  D. 忌饮咖啡,可饮浓茶
  E. 食物温度宜接近体温,避免过冷、过热

(151～153题共用题干)

患者,男性,42岁,间歇性上腹痛3年,有嗳气、反酸、食欲缺乏,冬、春季较常发作。近3天来腹痛加剧,突然呕血200 mL。

151. 该患者出血的原因,最有可能的是(　　)。
  A. 慢性胃炎　　　　　B. 消化性溃疡　　　　C. 胃癌
  D. 胃肠道黏膜糜烂　　E. 肝硬化

152. 为确诊应首选(　　)。
  A. X线钡餐检查　　　B. 超声检查　　　　　C. 大便隐血试验
  D. 纤维内镜检查　　　E. 胃液分析

153. 最适宜采取何种治疗？（ ）
    A. 禁食　　　　　　　　B. 流质饮食＋输液＋法莫替丁
    C. 禁食＋输血治疗　　　D. 禁食＋输液治疗
    E. 输血治疗＋酚磺乙胺

（154～157题共用题干）

患者，男性，38岁，有胃溃疡史8年，因突发腹痛3h来急诊。

154. 采集病史是应特别注意询问(　　)。
    A. 近期饮酒状况　　　　B. 近期胃镜检查情况
    C. 胃溃疡病史　　　　　D. 腹痛部位性质和伴随症状
    E. 近期食欲与睡眠情况

155. 体检重点应是(　　)。
    A. 肠鸣音　　　　B. 腹部形态　　　　C. 肝浊音界位置
    D. 直肠指检　　　E. 腹水征

156. 对确诊有价值的辅助检查是(　　)。
    A. 腹部CT　　　　B. 腹腔灌洗　　　　C. 淀粉酶测定
    D. X线　　　　　 E. 腹部MRI

157. 在没有明确诊断前，应采取的护理措施是(　　)。
    A. 流质饮食　　　B. 适当镇痛　　　　C. 腹部热敷
    D. 胃肠减压　　　E. 适当解痉

（158～159题共用题干）

王先生，患肝硬化5年，中午因饮食不当突然出现呕血，伴神志恍惚、心悸、四肢厥冷、无尿，心率128次/min，血压80/55 mmHg，血红蛋白80 g/L。

158. 根据上述情景判断其出血量为(　　)。
    A. 300～500 mL　　　B. 500～800 mL　　　C. 800～1 000 mL
    D. 1 000～1 500 mL　E. ＞1 500 mL

159. 王先生出血后易诱发(　　)。
    A. 窒息　　　　　B. 猝死　　　　　C. 肝性脑病
    D. 肾衰竭　　　　E. 电解质紊乱

（160～162题共用题干）

患者，女性，65岁，有肝硬化史5年，因饮食不当出现呕血、黑便1天入院，呕吐暗红色液体3次，量约为800 mL，解黑便2次，量约为500 g。查体：体温37.8℃，心率120次/min，呼吸22次/min，血压85/60 mmHg，精神萎靡，面色苍白，四肢湿冷，医嘱予以输血800 mL。

160. 该患者出血最可能的原因为(　　)。
    A. 胃溃疡　　　　　　　　　　B. 十二指肠球部溃烂
    C. 急性糜烂性血性胃炎　　　　D. 食管胃底静脉曲张破裂
    E. 胃癌

161. 该患者目前最主要的护理问题是(　　)。
    A. 体液不足　　　　　B. 营养失调，低于机体需要量
    C. 体温升高　　　　　D. 焦虑
    E. 活动无耐力

162. 最有可能出现的并发症为(　　)。
    A. 肝肾综合征　　　　B. 肝肺综合征　　　　C. 肝性脑病
    D. 上消化道出血　　　E. 水、电解质、酸碱平衡紊乱

(163～168题共用题干)

患者,男性,52岁,肝硬化,大量腹水。入院后给予利尿剂治疗,腹水明显减少,但患者出现了淡漠少言、反应迟钝、语言不清等症状。

163. 根据患者的情况,考虑可能出现了(　　)。
    A. 继发感染　　　　　B. 脑出血　　　　　　C. 低血糖昏迷
    D. 肝性脑病　　　　　E. 肝肾综合征

164. 为防止发生此并发症,应采取的措施是(　　)。
    A. 限制水的摄入,每天少于1 000 mL
    B. 加用保钾利尿剂,利尿速度不宜过快
    C. 输注白蛋白
    D. 加大利尿剂用量
    E. 限制盐的摄入

165. 该患者可能出现的电解质紊乱是(　　)。
    A. 代谢性酸中毒　　　B. 代谢性碱中毒　　　C. 呼吸性酸中毒
    D. 呼吸性碱中毒　　　E. 混合性酸中毒

166. 对于该患者的饮食护理,应注意(　　)。
    A. 限制蛋白质每天在20 g以内
    B. 易消化、高蛋白、高热量
    C. 多饮水,多吃新鲜蔬菜和水果
    D. 首选动物蛋白,增加营养
    E. 控制糖类的摄入量

167. 若此时给患者做脑电图检查,最可能的改变是(　　)。
    A. 无异常改变　　　　　　　　　　　B. 波形正常,节律变慢
    C. 波形正常,节律变快　　　　　　　D. 出现每秒1～3次的δ波
    E. 出现每秒4～7次的δ波

168. 如果患者出现大量呕血和黑便,甚至引起出血性休克,考虑可能出现了(　　)。
    A. 肝肾综合征　　　　B. 继发感染　　　　　C. 上消化道出血
    D. 应激性溃疡　　　　E. 肝肺综合征

(169～174题共用题干)

患者,男性,56岁,有肝硬化病史10余年。近日食欲明显减退,黄疸加重。今晨因剧烈咳嗽突然呕出咖啡色液体约200 mL,黑便2次,感头晕、眼花、心悸。急诊入院。体检:神志清楚,面色苍白,血压80/60 mmHg,心率110次/min。

169. 患者上消化道出血最可能的原因是(　　)。
    A. 消化性溃疡出血　　　　　　　　　B. 食管胃底静脉曲张出血
    C. 急性糜烂性出血性胃炎　　　　　　D. 应激性溃疡
    E. 胃癌出血

170. 对该患者紧急处理措施中首要的是(　　)。

A. 内镜检查明确病因 B. 积极补充血容量 C. 立即采取止血措施
D. 手术治疗 E. 升压药提高血压

171. 该患者止血治疗宜采用的药物是（　　）。
A. H_2受体拮抗剂 B. 质子泵抑制剂 C. 生长抑素
D. 去甲肾上腺素 E. 酚磺乙胺

172. 该患者目前最主要的护理诊断是（　　）。
A. 疼痛 B. 营养失调 C. 活动无耐力
D. 体液不足 E. 有感染的危险

173. 若经过治疗，患者情况已基本稳定，下列选项提示已经出血停止的是（　　）。
A. 听诊肠鸣音10~12次/min
B. 黑便次数增加，粪便稀薄
C. 血红蛋白测定下降
D. 尿量正常，血尿氮素持续增高
E. 血压基本维持在正常水平

174. 若患者突然出现神志恍惚、嗜睡，提示可能出现（　　）。
A. 消化道再出血 B. 脑出血 C. 低血容量性休克
D. 肝性脑病 E. 肝肾综合征

（175~177题共用题干）

患者，男性，48岁，有肝硬化病史8年，最近出现腹水而在家休息。4天前开始解黑便，今天淡漠少言，反应迟钝来就诊，怀疑有肝性脑病的可能。

175. 关于肝性脑病的诱发因素与下列哪项因素无关？（　　）
A. 上消化道出血 B. 疼痛 C. 摄入大量高蛋白饮食
D. 大量放腹水 E. 感染

176. 肝性脑病的治疗与下列哪项措施无关？（　　）
A. 灌肠或导泻清除肠内积血
B. 静脉滴注谷氨酸钠
C. 口服新霉素
D. 便秘时可用米醋稀释灌肠
E. 给予复方甘草合剂止咳祛痰

177. 肝性脑病患者用乳果糖的主要作用是（　　）。
A. 增加糖的供给，保护肝脏 B. 导泻
C. 抑制肠道细菌繁殖 D. 改变肠道 pH
E. 抑制血氨形成

（178~180题共用题干）

患者，男性，50岁，因肝硬化食管静脉曲张、腹水入院治疗。放腹水后出现精神错乱、幻觉，伴有扑翼样震颤、脑电图异常等表现。

178. 此时患者可能处于肝昏迷的哪一期？（　　）
A. 前驱期 B. 昏迷前期 C. 昏睡期
D. 浅昏迷期 E. 深昏迷期

179. 护士遵医嘱用硫酸镁导泻，必须密切观察病情，但以下哪种不属于重点观察的

内容?(　　)

　　A. 体温　　　　　　B. 脉搏　　　　　　C. 血压
　　D. 尿量　　　　　　E. 排便量

180. 目前给患者安排哪种饮食为宜?(　　)
　　A. 给予低蛋白饮食　　　　　　B. 保证总热量和糖类摄入
　　C. 补充大量维生素 A　　　　　D. 给予富含粗纤维饮食
　　E. 限制含钾食物的摄入

(181~183 题共用题干)

患者,男性,42 岁,与朋友聚餐饮酒后 6 h 出现剧烈而持续的中上腹疼痛,并向腰背部呈带状放射,伴有恶心呕吐,吐出食物和胆汁。查体:体温 38 ℃,心率 90 次/min,血压 105/75 mmHg,上腹部有压痛,临床诊断为急性胰腺炎。

181. 该病人主要的病因是(　　)。
　　A. 胆道疾病　　　　B. 高脂血症　　　　C. 高钙血症
　　D. 暴饮暴食　　　　E. 胰腺外伤

182. 首选的检查方法是(　　)。
　　A. 尿淀粉酶　　　　B. 血淀粉酶　　　　C. 血清脂肪酶
　　D. B 型超声波　　　E. 血糖测定

183. 能有效抑制胰腺分泌的药物是(　　)。
　　A. 阿托品　　　　　B. 甲氰咪胍　　　　C. 生长抑素
　　D. 甲硝唑　　　　　E. 山莨菪碱

(184~186 题共用题干)

患者,男性,40 岁,于饱餐、饮酒后突然发生中上腹持久剧烈疼痛,伴反复恶心,呕吐出胆汁。护理体检:上腹部压痛,腹壁轻度紧张。测血清淀粉酶明显升高。

184. 对该患者的首选处理措施是(　　)。
　　A. 禁食、胃肠减压　　B. 适当补钾、补钙　　C. 外科手术准备
　　D. 屈膝侧卧位　　　　E. 应用抗生素

185. 若考虑为单纯性水肿型胰腺炎,不应有的表现是(　　)。
　　A. 腹痛　　　　　　B. 腹胀　　　　　　C. 休克
　　D. 呕吐　　　　　　E. 发热

186. 经治疗后,腹痛呕吐基本缓解。患者饮食宜(　　)。
　　A. 高脂、高糖　　　B. 高脂、低糖　　　C. 低脂、高糖
　　D. 低脂、低蛋白　　E. 低脂、低糖

(187~191 题共用题干)

患者,男性,36 岁。饱食后突感上腹部剧痛,迅速扩展至全腹,伴恶心、呕吐后腹痛无减轻,发病数小时后来院急诊。查体:痛苦貌,血压 85/50 mmHg,心率 124 次/min,全腹肌紧张,压痛、反跳痛,肠鸣音消失,白细胞 $16×19^9$/L。中性粒细胞比为 0.9,既往身体健康,无消化性溃疡史、有胆石症病史。

187. 考虑最可能为(　　)。
　　A. 急性胰腺炎　　　B. 急性胆管炎　　　C. 急性阑尾炎
　　D. 十二指肠溃疡穿孔　E. 急性肠梗阻

188. 为协助明确诊断,首选的检查为( )。
    A. 静脉胆道造影   B. 腹部 CT 检查   C. 血、尿淀粉酶
    D. 腹腔穿刺   E. 腹部 B 超
189. 该患者导致上述疾病的主要诱因为( )。
    A. 急性外伤   B. 不洁饮食   C. 暴饮暴食和胆石症
    D. 胆石症   E. 腹部 B 超
190. 若诊断明确,最先采用的措施是( )。
    A. 禁食、胃肠减压、抗休克同时完善各项术前准备
    B. 密切观察病情变化
    C. 积极抗休克治疗,暂不宜手术
    D. 积极抗感染治疗
    E. 解痉镇痛治疗
191. 该患者目前主要的护理诊断不包括( )。
    A. 体液过多   B. 体液不足   C. 急性疼痛
    D. 个人应对无效   E. 焦虑、恐惧

(192~195 题共用题干)

患者,女性,32 岁,因黑色稀便 4 天入院。近 4 天来,每天解黑色稀便 3 次,每次约为 150 g。患者有多年上腹隐痛史,常有夜间痛、饥饿痛,进食可缓解。体格检查:贫血貌,皮肤无黄染,肝脾肋下未触及。

192. 入院后为了明确诊断,首先要进行的检查应是下列哪一项?( )
    A. X 线钡餐检查   B. 胃镜检查   C. 血常规检查
    D. 选择性动脉造影   E. 胃液分析检查
193. 最可能的诊断是( )。
    A. 十二指肠溃疡并出血
    B. 食道与胃底静脉曲张破裂出血
    C. 胃癌并出血
    D. 胃溃疡并出血
    E. 急性胃黏膜损害所致的出血
194. 入院后第 3 天,患者突然出现呕血,呕出暗红色血液 600 mL。此时,对该患者要采取的首要护理措施是( )。
    A. 监测心率、体温、呼吸变化
    B. 开放静脉通道,补充血容量
    C. 嘱患者卧床休息,给予心理支持
    D. 给氧
    E. 血常规检查
195. 患者目前主要的护理问题是( )。
    A. 有水、电解质及酸碱平衡失调的危险   B. 活动无耐力
    C. 组织灌注量不足   D. 有受伤的危险
    E. 营养失调:低于机体需要量

(196~198 题共用题干)

患者,男性,64岁,因消瘦、腹胀、食欲不振8年入院,有慢性乙型病毒性肝病史15年。查体:皮肤、巩膜黄染,腹部膨隆,移动性浊音阳性,脾肋下可触及。

196. 该患者首先考虑的诊断是( )。

  A. 肝脓肿   B. 肝硬化伴腹水   C. 慢性迁延性肝炎

  D. 原发性肝癌   E. 肝性脑病

197. 患者突然呕吐出暗红色血块约1 100 mL,急诊胃镜示"食管静脉曲张破裂出血",估计患者目前最有可能先出现的是( )。

  A. 急性肝功能衰竭   B. 心力衰竭   C. 急性肾衰竭

  D. 感染   E. 失血性休克

198. 如经三腔二囊管压迫止血24 h后未见继续出血,此时对三腔二囊管的处理应是( )。

  A. 放气拔管,继续内科治疗

  B. 气囊放气后留置三腔管观察24 h

  C. 继续压迫至大便颜色转黄后放气拔管

  D. 三腔二囊管继续压迫24 h

  E. 放气拔管,转外科手术治疗

参考答案

1~5 CACDC	6~10 ABAAE	11~15 BDABB
16~20 DCBED	21~25 BDCBC	26~30 CDEAC
31~35 DCDAC	36~40 DADBC	41~45 AECBD
46~50 AACCD	51~55 CDDAD	56~60 ECACC
61~65 DABAC	66~70 BCDBC	71~75 ACCCD
76~80 CCDCA	81~85 DCCDB	86~90 DDCCC
91~95 BBDDD	96~100 CECDC	101~105 ECADD
106~110 EBDCE	111~115 DCCEE	116~120 CBBCA
121~125 BBEEE	126~130 EEAEB	131~135 ABACD
136~140 DEEDC	141~145 ACAEA	146~150 BDCAE
151~155 BDDDC	156~160 DDDCD	161~165 ADDBB
166~170 AACBB	171~175 CDEDB	176~180 EDCAB
181~185 DBCAC	186~190 EACCA	191~195 ABABC
196~198 BEB		

第四章 泌尿系统疾病病人的护理

第一节 泌尿系统疾病常见症状、体征的护理

肾实质分为皮质和髓质两部分。肾单位是肾脏的基本结构功能单位,肾单位主要由肾小体及肾小管组成。肾小体由肾小球及肾小囊构成,主要功能为滤过。肾小管的主要功能有重吸收功能、分泌和排泄功能、浓缩稀释功能。另外,肾脏还可分泌激素:① 血管活性激素主要有肾素。球旁细胞分泌(肾灌注压下降、交感兴奋及体内钠减少均可刺激分泌);前列腺素(PG):由肾髓质的间质细胞分泌,主要是增加肾血流量和水钠排出,使血压降低;激肽释放酶:可使缓激肽增多,扩张小动脉,增加肾血流量,并刺激前列腺素的分泌。② 非血管活性激素主要有 1-a 羟化酶。促使 $1,25-(OH)_2D_3$ 生成,促进小肠及肾小管对钙、磷的吸收及骨钙动员等;促红细胞生成素(EPO):促进红细胞生成、加速血红蛋白合成。肾性贫血常与 EPO 减少有关。

泌尿系统疾病常见症状有肾源性水肿、尿路刺激征、肾性高血压、尿异常等。

一、肾源性水肿

1. 病因及临床特点

水肿是肾小球疾病最常见症状。分为肾炎性水肿及肾病性水肿:① 肾炎性水肿主要是由于肾小球滤过率下降,而肾小管重吸收功能相对正常造成"球-管失衡",使得水钠潴留而产生的水肿。多见于急、慢性肾小球肾炎。常首先发生于眼睑等结缔组织疏松部位,逐步向颜面部及全身发展。指压凹陷不明显。② 肾病性水肿主要是由于长期大量蛋白尿造成低蛋白血症,血浆胶体渗透压降低,导致液体从血管内渗入组织间隙而产生的水肿。此外,继发性有效循环血容量减少可激活肾素-血管紧张素-醛固酮系统(RAAS),进一步加重水肿。常见于肾病综合征。水肿显著,多从下肢开始,常为全身性、凹陷性,常伴胸、腹水。

2. 护理问题

(1) 体液过多 与肾小球滤过功能下降致水钠潴留、大量蛋白尿致血浆胶体渗透压降低有关。

(2) 有皮肤完整性受损的危险 与皮肤水肿、营养不良有关。

3. 护理措施

(1) 休息:严重水肿应卧床休息。下肢水肿可抬高下肢,阴囊水肿可用吊带托起。

(2) 饮食护理:限制水、钠摄入,每日摄钠盐<3 g;严重水肿者每天液体入量为前 1 天 24 h

尿量加 500 mL,严格限盐。补充足够热量,以免引起负氮平衡。蛋白质摄入:若无氮质血症,可予 1.0 g/(kg·d)的优质蛋白质。肾功能不全应限制蛋白质摄入,一般予 0.6~0.8 g/(kg·d)的优质蛋白,尽量少摄入植物蛋白。

(3) 病情观察:记录 24 h 出入液量,监测尿量变化;定期测量体重;观察水肿消长的情况,观察有无胸腔、腹腔和心包积液。

(4) 用药护理:遵医嘱正确用药,观察疗效和不良反应。

(5) 做好皮肤护理,防止破溃。

二、尿路刺激征

尿路刺激征指膀胱颈和膀胱三角区受炎症或机械刺激而引起的尿频、尿急、尿痛,可伴有排尿不尽感及下腹坠痛。

1. 病因

多与尿路感染、结石、膀胱肿瘤等有关。

2. 护理问题

排尿障碍:尿频、尿急、尿痛与尿路感染所致的膀胱激惹状态有关。

3. 护理措施

(1) 休息:急性发作期应注意卧床休息。宜取屈曲位,尽量勿站立或坐直。

(2) 增加水分摄入:每天饮水量>2 000 mL,勤排尿,每 2 h 排尿 1 次,保证每天尿量在 1 500 mL 以上,以达到冲洗尿路、促进细菌和炎性分泌物排泄的目的。

(3) 会阴部皮肤黏膜护理:正确清洗会阴,保持会阴部清洁干燥。

(4) 用药护理:遵医嘱给予抗生素、抗胆碱能药物(可减轻尿路刺激征)、碳酸氢钠(碱化尿液以减轻尿路刺激征)等,观察药物疗效和不良反应。

(5) 疼痛护理:指导病人按摩或热敷膀胱区,采用分散注意力的方法,以缓解疼痛。

三、肾性高血压

肾性高血压是最常见的继发性高血压,按病因分为肾血管性和肾实质性高血压两类。肾实质性高血压多见。主要由急性或慢性肾小球肾炎、慢性肾盂肾炎、慢性肾衰竭等引起。按发生机制分为容量依赖性高血压(多见,占 80% 以上)和肾素依赖性高血压(少见,占 10% 左右)。

(1) 容量依赖性高血压:与水钠潴留致血容量增多有关。见于急性、慢性肾小球肾炎和大多数肾功能不全。限制水钠摄入和使用利尿剂可使血压降低。

(2) 肾素依赖性高血压:与肾素-血管紧张素-醛固酮系统(RAAS)兴奋有关。多见于肾血管疾病和少数慢性肾衰竭晚期病人。一般降压药效果差,限制水钠摄入和使用利尿剂反而使血压升高。可应用血管紧张素转换酶抑制剂(ACEI)(首选药)或血管紧张素受体拮抗剂(ARB)、钙拮抗剂降压。

四、尿异常

1. 少尿和无尿

少尿是指 24 h 尿量少于 400 mL,无尿是指 24 h 尿量少于 100 mL。主要原因是肾小球滤过率下降,分为:① 肾前性少尿(呕吐、腹泻、烧伤、大出血、休克、心功能不全等致心排量减少、血容量不足或肾血管痉挛等)。② 肾性少尿(急性、慢性肾炎、肾衰竭等)。③ 肾后性少尿(输尿管结石等)。

2. 多尿

多尿是指 24 h 尿量超过 2 500 mL。多尿分为肾性和非肾性两类。肾性多尿见于各种原因所致的肾小管功能不全(慢性肾盂肾炎、肾动脉硬化等)。非肾性多尿见于糖尿病、尿崩症等。夜尿增多是指夜间尿量超过 750 mL。持续夜尿增多,且尿比重低于 1.018,提示肾小管浓缩功能减退。

3. 蛋白尿

蛋白尿是指 24 h 尿蛋白含量持续超过 150 mg,蛋白质定性试验呈阳性。

(1) 生理性蛋白尿:轻度暂时性蛋白尿,多见于剧烈运动、发热、紧张、直立等。

(2) 肾小球性蛋白尿:最常见,肾小球通透性增加所致,以清蛋白为主,多见于原发或继发性肾小球疾病、肾循环障碍、缺氧等。

(3) 肾小管性蛋白尿:肾小球滤过正常而肾小管重吸收障碍所致,以 α_1、β_2 微球蛋白为主,见于肾小管损伤,如肾盂肾炎、急性肾小管坏死、间质性肾炎、药物影响等。

(4) 混合性蛋白尿:肾小球和肾小管均损伤所致,见于慢性肾小球肾炎、肾病综合征、SLE、糖尿病等。

(5) 溢出性蛋白尿:血液循环中出现大量低分子蛋白质,超过肾小管重吸收的极限而出现于尿中,见于多发性骨髓瘤、急性溶血、骨骼肌严重创伤及大面积心肌梗死等。

(6) 组织性蛋白尿:受炎症、中毒或药物影响,肾小管对 T-H 糖蛋白的分泌量增加或肾组织破坏释放入尿液的蛋白增加所致。

4. 血尿

(1) 镜下血尿:尿沉渣镜检每高倍视野红细胞>3 个,或 1 h 尿红细胞计数超过 10 万个。

(2) 肉眼血尿:尿液呈血样或洗肉水样。多由泌尿系统疾病引起,如肾小球肾炎、肾盂肾炎、泌尿道结石、结核、肿瘤等;也可由全身性疾病如血液病、风湿病、感染性疾病、药物引起;此外剧烈运动后也可发生血尿。

5. 白细胞尿、脓尿、菌尿

尿沉渣镜检每高倍视野白细胞>5 个,或新鲜尿液白细胞计数超过 40 万个,称为白细胞尿。因吞噬病原体而退变的白细胞称脓细胞,故也称脓尿。菌尿是指中段尿涂片镜检,每高倍视野均可见细菌,或尿细菌培养菌落计数超过 10^5 个/mL。白细胞尿、脓尿、菌尿见于泌尿系统感染。

6. 管型尿

正常人尿液中可有少量透明管型。若 12 h 尿沉渣计数管型超过 500 个,或镜检发现大量其他管型,称管型尿。

(1) 白细胞管型见于上尿路感染(肾盂肾炎),单纯下尿路感染无白细胞管型。
(2) 红细胞管型见于急、慢性肾小球肾炎,泌尿系结核、结石、肿瘤等。
(3) 上皮细胞管型见于急性肾小管坏死。
(4) 蜡样管型见于慢性肾炎后期、慢性肾衰竭。

五、肾区痛

肾区痛是由于肾盂、输尿管内张力增高或包膜受牵拉所致,查体可有肾区(肋脊点、肋腰点)压痛和叩击痛。多见于肾脏或附近组织炎症、肿瘤等。

肾绞痛特点为疼痛常突然发作,可向下腹、外阴及大腿内侧放射,多伴血尿。见于输尿管内结石或血块等移行所致。

第二节 肾小球疾病病人的护理

一、急性肾小球肾炎

急性肾小球肾炎(急性肾炎)是一组起病急,以血尿、蛋白尿、水肿和高血压为特征的肾脏疾病,可伴有一过性肾功能不全。多见于链球菌感染后引起的免疫反应所致,儿童多见。

(一) 病因与发病机制

本病常由 β-溶血性链球菌感染引起,感染后链球菌的某些成分刺激机体产生抗体,形成免疫复合物沉积于肾小球,导致肾小球内皮细胞及系膜细胞增生,并有炎性细胞浸润,最终导致肾脏发生免疫性炎症。

(二) 临床表现

本病常有前驱感染,尤其是链球菌引起的上呼吸道感染,1～3 周后出现肾炎表现。

1. 尿异常

几乎所有病人均有血尿,常为首发症状。可伴有轻、中度蛋白尿,多数病人每天尿蛋白 <3.5 g。

2. 水肿

常为首发症状,系肾小球滤过率下降致水钠潴留引起。多表现为晨起眼睑水肿,面部肿胀,呈"肾炎面容"。水肿可逐渐蔓延至全身。

3. 高血压

多为轻、中度血压升高,与水钠潴留有关。

4. 肾功能异常

疾病早期可因肾小球滤过率下降致尿量减少或少尿,可出现一过性轻度氮质血症,1~2周后尿量增加,肾功能逐渐恢复。仅极少数出现急性肾衰竭。

(三) 辅助检查

1. 尿液检查

几乎所有病人均有镜下血尿,呈多形性红细胞,可有红细胞管型。轻、中度蛋白尿(<3.5 g/d),少数有大量蛋白尿。

2. 免疫学检查

发病初期补体C_3及总补体均下降,于8周内恢复正常,对本病诊断有较大意义。血清抗链球菌溶血素"O"(ASO)滴度增高,提示近期曾有链球菌感染,其滴度高低与链球菌感染严重性相关。

3. 肾功能检查

可有肾小球滤过率下降,血尿素氮和肌酐轻度升高。

4. B超检查

双肾体检增大。

5. 肾活组织病理检查

确诊肾炎的最重要方法。

(四) 治疗要点

以卧床休息和对症治疗(利尿、降血压等)为主,急性肾衰竭行透析治疗。本病为自限性疾病,不主张使用糖皮质激素及细胞毒药物治疗。

(五) 护理问题

(1) 体液过多　与肾小球滤过率下降致水钠潴留有关。
(2) 活动无耐力　与低盐饮食、并发症等有关。
(3) 潜在并发症:急性肾衰竭、高血压脑病等。

(六) 护理措施

1. 一般护理

(1) 休息和活动:急性期应绝对卧床休息4~6周,直至肉眼血尿消失、水肿消退及血压恢复正常后,方可逐步活动。病情稳定后1~2年可做轻体力活动,避免劳累、重体力活动及剧烈运动。

(2) 饮食护理:每日摄入钠盐<3 g。当病情好转、血压恢复正常、水肿消退、尿蛋白减少后,可逐步增加摄盐量直至正常。进水量以前1日尿量加500 mL,应遵循宁少勿多的原则。有氮质血症时,限制蛋白质摄入,以优质蛋白为主。

2. 病情观察

密切观察生命体征、尿液颜色、尿量、水肿、体重、肾功能等情况。注意有无急性肾衰竭、高血压脑病等并发症表现。

3. 用药护理

遵医嘱正确用药,观察疗效和不良反应。

(七) 健康教育

向病人及家属介绍疾病知识,指导病人积极进行病因治疗,避免诱因。指导病人合理安排休息与活动,急性期应绝对卧床休息4~6周,直至肉眼血尿消失、水肿消退及血压恢复正常后,方可逐步活动。病情稳定后1~2年避免劳累及剧烈运动。指导病人合理饮食,每日摄入钠盐<3 g。当病情好转、血压恢复正常、水肿消退、尿蛋白减少后,可逐步增加摄盐量直至正常。进水量以前1日尿量加500 mL,应遵循宁少勿多的原则。

二、慢性肾小球肾炎

慢性肾小球肾炎是最常见的一组原发性肾小球疾病。表现为蛋白尿、血尿、水肿、高血压、肾功能损害,病程长(往往1年以上)。初期常无明显症状,以后缓慢持续性进展,最终发展成慢性肾衰竭。多见于中、青年男性。

(一) 病因与发病机制

1. 病因不清

常由各种原发性肾小球疾病迁延发展而来。仅少数由急性肾炎演变而来。

2. 发病机制

起始因素为免疫介导性炎症,后期有非免疫非炎症性因素参与(如高血压、超负荷的蛋白饮食等)。

3. 病理类型

系膜增生性肾炎、系膜毛细血管性肾炎、膜性肾病、局灶性节段性肾小球硬化等。

(二) 临床表现

不同病理类型的慢性肾炎表现差异较大,其共同临床表现有:① 蛋白尿:必有表现。尿蛋白定量常在1~3 g/d。② 血尿:多为镜下血尿。③ 轻、中度水肿:常为首发症状,晨起多为眼睑、颜面水肿,下午双下肢水肿明显。④ 高血压:多为轻、中度高血压,以舒张压升高为主。部分病人以高血压为突出表现。⑤ 肾功能损害:肾功能呈进行性损害,最后发展为尿毒症。⑥ 并发症:易并发呼吸道、尿路感染、心力衰竭等。

(三) 辅助检查

1. 尿液检查

尿蛋白定性试验(＋~＋＋＋),24 h定量1~3 g/d;血尿:多为镜下血尿,为多型红细胞;可有颗粒管型,后期有蜡样管型。

2. 血液检查

晚期常有贫血。血浆白蛋白降低。血清补体 C_3 始终正常,或持续降低 8 周以上不恢复正常。

3. 肾功能检查

内生肌酐清除率下降,血尿素氮、肌酐升高;后期有尿比重降低,常固定于 1.010 左右。

4. 肾活检组织病理学检查

确定病理类型和预后。

5. B 超检查

晚期双肾缩小等。

(四) 治疗要点

本病治疗原则为防止和延缓肾功能进行性恶化,改善症状及防止并发症。

1. 一般治疗

(1) 避免加重肾损害的因素:避免劳累、感染、妊娠、肾毒性药物应用等。

(2) 限制食物中蛋白质、磷的摄入量。肾功能不全时给予低蛋白(0.6～0.8 g/(kg·d))饮食,其中 50% 以上为优质蛋白。有明显水肿和高血压时应限制钠盐摄入(1～3 g/d)。

2. 降压治疗

控制高血压是延缓病情进展至慢性肾衰竭的最重要措施。尿蛋白>1g/d 者,血压控制在 125/75 mmHg 以下;尿蛋白<1 g/d 者,血压控制在 130/80 mmHg 以下。措施有:低盐饮食,降压药物应用。容量依赖性高血压选用利尿剂(一般选用氢氯噻嗪,肾功能明显减退者选用呋塞米),肾素依赖性高血压选用 ACEI 或 ARB、β 受体阻滞剂、钙通道阻滞剂。常首选 ACEI 或 ARB,除能降压外,还可减少尿蛋白和延缓肾功能恶化的作用。

3. 血小板解聚药

阿司匹林、双嘧达莫对系膜毛细血管性肾小球肾炎有降低尿蛋白的作用,可改善微循环,延缓肾功能减退。

4. 糖皮质激素及细胞毒药物

糖皮质激素及细胞毒药物一般不主张应用,但对病理类型较轻、肾功能轻度受损而尿蛋白较多者可试用。

(五) 护理问题

(1) 体液过多　与肾小球滤过下降导致水钠潴留有关。

(2) 营养失调:低于机体需要量　与摄入量减少、肠道吸收障碍有关。

(3) 有感染的危险　与大量蛋白丢失、抵抗力下降有关。

(4) 潜在并发症:肾衰竭、感染、心力衰竭等。

(六) 护理措施

1. 一般护理

(1) 休息与活动:在保证充分休息和睡眠的基础上,适当活动,避免劳累。

(2) 饮食护理:给予低盐、低脂、低磷、丰富维生素、易消化、无刺激性饮食,肾功能减退时给予优质低蛋白(0.6~0.8 g/(kg·d))、低磷饮食。明显水肿、高血压应限制钠盐摄入(1~3 g/d)、控制液体入量(前1天尿量加500 mL)。

2. 病情观察

观察记录血压、体重、水肿、贫血、尿液、肾功能变化情况,记录24 h出入液量。

3. 用药护理

遵医嘱正确用药,观察疗效和不良反应。避免应用肾损害的药物:链霉素、庆大霉素、卡那霉素等氨基苷类抗生素、磺胺类药物等。

4. 心理护理

给予心理支持,缓解焦虑情绪,增强信心。

(七) 健康指导

向病人及家属介绍疾病知识。指导病人避免各种引起或加重肾损害的因素,如避免劳累、感染、妊娠、肾毒性药物应用等。指导病人合理休息与活动。指导病人合理饮食:低盐、低脂、低磷、丰富维生素、易消化、无刺激性饮食。指导病人遵医嘱正确用药,观察不良反应。指导病人及家属观察病情,一旦发生异常变化,应立即就诊。

三、肾病综合征

肾病综合征指由于各种肾脏疾病所引起的,以大量蛋白尿(>3.5 g/d)、低白蛋白血症(血浆白蛋白<30 g/L)、高度水肿、高脂血症为特征的一组综合征。

(一) 病因与发病机制

1. 原发性肾病综合征

原发于肾脏本身的肾小球疾病,包括急性、慢性肾小球肾炎和原发性肾小球肾病。发病机制为免疫介导性炎症所致肾脏损害。

2. 继发性肾病综合征

继发于全身性疾病或原因明确的肾小球疾病,如继发于系统性红斑狼疮肾炎、糖尿病肾病、过敏性紫癜肾炎、肾淀粉样变性等。

(二) 临床表现

1. 大量蛋白尿

尿蛋白>3.5 g/d,多为清蛋白,系肾小球滤过膜通透性增加所致。

2. 低白蛋白血症

血浆清蛋白<30 g/L。与大量蛋白尿及肝合成白蛋白减少有关。

3. 高度水肿

常为最早、最常见、最突出的表现,与大量蛋白尿等致低蛋白血症、血浆胶体渗透压下降有关。水肿严重,常遍及全身并出现胸腔、腹腔积液。水肿常随体位而变化,晨起以颜面明显,下午以下肢明显。

4. 高脂血症

胆固醇增高最明显。与肝合成脂蛋白增加和脂蛋白分解减弱有关,后者更重要。其中大量蛋白尿最为重要,是引起其他表现的原因。

5. 并发症

(1) 感染:最主要的并发症,以呼吸道感染最常见,其次为泌尿道、皮肤感染。感染亦是复发和疗效不佳的重要原因之一。

(2) 血栓及栓塞:肾静脉血栓最常见,表现为腰痛、血尿、肾功能急剧减退等。其他有下肢静脉、冠状血管、肺血管血栓形成等。

(3) 动脉粥样硬化。

(4) 急性肾衰竭:表现为少尿、无尿,经扩容、利尿无效。

(三) 辅助检查

(1) 尿液检查:尿蛋白定性(＋＋＋～＋＋＋＋),定量>3.5 g/d。可见管型、红细胞。

(2) 血液检查:血清白蛋白<30 g/L。血脂(胆固醇、甘油三酯、低密度脂蛋白等)增高。

(3) 肾功能检查:可正常或减退。

(4) 肾B超检查:早期双肾正常,晚期可缩小。

(5) 肾活检:明确病理类型、指导治疗及判断预后。

(四) 治疗要点

治疗原则以抑制免疫与炎症反应为主,同时防治并发症。

1. 一般治疗

(1) 卧床休息,水肿消失、病情好转后可适当活动。

(2) 高蛋白饮食可加重肾小球高滤过,加重蛋白尿,促进肾脏病变进展,故应给予正常量的优质蛋白(1.0 g/(kg·d))、热量充足、低饱和脂肪酸、低盐饮食。

2. 糖皮质激素

糖皮质激素为首选药物。可抑制免疫反应,改善肾小球基底膜通透性,抑制醛固酮和抗利尿激素的分泌,达到消除水肿、减少尿蛋白的作用。常用泼尼松,用药8～12周后逐渐减量,并以最小维持量维持至少半年以上。

3. 免疫抑制剂

当糖皮质激素疗效不佳或维持剂量较大时,可加用免疫抑制剂。环磷酰胺(CTX)最常用,亦可用环孢素等。

4. 对症治疗

应用利尿剂、输注血浆或清蛋白、降压药物等。

5. 并发症防治

(1) 感染:选用敏感且无肾毒性的抗生素治疗,不主张常规应用抗生素预防感染。

(2) 血栓及栓塞:应用肝素、阿司匹林或双嘧达莫等预防血栓形成,一旦发生栓塞,及早给予尿激酶溶栓治疗。

(3) 急性肾损伤:袢利尿剂应用、血液透析治疗等。

(4) 蛋白质及脂肪代谢紊乱:可应用糖皮质激素、ACEI 或 ARB 等减少尿蛋白;应用他汀类(氟伐他汀等)降低胆固醇及低密度脂蛋白,氯贝丁酯类(非诺贝特等)降低甘油三酯。

(五) 护理问题

(1) 体液过多:水肿　与大量蛋白尿、血浆胶体渗透压降低等有关。

(2) 有皮肤完整性受损的危险　与皮肤高度水肿有关。

(3) 营养失调:低于机体需要量　与大量蛋白质丢失、胃肠黏膜水肿有关。

(4) 潜在并发症:感染、血栓及栓塞、急性肾衰竭等。

(六) 护理措施

1. 一般护理

(1) 休息与活动:严重水肿时需卧床休息,待水肿消失,病情好转后可适当活动,避免剧烈运动和疲劳。

(2) 饮食护理:给予正常量的优质蛋白($1.0\,g/(kg\cdot d)$)、热量充足(一般为 $126\sim147\,kJ/(kg\cdot d)$)、低饱和脂肪酸、低盐($<3\,g/d$)饮食。高度水肿应严格控制入液量(前 1 天尿量加 500 mL)。

(3) 皮肤护理:保持皮肤黏膜清洁,防止损伤,防止感染、压疮形成等。

2. 病情观察

监测生命体征、体重,记录 24 h 出入液量,观察有无感染等并发症征象,定期检查肾功能、尿常规、电解质等。

3. 用药护理

遵医嘱用药,观察药物疗效和不良反应。利尿剂可引起电解质紊乱,尤其是钾。糖皮质激素长期应用可引起库欣综合征、血压升高、血糖升高、骨质疏松、易感染等。环磷酰胺可引起骨髓抑制、出血性膀胱炎、肝损害、脱发等,故用药期间应定期查血、尿常规及肝肾功能。嘱咐病人用药期间大量饮水,并可应用美司钠,以预防出血性膀胱炎。

(七) 健康教育

向病人及家属介绍疾病知识。指导病人避免各种引起或加重肾损害的因素。指导病人合理安排休息与活动。指导病人合理饮食,高度水肿者要严格控制入液量。指导病人遵医嘱正确用药,观察药物的不良反应。指导病人及家属监测病情,一旦发生变化应积极就医。

第三节　尿路感染病人的护理

尿路感染是由于各种病原微生物感染所引起的尿路急、慢性炎症。多发于女性,尤其是育龄期女性,老年人、免疫力低下及尿路畸形者亦常见。分为上尿路感染和下尿路感染。上尿路感染指肾盂、肾盏、肾实质炎症,下尿路感染指膀胱炎、尿道炎。肾盂肾炎是由病原微生物感染引起的肾盂、肾盏和肾间质的炎症。分为急性肾盂肾炎和慢性肾盂肾炎(病程超过半年)。

一、病因与发病机制

1. 病因
最常见的是革兰阴性杆菌,其中大肠埃希菌最多见,其次为克雷伯杆菌、变形杆菌、铜绿假单胞菌、金黄色葡萄球菌、真菌及其他微生物等。

2. 感染途径
(1) 上行(逆行)感染:是最常见的感染途径,病原菌多为大肠埃希菌。
(2) 血行感染:较少见,病原菌以金黄色葡萄球菌多见,病变常为双侧。
(3) 淋巴道感染。
(4) 直接感染:外伤或肾周围器官感染引起。

3. 易感因素
(1) 尿路流通不畅:是最主要易感因素。如尿路结石、膀胱肿瘤、前列腺增生、尿道狭窄、妊娠等。
(2) 尿路先天性畸形或功能异常:多囊肾、输尿管括约肌闭合不全等。
(3) 机体抵抗力低下:劳累、长期慢性病、长期应用免疫抑制剂等。
(4) 医源性感染:导尿、尿道器械检查等。
(5) 女性:尿道口距肛门口近,尿道短、直、宽。尤其在月经期、妊娠期、绝经期和性生活后易发生感染。
(6) 其他:尿道口周围或盆腔有炎症。

二、临床表现

1. 膀胱炎
主要表现为尿频、尿急、尿痛等膀胱刺激症状,常伴耻骨上不适。一般无明显全身表现。常有白细胞尿,30%有血尿。

2. 急性肾盂肾炎
(1) 全身表现:起病急骤、畏寒、高热、全身不适、食欲减退、恶心呕吐等。
(2) 泌尿系统表现:尿频、尿急、尿痛及下腹部不适,腰痛,肾区压痛、叩击痛。可有脓尿或血尿等。

3. 慢性肾盂肾炎
大多数因急性肾盂肾炎迁延不愈或反复发作发展而来,病程超过半年,B超、X线平片检查双肾凹凸不平、大小不等,肾盏变形(慢性肾盂肾炎固缩肾)。临床表现复杂,部分表现为反复尿路刺激症状,部分表现为持续或间歇性血尿,部分孕妇和老年人表现为"无症状性菌尿"。后期可有贫血、高血压及肾小管功能损害(夜尿增多,尿比重降低等),最终可引起尿毒症。

三、辅助检查

1. 尿常规

白细胞增多,尿沉渣镜检白细胞>5个/HP。白细胞管型有助于肾盂肾炎诊断。少数可有镜下血尿、蛋白尿。

2. 血常规

急性尿路感染血白细胞计数和中性粒细胞计数可增高。

3. 尿细菌培养

菌落计数≥10^5个/mL为真性菌尿,是确诊的最重要依据。无症状性菌尿的诊断要求至少2次尿细菌培养≥10^5个/mL,且为同一菌种。<10^4个/mL为污染,介于10^4个/mL~10^5个/mL之间为可疑,应结合临床或重新检查。如为球菌感染,则>10^3个/mL为阳性。

4. 肾功能检查

慢性肾盂肾炎后期可有肾功能损害,开始为肾小管功能不全,夜尿增多,尿比重降低;后期肾小球功能亦减退,血尿素氮及肌酐浓度增高。

5. 影像学检查

静脉肾盂造影、肾图、B超、磁共振检查等。慢性肾盂肾炎可出现双肾凹凸不平、大小不等,肾盏变形(慢性肾盂肾炎固缩肾)。还可确定有无易感因素存在。

四、治疗要点

1. 急性膀胱炎

选用磺胺类、喹诺酮类、头孢菌素等抗菌药物,连用3天,病人症状消失可停药,停药7天后需行尿细菌培养,如为阴性,表示痊愈。

2. 急性肾盂肾炎

(1) 抗菌治疗:最重要措施。在留取尿液标本做尿常规及细菌培养后,立即开始治疗。首选对革兰阴性杆菌有效的药物,如氟喹诺酮类、头孢菌素、半合成青霉素、磺胺类、氨基苷类等。用药至热退后3天,疗程一般为14天,然后停药观察,第1、2及6周,进行尿常规、尿细菌培养检查,若均为阴性,则临床治愈。

(2) 碱化尿液:服用碳酸氢钠,可减轻尿路刺激症状,增强抗菌药疗效。

(3) 一般治疗:急性期卧床休息,多饮水,勤排尿。

3. 慢性肾盂肾炎

(1) 积极查找并去除易感因素最为关键和重要。

(2) 抗菌治疗:① 急性发作者:按急性肾盂肾炎治疗。抗生素需联合应用,一般需治疗2~4周。② 反复发作者:采用联合、分组、间歇、轮替疗法。总疗程2~4个月。③ 预防再发:长期抑菌疗法。如每晚临睡前排尿后服 SMZco 半片,疗程半年。

五、护理问题

(1) 体温过高　与细菌感染有关。
(2) 排尿障碍,尿频、尿急、尿痛　与膀胱炎症刺激有关。
(3) 知识缺乏:缺乏有关疾病防治知识。
(4) 潜在并发症:肾乳头坏死、肾周脓肿、中毒性休克等。

六、护理措施

1. 一般护理

(1) 休息与活动:急性期卧床休息;慢性期避免劳累。
(2) 饮食护理:多饮水(每天2500 mL以上),每2~3 h排尿1次,以冲洗尿路,促进细菌及炎性分泌物排泄。

2. 病情观察

观察体温及尿路刺激征的变化,观察腰痛部位、程度、性质等。

3. 用药护理

按医嘱正确用药,观察疗效和不良反应。磺胺类药物可引起胃肠道反应、过敏及磺胺结晶,服用时应多饮水,孕妇、婴幼儿、肾功能不全者禁用。喹诺酮类有胃肠道反应、瘙痒等,孕妇及18岁以下青少年不宜使用。氨基苷类抗生素可引起肾和听神经损害。

4. 尿培养标本采集

采集清晨第1次清洁、新鲜、中段尿液送检。需注意:① 在应用抗菌药之前或停用抗菌药5天之后留取标本。② 留取尿液时要严格无菌操作,先充分用肥皂水清洁外阴、包皮,消毒尿道口,再留取中段尿,在1 h内送检或冷藏保存。③ 尿液中勿混入消毒液、白带等。

七、健康教育

向病人及家属介绍疾病知识。指导病人积极查找易感因素并积极去除。指导病人做好会阴部及肛周皮肤清洁,鼓励病人多饮水,勤排尿。指导病人遵医嘱正确用药,观察药物不良反应。

第四节　肾衰竭病人的护理

一、急性肾衰竭

急性肾衰竭是各种病因引起肾功能在短时间内急剧减退而出现的临床综合征。主要表现为含氮代谢产物潴留,水、电解质和酸碱平衡紊乱。

(一) 病因及发病机制

1. 肾前性急性肾衰竭

严重呕吐、腹泻、大面积烧伤、大出血、休克、心律失常、心力衰竭等引起肾血流量不足。

2. 肾性急性肾衰竭

急性肾小管坏死(最常见)、急性肾炎、急性肾血管疾病等引起肾实质损伤。

3. 肾后性急性肾衰竭

输尿管结石、前列腺增生、肿瘤等引起急性尿路梗阻。

(二) 临床表现

1. 起始期

尚未出现明显的肾实质损伤,可预防。

2. 维持期

即少尿期,多持续 7~14 天。GFR 明显降低,出现少尿或无尿、尿毒症表现。全身表现:① 消化道症状:为急性肾衰竭最早症状,如恶心、呕吐、腹胀等。② 呼吸系统症状:咳嗽、胸痛、呼吸困难。③ 循环系统症状:高血压、心力衰竭和急性肺水肿(血容量过多引起)表现。④ 神经系统症状:尿毒症脑病表现。⑤ 血液系统症状:贫血、出血倾向等。⑥ 其他:并发感染(是急性肾衰竭的主要死亡原因之一)、多器官功能衰竭。水、电解质和酸碱平衡紊乱表现为:① 水过多:引起稀释性低钠血症、高血压、心力衰竭、肺水肿、脑水肿等。② 代谢性酸中毒。③ 高钾血症:最严重并发症,可引起室颤或心脏骤停,是急性肾衰竭少尿期最主要的死亡原因。④ 其他:低钙、高磷、低氯血症等。

3. 恢复期

肾小管、肾小球功能逐渐恢复,可有多尿,尿量可达 3~5 L/d,持续约 1~3 周,然后逐渐恢复正常。

(三) 辅助检查

(1) 血液检查:贫血,血尿素氮和肌酐浓度升高,血钾、磷增高,血钙、钠降低。

(2) 尿液检查:尿蛋白+~++,可有上皮细胞管型、颗粒管型,肾小管功能损害可引起尿比重降低且较固定,多在 1.015 以下,尿渗透压降低。

(3) 影像学检查:首选 B 超检查,还可进行腹部 X 线平片、CT、MRI 检查,以确定病因。

(4) 肾活组织检查:对于没有明确病因的肾性急性肾衰竭,应尽早行肾活组织检查。

(四) 治疗要点

(1) 纠正可逆病因。

(2) 维持体液平衡:以"量出为入"为原则,每日进液量以前 1 日尿量加 500 mL。

(3) 高钾血症:最有效的方法为透析治疗。当血钾≥6.5 mmol/L,心电图有异常时,应紧急处理:首选 10%葡萄糖酸钙静注拮抗钾离子对心肌的毒性作用;纠正酸中毒、葡萄糖液加胰岛素静滴等,以促使钾离子移向细胞内;离子交换树脂口服;血液透析(纠正高钾血症最有效的方法)。

(4) 纠正酸中毒:5%碳酸氢钠液。

(5) 抗感染:选用有效的对肾无损害的药物。

(6) 透析治疗:是急性肾衰竭最有效的治疗。严重高钾血症、代谢性酸中毒、容量负荷过重使用利尿剂无效、尿毒症脑病等可行透析治疗。

(7) 恢复期治疗:维持水、电解质和酸碱平衡,控制氮质血症,防治各种并发症。

二、慢性肾衰竭

慢性肾衰竭是指各种慢性肾脏疾病持续性进展,肾功能缓慢进行性减退,最终出现以代谢产物潴留、水、电解质和酸碱平衡紊乱为主要表现的一组临床综合征。是各种慢性肾脏疾病持续发展的共同转归。

慢性肾衰竭根据肾功能损害程度分为四期:① 肾储备能力下降期:GFR 降至正常的 50%~80%,血肌酐正常,无临床表现。② 氮质血症期:肾衰竭早期,GFR 降至正常的 25%~50%,出现氮质血症,血肌酐升高>178 $\mu mol/L$,血 BUN>9 mmol/L,有轻度乏力、食欲减退、贫血等表现。③ 肾衰竭期:GFR 降至正常的 10%~25%,血 Cr 升高(450~707 $\mu mol/L$),血 BUN>20 mmol/L,有明显消化道症状、贫血等肾衰竭表现。④ 尿毒症期:GFR 降至正常的 10%以下,血 Cr>707 $\mu mol/L$,临床出现显著的肾衰竭表现。

(一) 病因与发病机制

1. 病因与诱因

慢性肾小球肾炎为最常见病因,其他原因有慢性肾盂肾炎、糖尿病肾病、高血压肾小动脉硬化、狼疮性肾炎、梗阻性肾病、多囊肾等。诱因有感染、摄入过多蛋白质、水盐代谢紊乱、有效循环血容量减少、使用肾毒性药物、严重高血压或降压过低过速、心功能不全等,其中感染是最常见诱因。

2. 发病机制

(1) 健存肾单位学说:最重要,健存肾单位逐渐减少,致失代偿。

(2) 肾小球高压力、高灌注、高滤过学说。

(3) 肾小管高代谢学说:氧自由基增多,引起肾小管损害。

(4) 矫枉失衡学说:继发性甲状旁腺功能亢进,引起肾性骨病等。

(5) 脂质代谢紊乱和动脉粥样硬化学说:引起肾小球硬化。

(二) 临床表现

1. 水、电解质、酸碱平衡紊乱

常表现为水肿或脱水、高磷低钙血症、高血钾或低血钾、高镁或低镁血症、高钠或低钠血症、代谢性酸中毒等。

2. 各系统表现

(1) 胃肠道表现:最早、最常见表现。以食欲不振最常见,口腔可有氨臭味(与尿素从消化道黏膜排泌有关)。

(2) 心血管系统表现:高血压(循环系统最常见表现)、心力衰竭(最重要的死亡原因)、心律失常、尿毒症性心包炎、冠心病等。

(3) 血液系统表现:贫血(是尿毒症病人必有表现),为正常细胞性贫血,肾脏产生促红细胞生成素减少为最主要原因,其他原因有铁及叶酸等缺乏、出血、血液内存在抑制红细胞生成的物质等。还可有出血倾向、白细胞功能下降(继发感染)。

(4) 神经系统表现:尿毒症脑病,与胍类、酚类等潴留有关。可有乏力、失眠、谵妄、昏迷等。

(5) 皮肤瘙痒:与钙质及尿素霜沉着有关。

(6) 呼吸系统表现:尿毒症性支气管炎、肺炎、胸膜炎等,呼出气体可有氨臭味。

(7) 内分泌代谢紊乱:肾素增多,1-a 羟化酶和促红细胞生成素分泌减少。可有性功能减退、闭经、不孕等。

(8) 泌尿系统表现:夜尿增多、少尿或无尿等。

(9) 骨骼病变(肾性骨病):纤维囊性骨炎、肾性骨软化症、骨质疏松症、肾性骨硬化症。主要原因为继发性甲状旁腺亢进、骨化三醇缺乏等,其他原因有营养不良、代谢性酸中毒等。

3. 并发症

感染是本病主要死亡原因之一,也是慢性肾衰竭病情恶化最常见的诱因,与免疫力低下、白细胞功能异常等有关。以肺部和尿路感染常见。

(三) 辅助检查

(1) 血常规:贫血,白细胞数可增多或减低。

(2) 尿液检查:夜尿增多,尿渗透压降低,尿毒症期少尿或无尿,蜡样管型对诊断有意义。

(3) 肾功能检查:内生肌酐清除率(测定肾小球滤过功能最可靠而灵敏的实验)或肾小球滤过率降低。血肌酐、尿素氮升高。

(4) 血液检查:血钙降低、血磷增高、血钾及血钠增高或降低、代谢性酸中毒等。

(5) B 超、X 线平片、CT 等示双肾缩小。

(四) 治疗要点

(1) 治疗原发疾病和纠正加重肾衰的可逆因素是慢性肾衰竭防治的关键和基础。

(2) 防止或延缓肾功能进行性恶化是慢性肾衰竭防治的重要措施。① 低蛋白饮食,补充必需氨基酸或 α-酮酸。② 降血压治疗:见慢性肾炎。③ 高脂血症、高尿酸血症治疗。

(3) 纠正水、电解质和酸碱平衡失调。透析治疗是纠正水、电解质和酸碱平衡失调的最有效方法。① 水肿者应限制钠盐和水的摄入,应用利尿剂,如呋塞米等,如发生急性心力衰竭,应行透析治疗。低钠血症者应严格限制水的摄入。② 代谢性酸中毒:碳酸氢钠或乳酸钠静滴,若不能纠正,尽早透析治疗。酸中毒纠正后易出现低钾、低钙血症,应注意纠正。③ 高钾血症和低钾血症:低钾血症应补充钾离子,高钾血症处理见急性肾衰竭。④ 高磷低钙血症:给予低磷饮食,应用碳酸钙、葡萄糖酸钙等,若仍有低钙,应用骨化三醇。

(4) 控制高血压:是延缓病情进展的重要措施,首选 ACEI 或 ARB。可降低血压和肾小球内压,减轻蛋白尿,延缓肾功能减退。还可应用利尿剂、钙通道阻滞剂、β受体阻滞剂等。

(5) 对症治疗:① 心力衰竭:利尿、扩血管等治疗,无效者透析治疗。② 贫血:注射重组人促红细胞生成素(EPO)最重要,输血及补充铁剂、叶酸等。③ 肾性骨病:血钙低时,应用骨化三醇;血钙高时行甲状旁腺次全切除术。④ 呕吐:应用甲氧氯普胺。⑤ 控制感染:选择有效、对肾无损害的抗生素治疗。忌用氨基苷类、磺胺类、多黏菌素等药物。⑥ 皮肤瘙痒:用清水清洗皮肤,应用抗组胺药、炉甘石洗剂、透析治疗等,顽固性皮肤瘙痒可行甲状旁腺次全切除术。⑦ 心包积液:透析治疗、心包穿刺或切开引流。⑧ 尿毒症性肺炎:透析治疗。⑨ 高脂血症:应用他汀类药物调脂。

(6) 促进肠道清除尿毒症毒素:口服包醛氧淀粉、活性炭、甘露醇等。

(7) 透析疗法:尿毒症期病人经药物治疗无效应尽早行血液透析或腹膜透析治疗,以清除体内代谢产物,纠正水、电解质和酸碱平衡紊乱。

(8) 肾移植术:肾移植术是最佳的肾脏替代疗法,是目前终末期肾衰竭最有效、最理想的治疗方法。

(五) 护理问题

(1) 营养失调:低于机体需要量　与限制蛋白质摄入、消化吸收功能障碍等有关。
(2) 体液过多　与尿量减少、水钠潴留有关。
(3) 活动无耐力　与贫血、心脏病变、水电解质紊乱有关。
(4) 有感染的危险　与免疫功能低下、透析治疗有关。
(5) 绝望　与病情危重及预后差有关。
(6) 潜在并发症:心力衰竭、感染、水、电解质及酸碱平衡紊乱等。

(六) 护理措施

1. 一般护理

(1) 休息与活动:病情较重或并发心力衰竭应绝对卧床休息。避免劳累。
(2) 饮食护理:优质低蛋白饮食,尽量少摄入植物蛋白,根据 GFR 调整摄入量。非糖尿病肾病病人,当 GFR≥60 mL/(min·1.73 m^2)时,给予 0.8 g/(kg·d);当 GFR<60 mL/(min·1.73 m^2)时,给予 0.6 g/(kg·d);当 GFR<25 mL/(min·1.73 m^2)时,给予 0.4 g/(kg·d);糖尿病肾病病人出现蛋白尿起,给予 0.8 g/(kg·d),当 GFR 下降后,给予 0.6 g/(kg·d)。供应充足热量(126～147 kJ/(kg·d)),主要由碳水化合物供给,以减少自体蛋白分解。给予低磷、含钙丰富、维生素丰富的饮食,高钾血症者应限制含钾丰富的食物。有少尿、水肿、高血压、心力衰竭者,限制水、钠盐摄入。

2. 病情观察

观察生命体征、临床表现,准确记录 24 h 出入液量,定期测量体重,监测肾功能、电解质等指标,观察有无感染、心力衰竭等并发症征象。

3. 皮肤护理

每日用温水清洗,应用炉甘石洗剂、抗组胺药、透析治疗等,勿使用化妆品及其他化学制剂,勿搔抓皮肤。

4. 用药护理

遵医嘱正确用药,观察疗效及不良反应。EPO 可引起高血压、癫痫发作等。高钙血症

者慎用 α-酮酸。避免使用氨基苷类等对肾损害的药物。

5. 心理护理

积极给予病人心理支持,缓解紧张、焦虑等不良情绪,增强治疗信心。

(七) 健康指导

向病人及家属介绍疾病知识。指导病人积极治疗原发疾病,避免感染等诱因;指导病人合理安排休息与活动,避免劳累。指导病人合理饮食,给予热量充足、优质低蛋白、丰富维生素、低磷高钙、易消化、无刺激性食物。指导病人及家属监测病情变化,准确记录每天尿量、体重、血压等,定期复查肾功能、电解质等。如有异常应及时就诊。指导病人遵医嘱正确用药,观察不良反应,避免应用肾损害药物。

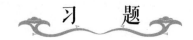

一、A_1 型题

1. 肾病综合征患者最突出的体征是(　　)。
   A. 高血压　　　　　　B. 水肿　　　　　　　C. 肾区叩击痛
   D. 嗜睡　　　　　　　E. 昏迷
2. 尿毒症晚期患者的呼吸中可有(　　)。
   A. 尿味　　　　　　　B. 樱桃味　　　　　　C. 大蒜味
   D. 甜味　　　　　　　E. 烂苹果味
3. 对尿路感染患者健康教育中,错误的是(　　)。
   A. 鼓励患者多饮水　　B. 长期预防性服用抗生素
   C. 及时治疗尿路结石　D. 及时治疗尿路损伤
   E. 保持会阴部清洁
4. 肾病综合征最根本的病理生理改变是(　　)。
   A. 水肿　　　　　　　B. 高血压　　　　　　C. 低蛋白血症
   D. 大量蛋白尿　　　　E. 高胆固醇血症
5. 利尿剂降低血压主要作用机制是(　　)。
   A. 减少血容量　　　　B. 阻断 β 受体　　　　C. 阻断 α 受体
   D. 阻滞钙通道　　　　E. 扩张小动脉
6. 下列哪项指标可反映远端小管功能?(　　)
   A. 尿蛋白　　　　　　B. 昼夜尿比重　　　　C. 尿 $β_2$ 微球蛋白
   D. 血肌酐　　　　　　E. 血尿素氮
7. 白细胞尿多见于(　　)。
   A. 急性肾盂肾炎　　　B. 肾病综合征　　　　C. 慢性肾衰竭
   D. 急性肾小球肾炎　　E. 急进性肾小球肾炎
8. 尿液分析结果中出现蜡样管型,多见于(　　)。
   A. 急性肾小球肾炎　　B. 急性肾盂肾炎　　　C. 肾病综合征
   D. 慢性肾衰竭　　　　E. 肾脏肿瘤

9. 尿液分析结果中出现红细胞管型,可见于( )。
   A. 急性肾小管坏死　　　B. 原发性肾病综合征　　　C. 急性膀胱炎
   D. 急性肾小球肾炎　　　E. 急性肾盂肾炎
10. 肾病综合征病人的尿蛋白大多( )。
    A. <3.5 g/d　　　B. <2.0 g/d　　　C. <1.0 g/d
    D. >3.5 g/d　　　E. >2.0 g/d
11. 尿路感染病人最突出的临床表现是( )。
    A. 发热　　　B. 肉眼血尿　　　C. 尿频、尿急、尿痛
    D. 腰痛　　　E. 白细胞尿
12. 关于尿路感染治疗,错误的是( )。
    A. 复发性尿路感染应积极寻找并去除易感因素
    B. 妊娠妇女应选用肾毒性较小的抗菌药物
    C. 碱化尿液的目的在于增强抗生素疗效,减轻尿路刺激症状
    D. 无症状细菌尿必须治疗
    E. 重新感染所致的再发性尿路感染,应采用长程低剂量抑菌疗法
13. 引起尿路感染的最常见病原微生物是( )。
    A. 铜绿假单胞菌　　　B. 大肠杆菌　　　C. 变形杆菌
    D. 肺链球菌　　　E. 葡萄球菌
14. 我国慢性肾衰竭的最常见病因是( )。
    A. 糖尿病肾病　　　B. 高血压肾小动脉硬化　　　C. 狼疮性肾炎
    D. 梗阻性肾病　　　E. 原发性慢性肾小球肾炎
15. 尿毒症病人最早和最突出的临床表现是( )。
    A. 皮肤瘙痒　　　B. 出血倾向　　　C. 厌食、恶心
    D. 高钾血症　　　E. 抽搐
16. 尿毒症病人下列哪项临床表现主要是由肾脏内分泌功能障碍所致?( )
    A. 胃肠道症状　　　B. 贫血　　　C. 氮质血症
    D. 神经症状　　　E. 代谢性酸中毒
17. 治疗肾性贫血的特效药是( )。
    A. 重组红细胞生成素　　　B. 铁剂　　　C. 叶酸
    D. 骨化三醇　　　E. α-酮酸
18. 下列慢性肾衰竭临床表现中,哪项为最早、最突出的表现?( )
    A. 高血压　　　B. 心力衰竭　　　C. 贫血
    D. 胃肠道症状如食欲下降、恶心、呕吐等　　　E. 出血倾向
19. 关于急性肾盂肾炎抗生素治疗的叙述,错误的是( )。
    A. 一般首选对革兰阴性杆菌有效的抗生素
    B. 如应用48 h后症状仍无改善,应考虑换药
    C. 服用碳酸氢钠可增强抗生素的疗效
    D. 症状完全消失,且尿检查阴性后,可停药
    E. 用药后尿检查复查包括尿常规和尿细菌培养
20. 镜下血尿是指新鲜尿离心沉渣后每高倍镜视野中见到的红细胞数量( )。

A. 0～3个 B. 超过3个 C. 超过5个
D. 超过8个 E. 超过10个

21. 下列关于急性肾盂肾炎护理措施中不妥的是(　　)。
    A. 体温过高时宜进行物理降温
    B. 采用平卧位卧床休息可以减轻疼痛
    C. 心理护理以减轻患者紧张、焦虑情绪
    D. 进食清淡富有营养的食物,补充多种维生素
    E. 多饮水,每天饮水量超过2 000 mL

22. 下列关于慢性肾小球肾炎护理中不妥的是(　　)。
    A. 各种操作要严格执行无菌操作   B. 给低蛋白高磷饮食
    C. 避免使用肾毒性药物   D. 避免劳累
    E. 避免受凉

23. 肾病综合征患者最常见的并发症是(　　)。
    A. 慢性肾衰竭 B. 动脉粥样硬化 C. 血栓及栓塞
    D. 肝肾综合征 E. 感染

24. 尿毒症患者易发生的水、电解质紊乱和酸碱失衡不包括(　　)。
    A. 脱水或水肿 B. 高血钾 C. 低血钾
    D. 代谢性酸中毒 E. 低磷血症

25. 下列属于原发性肾病综合征的是(　　)。
    A. 糖尿病肾病 B. 过敏性紫癜肾炎 C. 狼疮性肾炎
    D. 慢性肾炎 E. 肾淀粉样变

26. 治疗慢性肾衰患者骨软化症首选的药物是(　　)。
    A. 重组红细胞生成素 B. 碳酸钙 C. 叶酸
    D. 骨化三醇 E. α-酮酸

27. 慢性肾炎病人24 h尿蛋白量常为(　　)。
    A. >150 mg/d B. <1 g/d C. <1.5 g/d
    D. 1～3 g/d E. >3.5 g/d

28. 肾性水肿一般表现为(　　)。
    A. 双下肢对称性可凹性水肿   B. 胸腔积液
    C. 晨起眼睑及头面部水肿   D. 腹水
    E. 腰骶部水肿

29. 下列关于急性肾盂肾炎的治疗不妥的是(　　)。
    A. 休息1～2周
    B. 鼓励多饮水,勤排尿,保持每天尿量在2 500 mL以上
    C. 口服碳酸氢钠以碱化尿液,减轻尿路刺激征
    D. 留取尿标本做尿常规、细菌检查之后立即开始抗菌治疗
    E. 抗菌药物治疗疗程一般为10～14天,待症状完全消失、尿检阴性后即可停药

30. 下列关于蛋白尿的描述不妥的是(　　)。
    A. 每日尿蛋白量持续超过150 mg称为蛋白尿
    B. 每日尿蛋白量大于2.5 g为大量蛋白尿

C. 生理性蛋白尿一般持续时间较短

D. 蛋白尿时,排出的尿液表面有细小泡沫,且不易消失

E. 生理性蛋白尿是由于运动、体位、发热等因素引起的,去除诱因后蛋白尿在短期内消失

31. 慢性肾衰患者出现下列哪种表现提示病情危重?(　　)

    A. 胃肠道表现　　　　　B. 高血压　　　　　　C. 尿毒症性心包炎
    D. 贫血　　　　　　　　E. 代谢性酸中毒

32. 关于血尿的描述不妥的是(　　)。

    A. 新鲜尿离心后沉渣每高倍镜视野红细胞>3个为镜下血尿
    B. 尿沉渣 Addis 计数 12 h 排泄的红细胞数>50万个为镜下血尿
    C. 尿液外观为洗肉水样、血样或有血凝块时,称为肉眼血尿
    D. 1 L 尿含 10 mL 血液即呈现肉眼血尿
    E. 血尿发生原因多为肾小球肾炎、肾盂肾炎、结石、肿瘤等

33. 导致肾病综合征复发及疗效不佳的主要原因是(　　)。

    A. 肾功能不全　　　　　B. 动脉粥样硬化　　　　C. 肾静脉血栓
    D. 下肢静脉血栓　　　　E. 感染

34. 可确定慢性肾小球肾炎病理类型的检查是(　　)。

    A. 尿常规　　　　　　　B. 免疫学检查　　　　　C. 肾功能检查
    D. 病原学检查　　　　　E. 肾活组织检查

35. 引起慢性肾衰患者贫血最重要的原因是(　　)。

    A. 铁的摄入减少　　　　B. 血液透析失血及频繁抽血化验导致失血
    C. 红细胞生存周期缩短　D. 叶酸缺乏
    E. 肾产生红细胞生成素减少

36. 关于慢性肾炎的病因和预后叙述错误的是(　　)。

    A. 绝大多数慢性肾炎的确切病因尚不明确
    B. 多数由急性肾炎迁延不愈发展而来
    C. 如血压控制不好,肾功能恶化较快,预后较差
    D. 最终发展为慢性肾衰竭
    E. 非免疫性因素在慢性肾炎的发生与发展中也可能起重要作用

37. 尿沉渣检查中对肾盂肾炎的诊断最有价值的是(　　)。

    A. 颗粒管型　　　　　　B. 红细胞管型　　　　　C. 白细胞管型
    D. 透明管型　　　　　　E. 蜡样管型

38. 下列关于清洁中段尿标本的采集方法中不妥的是(　　)。

    A. 用清晨第一次清洁、新鲜中段尿液送检
    B. 宜在使用抗菌药物前或停药当天收集标本
    C. 留取标本时要严格无菌操作
    D. 留取标本后 1 h 内做细菌培养,或冷藏保存
    E. 尿标本中勿混入消毒药液

39. 尿路刺激征不包括下列哪些症状?(　　)

    A. 尿频　　　　　　　　B. 尿急　　　　　　　　C. 尿痛

D. 排尿不尽感　　　　　　E. 腰痛

40. 尿毒症患者必有的症状是(　　)。
    A. 胃肠道表现　　　　B. 高血压　　　　C. 病毒性心包炎
    D. 贫血　　　　　　　E. 代谢性酸中毒

41. 急性肾盂肾炎的女青年,治愈出院时护士给予保健指导,其中不妥的是(　　)。
    A. 多饮水、勤排尿　　B. 禁止盆浴　　　C. 低盐饮食
    D. 避免劳累　　　　　E. 坚持体育运动,增强机体抵抗力

42. 慢性肾小球肾炎发病的起始因素为(　　)。
    A. 急性肾小球肾炎迁延不愈所致　　　　B. 细菌感染所致
    C. 病毒感染导致　　　　　　　　　　　D. 免疫介导炎症
    E. 遗传因素

43. 急性肾盂肾炎患者治愈出院时护士给予保健指导,其中不妥的是(　　)。
    A. 多饮水、勤排尿　　　　B. 注意个人卫生,每天盆浴并清洗会阴部
    C. 不穿紧身裤　　　　　　D. 避免过度劳累
    E. 坚持体育运动,增强机体抵抗力

44. 下列关于慢性肾衰竭患者的饮食指导中,不妥的是(　　)。
    A. 低蛋白饮食,20～40 g/d
    B. 摄入高生物效价蛋白质如豆制品等
    C. 保证充足的热量供给
    D. 每日液体摄入量应按前1天出液量加500～600 mL来计算
    E. 尿量在1 000 mL/天以上而又无水肿者,可不限制饮水

45. 下列检查结果提示肾衰患者进入尿毒症期的是(　　)。
    A. 肾小球滤过率降至 50 mL/min
    B. 内生肌酐清除率降至 30 mL/min
    C. 内生肌酐清除率降至 20 mL/min
    D. 血肌酐达到 445 μmmol/L 以上
    E. 血肌酐达到 707 μmmol/L 以上

46. 慢性肾小球肾炎的诊断要点是(　　)。
    A. 少尿、血尿、蛋白尿、水肿,常有诱因
    B. 少尿、高血压、氮质血症,常无诱因
    C. 少尿、蛋白尿、水肿、高血压,常有诱因
    D. 蛋白尿、血尿、高血压、水肿,常有诱因
    E. 血尿、蛋白尿、水肿、高血压,常无诱因

47. 肾炎性水肿发生的机制为(　　)。
    A. 肾小球滤过率下降,肾小管重吸收功能下降
    B. 肾小球滤过率增加,肾小管重吸收功能增加
    C. 肾小球滤过率基本正常,肾小管重吸收功能增加
    D. 肾小球滤过率下降,肾小管重吸收功能基本正常
    E. 肾小球滤过率增加,肾小管重吸收功能下降

48. 目前治疗肾病综合征最常用的细胞毒药物是(　　)。

A. 环孢素 A B. 阿霉素 C. 长春新碱
D. 氟尿嘧啶 E. 环磷酰胺

49. 肾病综合征治疗过程中,可减少尿蛋白并延缓肾功能损害的常用药物是( )。
    A. 噻嗪类利尿剂 B. 血管紧张素转换酶抑制剂
    C. 糖皮质激素 D. 细胞毒药物
    E. 环孢素 A

50. 关于留取清洁中段尿培养的描述,正确的是( )。
    A. 应在停用抗生素 2 天后留取标本
    B. 留取前宜多饮水
    C. 留取标本前应用 0.1% 苯扎溴铵溶液冲洗外阴
    D. 标本宜留在无菌容器中
    E. 标本宜在 2 h 内送检

51. 以下关于尿量的叙述不妥的是( )。
    A. 正常成人 24 h 尿量为 1 000~2 000 mL
    B. 24 h 尿量>2 500 mL 为多尿
    C. 24 h 尿量<400 mL 为少尿
    D. 24 h 尿量<100 mL 为无尿
    E. 夜尿持续>400 mL 为夜尿增多

52. 下列食物中不属于高生物效价优质蛋白的是( )。
    A. 牛奶 B. 鸡蛋 C. 麦蛋白
    D. 鱼肉 E. 瘦猪肉

53. 下列哪项检查对肾盂肾炎有诊断价值?( )
    A. 尿常规显示白细胞管型 B. 血尿素氮、肌酐升高
    C. 内生肌酐清除率下降 D. 尿红细胞大于 3 个/高倍镜
    E. 24 h 尿蛋白定量

54. 慢性肾炎病情迁延,病变缓慢进展,最终将发展为( )。
    A. 肾病综合征 B. 肾小动脉硬化症 C. 尿路严重感染
    D. 慢性肾功能不全 E. 梗阻性肾病

55. 慢性肾炎治疗的主要目的为( )。
    A. 消除蛋白尿 B. 消除血尿
    C. 防止或延缓肾功能进行性减退 D. 改善消化道症状
    E. 消除水肿

56. 下列关于泌尿系统疾病的症状描述错误的是( )。
    A. 肾性水肿一般先发生在眼睑及颜面部
    B. 肾性高血压对心脑血管会造成不利影响,但对肾无损害
    C. 夜尿量超过白天尿量称为夜尿增多
    D. 尿路刺激征常为膀胱三角区及膀胱颈受刺激所致,多见于尿路感染
    E. 肾区疼痛多由于肾包膜牵拉所致

57. 慢性肾衰患者神经病变受累最多见的是( )。
    A. 中枢神经系统病变 B. 胃肠道自主神经病变

C. 心血管系统自主神经病变　　　　　D. 上肢周围神经病变
E. 下肢周围神经病变

58. 白细胞尿是指新鲜尿离心沉渣后每高倍镜视野白细胞数(　　)。
A. 0~3个　　　　B. 超过3个　　　　C. 超过5个
D. 超过8个　　　E. 超过10个

二、A_2 型题

59. 某肾病综合征患者入院治疗,查体:双下肢水肿。实验室检查:尿蛋白4.5 g/d。血浆蛋白20 g/L。该患者水肿的主要原因是(　　)。
A. 醛固酮增多　　　　B. 球-管失衡　　　　C. 饮水过多
D. 肾小球滤过率下降　E. 血浆胶体渗透压下降

60. 患者,男性,45岁,慢性肾衰尿毒症期。因酸中毒给予5%碳酸氢钠250 mL,静脉滴注以后出现手足抽搐,最有可能的原因是发生了(　　)。
A. 低血钾　　　　B. 低血钙　　　　C. 高钠血症
D. 碱中毒　　　　E. 脑出血

61. 患者,女,40岁,有慢性肾小球肾炎病史10年,因反复发作不愈,影响生活和工作,患者表现非常焦虑,护士针对该患者采取的心理护理内容中,重要性最低是(　　)。
A. 注意观察患者心理活动
B. 及时发现患者不良情绪
C. 主动与患者沟通,增加信任感
D. 与家属共同做好患者的疏导工作
E. 向患者讲解慢性肾小球肾炎的病因

62. 患者,男性,70岁,因肾功能衰竭住院。护士观察其24 h尿量为360 mL,该患者的排尿状况是(　　)。
A. 正常　　　　B. 尿量偏少　　　　C. 无尿
D. 少尿　　　　E. 尿潴留

63. 张某,男性,19岁,无明显诱因出现晨起颜面水肿1月余。血压100/72 mmHg,心肺正常。尿蛋白(++++),尿红细胞0~1/Hp。血浆清蛋白20 g/L。该病人最可能患了下列何种疾病?(　　)
A. 急性肾小球肾炎　　B. 急进性肾小球肾炎　　C. 肾病综合征
D. 慢性肾小球肾炎　　E. 慢性肾衰

64. 王某,男性,19岁,多次检查尿蛋白呈阳性,以清蛋白为主,该病人蛋白尿属于(　　)。
A. 肾小球性蛋白尿　　B. 肾小管性蛋白尿　　C. 溢出性蛋白尿
D. 组织性蛋白尿　　　E. 功能性蛋白尿

65. 孙某,女性,29岁,因急性肾盂肾炎入院。为了促进疾病康复,护士告知病人每天摄水量应(　　)。
A. <800 mL　　　　B. <1 000 mL　　　　C. <1 500 mL
D. ≥1 000 mL　　　E. ≥2 000 mL

66. 江某,男性,15岁,因血尿、眼睑和下肢水肿来医院就诊,确诊为急性肾小球肾炎。在下列食品类型中,该病人不宜多食的是(　　)。
A. 甜点　　　　B. 榨菜　　　　C. 香蕉

D. 鱼 E. 菠菜

67. 杜某,男性,18岁,患慢性肾小球肾炎1年余,该病人应避免使用的药物是(　　)。
    A. 血管紧张素Ⅱ受体拮抗剂　　　　　　B. 糖皮质激素
    C. 氨基糖苷类抗生素　　　　　　　　　D. 青霉素
    E. 阿司匹林

68. 何某,男性,32岁,因急进性肾小球肾炎入院,医嘱予以大剂量糖皮质激素治疗。在治疗期间,为了避免病情进一步恶化,护士应特别注意观察和预防的不良反应是(　　)。
    A. 血糖上升　　　B. 向心性肥胖　　　C. 消化性溃疡
    D. 血压升高　　　E. 精神兴奋

69. 杨某,男性,42岁,因急进性肾小球肾炎入院。该病人在实验室指标方向应重点监测(　　)。
    A. ASO滴度　　　B. 血红蛋白　　　C. 尿红细胞计数
    D. 尿比重　　　　E. 血肌酐

70. 苏某,女性,34岁,1周前被诊断患有慢性肾小球肾炎,其血尿素氮和血肌酐均明显高于正常。目前该病人的蛋白摄入应为(　　)。
    A. >1.5 g/d 优质蛋白
    B. 1.0 g/(kg·d)的植物蛋白
    C. 1.0 g/(kg·d)的优质蛋白
    D. 0.6~0.8 g/(kg·d)的植物蛋白
    E. 0.6~0.8 g/(kg·d)的优质蛋白

71. 姜某,女性,54岁,因急性溶血并发急性肾衰竭入院。24 h尿量150 mL,血钾6.5 mmol/L,血尿素氮27 mmol/L,下列治疗措施错误的是(　　)。
    A. 予以10%葡萄糖酸钙10~20 mL稀释后缓慢静注
    B. 输同型库存血400 mL
    C. 50%葡萄糖液50 mL加普通胰岛素10 U静脉点滴
    D. 钠型离子交换树脂15 g口服,每天3次
    E. 11.2%乳酸钠100 mL缓慢静脉点滴

72. 丁某,男性,56岁,诊断为糖尿病肾病,慢性肾衰竭(尿毒症期)。病人此时的尿液检查最有可能出现的是(　　)。
    A. 尿比重固定在1.010左右　　　　　　B. 尿中红细胞明显增多
    C. 尿中白细胞明显增多　　　　　　　　D. 尿中细胞管型明显增多
    E. 24 h尿蛋白>3.5 g

73. 姚某,女性,54岁,慢性肾衰竭(尿毒症期)入院接受治疗。予以5%碳酸氢钠200 mL静滴纠正酸中毒后发生抽搐,最合理而有效的处理措施是(　　)。
    A. 肌肉注射地西泮　　B. 肌肉注射维生素D_3　　C. 静脉注射葡萄糖酸钙
    D. 静脉注射呋塞米　　E. 肌肉注射山莨菪碱

74. 顾某,男性,63岁,诊断为慢性肾衰竭(尿毒症期)。护士指导该病人避免摄入高钾食物时,应当让病人了解,尿毒症易发生高钾血症的原因主要是由于病人(　　)。
    A. 呕吐、腹泻　　　　　B. 治疗上需要使用保钾利尿剂
    C. 需要输血治疗　　　　D. 代谢性碱中毒

E. 肾脏排钾减少

75. 李某,男性,45岁,诊断为慢性肾小球肾炎,慢性肾衰竭(肾功能失代偿期)。护士指导病人低蛋白饮食,应当使病人了解限制蛋白质摄入过多的目的是( )。
   A. 改善病人的膳食结构　　B. 避免血糖升高
   C. 避免血脂异常　　　　　D. 减少含氮代谢产物的潴留
   E. 控制病人的体重

76. 张某,男性,19岁,无明显诱因出现晨起颜面水肿1月余。血压100/72 mmHg,心肺正常。尿蛋白(＋＋＋＋),尿红细胞0～1/Hp。血浆清蛋白30 g/L。该病人最可能患了下列何种疾病?( )
   A. 急性肾小球肾炎　　B. 急进性肾小球肾炎　　C. 肾病综合征
   D. 慢性肾小球肾炎　　E. 慢性肾衰

77. 患者,女性,67岁,单位体检时发现血压升高,血压180/110 mmHg,血常规示Hb 80 g/L,血BUN:27.48 mmol/L,Cr:504.2 μmol/L,诊断为慢性肾衰竭,引起该患者贫血最重要的原因是( )。
   A. 铁的摄入减少　　B. 毒素抑制骨髓造血　　C. 毒素使红细胞寿命缩短
   D. 叶酸缺乏　　　　E. 肾产生红细胞生成素减少

78. 患者,女性,70岁,近1个月来厌食,皮肤瘙痒。查尿蛋白(＋＋＋),血BUN 20.40 mmol/L,Cr 820 μmol/L,诊断为慢性肾功能不全尿毒症期。护士对其皮肤瘙痒的护理措施中错误的是( )。
   A. 用温水擦洗皮肤　　　　　　　　B. 洗澡后涂抹润肤霜
   C. 用碱性强的肥皂彻底清洗皮肤　　D. 勤换内衣
   E. 按摩身体受压部位

79. 患者,男性,55岁,因血尿伴中度水肿2个月就诊,测血压140/95 mmHg,诊断为"慢性肾炎",下列措施中错误的是( )。
   A. 利尿药　　　　　　B. 抗血小板药　　C. ACEI类
   D. 低蛋白、低磷饮食　　E. 糖皮质激素

80. 患者,女性,25岁,孕7个月余,今日晨起突发畏寒、发热,测体温39 ℃,伴乏力,恶心、呕吐,下腹坠痛,排尿时有烧灼感,门诊查血常规示白细胞计数和中性粒细胞计数均升高,尿常规见白细胞管型,该患者可能的诊断为( )。
   A. 急性肾炎　　B. 下尿路梗阻　　C. 急性肾盂肾炎
   D. 慢性肾炎　　E. 肾病综合征

81. 对于一个慢性肾小球肾炎的患者,责任护士认为该患者现存的护理问题为"有感染的危险",对此护士应采取的护理措施中不当的是( )。
   A. 若有喉痛、鼻塞等症状时要卧床休息
   B. 限制探视,避免接触上呼吸道感染者
   C. 保持口腔及皮肤的清洁
   D. 注意保暖
   E. 指导患者加强个人卫生

三、A_3/A_4型题

(82～84题共用题干)

吴某,男,30岁。1年来颜面和双下肢反复水肿,因症状加重1周就诊,诊断为慢性肾小球肾炎。目前血压150/95 mmHg。尿液检查:尿蛋白(+),红细胞(++~+++);血尿素氮和血肌酐轻度增高。

82. 该病人发病的主要机制为(   )。
    A. 先天性免疫功能缺陷   B. 急性肾炎治疗不彻底
    C. 细菌所致化脓性炎症   D. 免疫介导性炎症
    E. 肾小球滤过膜电荷屏障受损
83. 该病人首选的降压药物是(   )。
    A. 利尿剂   B. 钙通道阻滞剂
    C. β受体阻滞剂   D. 血管紧张素转换酶抑制剂
    E. 血管紧张素Ⅱ受体拮抗剂
84. 对该病人进行饮食指导时,错误的是(   )。
    A. 给予优质低蛋白饮食   B. 少食动物蛋白   C. 给予高热量饮食
    D. 给予低盐饮食   E. 给予低磷饮食

(85~87题共用题干)

沈某,男,30岁。因眼睑下肢水肿2月余来院就诊,即查:尿蛋白(++++),血浆清蛋白26 g/L,血肌酐和血尿素氮正常,拟诊为原发性肾病综合征。

85. 该病人目前的饮食要求为(   )。
    A. 高热量、正常量优质蛋白质、低盐
    B. 高热量、优质高蛋白质、低盐
    C. 低热量、正常量优质蛋白质、低盐
    D. 低热量、优质高蛋白质、低盐
    E. 高热量、优质低蛋白质、低盐
86. 在休息方面,护士应告诉病人(   )。
    A. 不需卧床休息,但应避免劳累   B. 绝对卧床休息
    C. 卧床休息并进行适度的床上及床旁活动   D. 卧床休息至尿蛋白消失
    E. 卧床休息至血浆清蛋白恢复正常
87. 该病人最可能发生的并发症是(   )。
    A. 感染   B. 血栓形成和栓塞   C. 急性肾衰竭
    D. 动脉硬化   E. 心力衰竭

(88~89题共用题干)

王某,男性,30岁,有慢性肾小球肾炎病史4年。近2周自觉乏力加重,食欲明显减退,呼气中有尿味,皮肤瘙痒,近日还排出柏油样糊状便。诊断为慢性肾小球肾炎,慢性肾衰竭(尿毒症期)。

88. 此病人的哪一项症状提示病情严重?(   )
    A. 乏力   B. 食欲减退   C. 柏油样糊状便
    D. 呼气中有尿味   E. 皮肤瘙痒
89. 下列护理措施中最重要的是(   )。
    A. 每天测量血压2次   B. 每天测量体重1次
    C. 每天测量体温4次   D. 每天严格准确记录出入液量

E. 检查每天尿液化验结果

(90~92题共用题干)

李某,男性,40岁,因乏力、厌食、恶心2个月,胸闷、气促1周入院。身体评估:血压190/110 mmHg,呼吸22次/min,贫血貌。实验室检查:血常规:红细胞1.6×10^{12}/L,血红蛋白69 g/L;血肌酐1 689 μmol/L,尿素氮37.6 mmol/L,B超显示双肾萎缩。

90. 该病人应属于慢性肾衰竭的哪一期?(　　)
    A. 肾功能代偿期　　　B. 肾功能失代偿期　　C. 肾衰竭期
    D. 尿毒症期　　　　　E. 进展期

91. 该病人红细胞计数、血红蛋白浓度降低主要与下列哪一项因素有关?(　　)
    A. 营养不良　　　　　B. 促红细胞生成素减少　C. 骨髓造血异常
    D. 慢性失血　　　　　E. 感染

92. 针对此病人应该优先选择下列哪项治疗方法?(　　)
    A. 血液透析　　　　　B. 糖皮质激素治疗　　　C. 肾移植
    D. 中医中药治疗　　　E. 饮食治疗

(93~95题共用题干)

朱某,女性,56岁,有糖尿病史16年,因食欲不振、乏力、胸闷、气促和尿少2周,呕吐2h急诊入院。身体评估:血压180/120 mmHg,呼吸21次/min,口中有尿臭味,贫血貌,双下肢水肿。实验室检查:红细胞计数3.1×10^{12}/L,血红蛋白79 g/L;尿蛋白(＋＋＋);空腹血糖4.54 mmol/L,血钾3.23 mmol/L。

93. 该病人目前可能发生了(　　)。
    A. 呼吸衰竭　　　　　B. 肾病综合征　　　　　C. 慢性肾衰竭
    D. 急性肾小球肾炎　　E. 低血糖

94. 若要进一步明确诊断,还需做哪项检查?(　　)
    A. 血肌酐　　　　　　B. 24 h尿蛋白定量　　　C. 血钙
    D. 血磷　　　　　　　E. 凝血功能

95. 对该病人的饮食指导错误的是(　　)。
    A. 限制蛋白质的摄入
    B. 鼓励病人多食植物蛋白,如花生、豆类及其制品
    C. 进食富含维生素C和B族维生素的食物
    D. 烹调时使用醋、番茄汁等调料刺激食欲
    E. 少量多餐

(96~98题共用题干)

张某,女性,45岁,2年来间断出现颜面和双下肢水肿,1周来因劳累后水肿加重,伴尿少,无发热。血压165/105 mmHg。尿蛋白(＋＋),尿红细胞(＋＋),颗粒管型(＋),血尿素氮和血肌酐基本正常。既往无高血压及糖尿病史。

96. 该病人最可能患了下列哪种疾病?(　　)
    A. 急性肾小球肾炎　　B. 急进性肾小球肾炎　　C. 慢性肾小球肾炎
    D. 慢性肾盂肾炎　　　E. 慢性肾衰竭

97. 控制该病人病情恶化的关键是(　　)。
    A. 控制血压　　　　　B. 应用抗血小板药物　　C. 给予低蛋白、低磷饮食

D. 严格限制水分摄入　　E. 避免劳累、感染

98. 2周后病人病情得到控制,准备出院。出院前护士应告诉病人,在以后的生活中尤其应注意避免(　　)。

A. 剧烈运动　　B. 上呼吸道感染　　C. 外出旅游
D. 高糖饮食　　E. 动物蛋白饮食

(99～101题共用题干)

王某,男性,24岁。上呼吸道感染后2周出现眼睑水肿,血压125/83 mmHg,心肺正常。实验室检查:尿液检查:蛋白(＋＋),红细胞(＋＋＋);血清抗"O"抗体呈阳性,血清补体下降。

99. 该病人最可能患了下列哪种疾病?(　　)

A. 肾病综合征　　B. 急性肾盂肾炎　　C. 慢性肾盂肾炎
D. 急性肾小球肾炎　　E. 慢性肾小球肾炎

100. 该病人最主要的治疗措施是(　　)。

A. 透析治疗　　B. 免疫抑制剂　　C. 休息和对症处理
D. 大剂量激素治疗　　E. 控制感染灶

101. 该病人病情稳定后,多长时间内仍应避免重体力活动?(　　)

A. 1个月　　B. 3个月　　C. 3～6个月
D. 6～12个月　　E. 1～2年

(102～104题共用题干)

钱某,女性,30岁,已婚,因畏寒发热3天,腰部酸痛及尿频尿急2天入院。尿液检查:尿蛋白(＋),红细胞少许,白细胞(＋＋＋)。

102. 该病人最可能患了下列哪种疾病?(　　)

A. 急性肾小球肾炎　　B. 急进性肾小球肾炎　　C. 急性肾盂肾炎
D. 急性膀胱炎　　E. 慢性肾小球肾炎

103. 为了明确诊断,该病人必须检查的项目是(　　)。

A. 血尿素氮　　B. 内生肌酐清除率　　C. 尿比重
D. 尿细菌学检查　　E. 腹部B超

104. 护士对该病人进行健康教育时,目前尤应强调(　　)。

A. 高热量、高蛋白饮食　　B. 多饮水　　C. 低盐饮食
D. 卧床休息　　E. 加强个人卫生

参考答案

1～5	BABDA	6～10	BADDD	11～15	CDBEC
16～20	BADDB	21～25	BBEED	26～30	DDCEB
31～35	CDEEE	36～40	BCBED	41～45	CDBBE
46～50	DDEBD	51～55	ECADC	56～60	BECEB
61～65	EDCAE	66～70	BCDEE	71～75	BACED
76～80	CECEC	81～85	ADDBA	86～90	CACDD
91～95	BACAB	96～100	CABDC	101～104	ECDB

第五章　血液系统疾病病人的护理

第一节　血液系统疾病常见症状、体征的护理

一、贫血

贫血是血液病中最常见症状,是指单位容积外周血液中红细胞数、血红蛋白浓度、红细胞比容低于正常值。以血红蛋白浓度测定最重要。临床上将贫血分为轻度(男 Hb 91～120 g/L,女 Hb 91～110 g/L)、中度(Hb 61～90 g/L)、重度(Hb≤60 g/L)及极重度(Hb≤30 g/L)贫血。

1. 病因

(1) 红细胞生成减少:再生障碍性贫血、白血病、缺铁性贫血、巨幼红细胞性贫血等。

(2) 红细胞破坏过多:各种溶血性贫血,如遗传性球形红细胞增多症、蚕豆病(红细胞缺乏 6-磷酸-葡萄糖脱氢酶)、自身免疫性溶血性贫血、脾功能亢进等。

(3) 红细胞丢失过多:各种急、慢性失血,如消化性溃疡、钩虫病、痔出血、女性月经量过多等。

2. 临床表现

主要是缺氧引起。贫血症状的有无及轻重程度,与贫血发生的速度有关。神经系统对缺氧最敏感,乏力是最早出现的表现,其他有头晕、耳鸣、头痛、记忆力减退、注意力不集中等。心脏对缺氧亦十分敏感,活动后心悸、气短为贫血最突出的表现,严重者可引起贫血性心脏病、心力衰竭等。心尖区及肺动脉瓣区闻及吹风样收缩期杂音。还可出现气促、呼吸困难、食欲不振、恶心、呕吐等。皮肤黏膜苍白是最典型体征。

3. 辅助检查

(1) 血常规:红细胞、血红蛋白、红细胞比容低于正常。

(2) 网织红细胞计数:可反映骨髓造血功能。再生障碍性贫血减少,溶血性贫血增多。还可反映疗效:缺铁性贫血铁剂治疗 3 天后如有效,网织红细胞可升高,7～10 天达高峰,然后恢复正常,是反映疗效的最早指标。

(3) 骨髓检查:了解骨髓造血情况。

4. 护理问题

活动无耐力:与贫血致组织缺氧有关。

5. 治疗及护理要点

（1）病因治疗：是贫血治疗的根本措施。

（2）对症和支持治疗：主要通过输血达到目的。输血指征：急性贫血 Hb＜80 g/L，慢性贫血 Hb＜60 g/L 伴缺氧症状。严格查对血型，注意输血反应的观察和处理。补充铁或维生素 B_{12}、叶酸等造血物质，注意观察药物疗效和不良反应。

（3）一般治疗和护理：重度贫血应卧床休息，活动以不感到疲劳、不加重症状为度。注意补充含铁、维生素 B_{12}、叶酸丰富的食物。重症贫血病人输液、输血时应注意控制速度（1 mL/(kg·h)），防止发生急性肺水肿。

二、继发感染

受正常白细胞数量减少和质量异常、机体免疫力降低等因素影响，血液病病人易发生感染，这是白血病最常见的死亡原因。发热是继发感染最常见的症状。感染部位以口腔、牙龈、咽峡最常见。严重者可发生败血症。

1. 临床表现

发热是继发感染最常见的症状，注意 T、P、R、Bp 变化，尤其是体温监测和记录，注意有无其他伴随症状。

2. 辅助检查

血、尿、粪便常规检查，骨髓检查，渗出物、分泌物涂片及培养等检查，X 线检查等。

3. 护理问题

体温过高：与继发感染有关。

4. 护理措施

（1）一般护理：注意休息，给予富有营养的流质或半流质饮食。忌食生冷、不洁食物。

（2）病情观察：监测体温及其他生命体征、伴随表现等。

（3）发热护理：多饮水，2 000 mL/d 以上，并予物理降温，伴有出血倾向者禁用酒精擦浴。若无效，可遵嘱使用药物降温。

（4）做好皮肤黏膜护理，防止感染。

（5）预防院内感染：保持室内清洁，每天通风换气 2 次，每次 30 min，每天用紫外线空气消毒 1～2 次，每次 30 min；提供单间，限制探视；中性粒细胞低于 $0.5×10^9$/L 称粒细胞缺乏症，应进行保护性隔离，有条件者安排住进层流室或无菌隔离室；探视者应戴口罩、穿隔离衣，接触病人前应认真洗手；治疗及护理时，应严格无菌操作。

三、出血或出血倾向

出血倾向指机体自发性出血和/或血管损伤后出血不止。

1. 病因

（1）血小板减少或功能异常：特发性血小板减少性紫癜、再生障碍性贫血、白血病、骨髓瘤、脾功能亢进、DIC、血小板无力症等。

(2) 凝血异常：血友病、肝病致凝血因子缺乏等。

(3) 血管壁异常：过敏性紫癜、遗传性出血性毛细血管扩张症等。

2. 临床表现

皮肤黏膜出血、内脏出血、颅内出血。其中以皮肤黏膜出血最常见、程度最轻，颅内出血最严重，也是血液病人死亡的主要原因之一。

3. 辅助检查

(1) 血小板检查：血小板计数、血小板形态、血小板黏附试验等。

(2) 凝血因子测定：凝血酶原时间、凝血酶时间、白陶土部分凝血活酶时间等测定。

(3) 血管壁缺陷测定：毛细血管脆性试验。

4. 护理问题

组织损伤，出血：与血小板异常、凝血因子缺乏、血管壁异常有关。

5. 护理措施

(1) 一般护理：合理休息，当 BPC$<50\times10^9$/L 时，要限制活动；当 BPC$<20\times10^9$/L 时，应绝对卧床休息。慎用抗血小板药物，避免酒精擦浴。给予易消化，富有营养，富含维生素 C、D 的食物，禁烟、酒。避免易引起过敏的食物。

(2) 密切监测出血征象：如突然剧烈头痛、呕吐、意识障碍、偏瘫等，应考虑颅内出血。

(3) 出血预防及护理：① 皮肤、黏膜出血防护：不用剃须刀片，避免不必要的肌注，静脉穿刺时止血带勿绑扎过紧，避免搔抓皮肤，避免灌肠，避免食用生、硬、煎、炸食物。② 鼻出血防护：忌挖鼻孔，不用力擤鼻涕，避免强行剥去血痂。少量出血用肾上腺素棉球填塞止血，大量出血用凡士林油纱条填塞。③ 口腔、牙龈出血防护：忌用牙签及硬毛牙刷。牙龈出血时，可局部用肾上腺素棉球、明胶片、云南白药等。④ 颅内出血防护：若有颅内出血应立即去枕平卧，头偏向一侧，避免搬动；吸氧；静滴 20%甘露醇；头置冰袋或冰帽。观察并记录生命体征、意识状态及瞳孔变化情况。

(4) 输血及用药护理：遵医嘱成分输血或输全血，注意查对血型，观察输血反应并及时处理；遵医嘱使用止血药物，观察疗效和不良反应。

第二节　贫血病人的护理

一、缺铁性贫血

缺铁性贫血是由于体内贮存铁缺乏致血红蛋白合成减少而引起的一种小细胞低色素性贫血，是最常见的贫血，发病率以儿童和育龄妇女最高。

（一）铁的代谢

铁在体内分布包括功能状态铁和贮存铁。功能状态铁包括血红蛋白、肌红蛋白、转铁蛋白、酶和辅因子结合的铁等，其中以血红蛋白铁最多。贮存铁是以铁蛋白和含铁血黄素形式贮存在肝、脾、骨髓、肠黏膜等组织的单核-吞噬细胞系统中。铁主要来源于衰老的红细胞及食物（含铁丰富的食物有动物肝脏、血液、瘦肉、蛋黄、海带、紫菜、木耳、香菇、豆类等，脂肪、乳类、谷物含铁量低）。铁主要在十二指肠及小肠上部吸收，二价铁更易被吸收，而胃酸、VitC等酸性物质可使食物中的三价铁还原为二价铁，可促进铁吸收；茶（含鞣酸）、乳及乳制品（含磷）、咖啡等使铁吸收减少。亚铁吸收入血后被氧化为高铁，与转铁蛋白结合形成血清铁转运至骨髓及其他组织中利用。多余的铁则以铁蛋白和含铁血黄素形式贮存。铁主要随肠黏膜细胞、皮肤细胞、尿道细胞脱落而丢失，妇女还可通过月经、妊娠和哺乳而丢失铁。

（二）病因

1. 铁丢失过多

慢性失血是成人缺铁性贫血最常见和最重要的病因。如消化性溃疡、痔出血、钩虫病、月经量过多、功能性子宫出血、子宫肌瘤等。

2. 铁需要量增加而摄入不足

铁需要量增加而摄入不足是导致儿童缺铁性贫血的最主要原因。也是青少年、妊娠和哺乳期妇女缺铁性贫血的主要原因之一。

3. 铁吸收不良

胃或十二指肠切除术、胃空肠吻合术、胃癌、萎缩性胃炎、慢性腹泻等。

（三）临床表现

（1）原发病表现：如消化性溃疡、萎缩性胃炎、功能性子宫出血、痔疮等。

（2）贫血共有表现：乏力、头晕、活动后心悸、气促、皮肤黏膜苍白等。

（3）特殊表现：① 组织缺铁表现：皮肤干枯、粗糙、角化、无光泽；毛发干枯、无光泽、易脱落和折断；指（趾）甲脆薄易裂、易折断、不光整，出现反甲或匙状甲；多有口角炎、舌炎、舌乳头萎缩等，可有吞咽困难等。② 神经系统表现：易激惹、兴奋、好动、注意力不集中、发育迟缓等，可有异食癖、末梢神经炎等，严重者可有智能发育障碍。

（四）辅助检查

1. 血常规

呈典型的小细胞低色素性贫血。红细胞、血红蛋白降低。网织红细胞正常或轻度增高。

2. 铁代谢生化检查

血清铁蛋白降低（$<12\ \mu g/L$）是反映贮存铁缺乏的敏感指标。转铁蛋白饱和度降低、血清铁降低、总铁结合力增高。

3. 骨髓象

增生活跃，以中、晚幼红细胞为主，细胞体积小，血红蛋白形成不良。骨髓亚铁氰化钾染色呈阴性（骨髓小粒中无含铁血黄素颗粒）是诊断缺铁性贫血的最重要依据，是反映贮存铁缺乏的金指标。

（五）治疗要点

1. 病因治疗

病因治疗是治疗缺铁性贫血的根本所在。

2. 铁剂治疗

（1）首选口服铁剂，最常选用硫酸亚铁。血红蛋白恢复正常后，应继续服用铁剂3~6个月，以补足贮存铁。

（2）注射铁剂：适用于口服铁剂胃肠道反应重而不能耐受、有消化系统疾病导致铁吸收障碍或病情需要迅速纠正贫血者。常用右旋糖酐铁深部肌肉注射。

（六）护理问题

（1）活动无耐力　与贫血致组织缺氧有关。

（2）营养失调：低于机体需要量　与铁供应不足、吸收不良、丢失或消耗增加有关。

（3）知识缺乏：缺乏疾病防治知识。

（七）护理措施

1. 一般护理

（1）合理安排休息与活动：重度贫血应卧床休息，病情好转可逐渐增加活动量。

（2）饮食护理：纠正偏食等不良饮食习惯，补充含铁丰富的食物，如动物肝脏、血液、瘦肉、蛋黄及豆类、海带、香菇、木耳等，同时多补充含维生素C丰富的食物，以促进铁的吸收。注意谷类、脂肪、乳类含铁低，尤其是乳类。

2. 病情观察

观察原发病及贫血的表现，检查血红蛋白浓度，判断贫血程度，观察有无并发症发生等。

3. 用药护理

（1）口服铁剂护理：① 服药方法：餐中或餐后服用，可与维生素C或橘子汁同服，避免与茶、咖啡、蛋类、牛奶、H_2受体阻滞剂等同服。液体铁剂用吸管吸至舌后根处咽下，以免牙、舌头被染黑。告知病人服用铁剂后可使粪便发黑，以消除顾虑。② 准确用药：遵医嘱按时按量服用铁剂，防止铁中毒。③ 铁剂治疗3天后网织红细胞开始升高，1周后血红蛋白开始升高，8~10周血红蛋白达正常。血红蛋白恢复正常后继续服药3~6个月，以补足贮存铁。

（2）注射铁剂护理：① 防止过敏反应：过敏反应表现为面色潮红、头痛、肌肉关节疼痛、荨麻疹等。首次注射不超过50 mg，若无异常，次日注射100 mg。② 防止硬结形成：深部肌肉注射，经常更换注射部位。③ 避免皮肤染黑：勿在皮肤暴露部位注射，抽取药液后更换针头，采用"Z"形注射法。

4. 输血护理

必要时遵医嘱输血或浓缩红细胞，严格查对血型，严格控制输血速度，防止输血过多、过快诱发心力衰竭。观察并积极处理输血反应。

（八）健康教育

向病人及家属介绍疾病知识。指导病人积极进行病因治疗（根本性治疗）。指导病人合理安排休息与活动,重症贫血应卧床休息。指导病人合理饮食,多补充含铁丰富的食物,补充维生素C等。指导病人遵医嘱正确补充铁剂,应在餐中或餐后服用,可与维生素C或橘子汁同服,避免与茶、咖啡、蛋类、牛奶、H_2受体阻滞剂等同服。液体铁剂用吸管吸至舌后根处咽下,以免牙、舌头被染黑。告知病人服用铁剂后可使粪便发黑,以消除顾虑。血红蛋白恢复正常后继续服药3~6个月,以补足贮存铁。指导病人观察病情变化,如有加重现象,应及时就诊。

二、再生障碍性贫血

再生障碍性贫血(AA),简称再障,是由多种原因致造血干细胞数量减少和(或)功能异常而引起的一类贫血。以骨髓造血功能低下、全血细胞减少为特征。临床主要表现为进行性贫血、继发感染和出血。

(一) 病因及发病机制

1. 病因

(1) 药物及化学物质:药物以氯霉素最常见,其他如磺胺药、抗肿瘤药物、异烟肼、抗癫痫药、阿司匹林、抗甲状腺药、保泰松等。化学物质以苯及其衍生物最常见。

(2) 物理因素:电离辐射主要是X线、γ射线等。

(3) 病毒感染:各型肝炎病毒、EB病毒等。

(4) 遗传因素。

2. 发病机制

造血干细胞缺陷、造血微环境异常、免疫异常等。

(二) 临床表现

主要表现为进行性贫血、出血、继发感染。肝、脾、淋巴结多无肿大。

1. 重型再障(SAA)

起病急,进展迅速。首发症状以出血与感染为主,后期出现进行性贫血。感染、出血广泛而严重,颅内出血和严重感染为主要死亡原因。

2. 非重型再障(NSAA)

起病缓,进展慢。贫血是首发和主要表现。出血较轻,以皮肤黏膜出血为主。感染较轻,以呼吸道感染多见。少数病情严重者可进展为重型再障。

(三) 辅助检查

1. 血常规

全血细胞减少,红细胞、白细胞、血小板计数减少,淋巴细胞相对增多。网织红细胞绝对值减少。为正常细胞正常色素性贫血。重型再障(SAA):$N<0.5\times10^9/L$,血小板$<20\times10^9/L$,网织红细胞绝对值$<15\times10^9/L$。非重型再障(NSAA):$N>0.5\times10^9/L$,血小板$>20\times10^9/L$,网织红细胞绝对值$>15\times10^9/L$。

2. 骨髓象

巨核细胞明显减少或找不到是确诊再障的最重要依据。重型再障骨髓增生低下，红系、粒系及巨核细胞呈显著减少，淋巴细胞、单核细胞、浆细胞分类值增高。非重型再障骨髓增生减低或有灶性增生，粒细胞、红细胞、巨核细胞均减少。

(四) 治疗要点

1. 去除病因

去除和避免再接触可能导致骨髓抑制的因素。

2. 对症支持疗法

(1) 预防和控制感染：感染时，需早期、足量、联合、静脉应用有效抗生素，避免使用骨髓抑制药物。

(2) 纠正贫血：当血红蛋白低于 60 g/L 伴明显缺氧症状者，输注浓缩红细胞或全血，应严格掌握输血指征。

3. 控制出血

皮肤黏膜出血可应用酚磺乙胺或局部压迫止血，对于内脏出血或颅内出血可输注浓缩血小板或新鲜冷冻血浆。

4. 重型再障的治疗

(1) 造血干细胞移植：重型再障最有希望的治疗措施。

(2) 免疫抑制疗法：常用抗胸腺细胞球蛋白(ATG)、抗淋巴细胞球蛋白(ALG)。环孢素(CsA)可用于各型再障。

(3) 造血细胞因子：粒-单系集落刺激因子(GM-CSF)、红细胞生成素(EPO)等，一般在免疫抑制治疗后使用，维持 3 个月以上。

5. 非重型再障的治疗

雄激素为治疗非重型再障的首选药物，常用丙酸睾酮、斯坦唑、达那唑等。雄激素应用后往往在用药 2~3 个月后起效，疗程至少在 6 个月以上。

(五) 护理问题

(1) 活动无耐力　与贫血有关。

(2) 组织完整性受损：出血　与血小板减少有关。

(3) 自我形象紊乱　与丙酸睾酮引起副作用有关。

(4) 焦虑　与再障久治不愈有关。

(5) 有感染的危险　与白细胞减少有关。

(6) 潜在并发症：颅内出血、败血症等。

(六) 护理措施

1. 一般护理

(1) 休息与活动：避免碰撞及受伤，病情严重者卧床休息，严重出血者应绝对卧床休息，颅内出血者取仰卧位，头偏向一侧，避免搬动。

(2) 饮食护理:给予高热量、高蛋白、高维生素、易消化饮食,避免坚硬、粗糙食物。保持粪便通畅。

(3) 皮肤护理:保持皮肤清洁干燥,防止抓伤皮肤等。

2. 病情观察

观察生命体征,尤其注意体温变化。观察有无皮肤黏膜出血、内脏出血(呕血、黑便、咯血、血尿等),尤其注意颅内出血征象如头痛、呕吐、意识障碍、偏瘫及瞳孔变化等。监测血象、骨髓象变化。

3. 对症护理

贫血、出血、继发感染护理见本章常见症状护理。

4. 心理护理

给予心理支持,消除紧张、恐惧、抑郁等心理,增强信心。

5. 用药护理

遵医嘱正确用药,观察疗效和不良反应。

(1) 免疫抑制剂:ATG、ALG可引起过敏、血清病和血小板减少,应用前应行过敏试验。环孢素可引起肝、肾损害及牙龈增生等,应定期检测肝、肾功能。

(2) 糖皮质激素长期应用可引起库欣综合征、血压及血糖增高、骨质疏松、继发感染、溃疡等。

(3) 雄激素最主要副作用为肝损害,应定期检测肝功能;还可有女性发生男性化作用,如毛发和胡须增多、痤疮、闭经等。丙酸睾酮为油剂,不易吸收,应经常变换注射部位,做深部缓慢分层肌注。

(4) 造血生长因子可有皮疹、低热、骨痛等,停药后可消失。

(七) 健康教育

向病人及家属介绍疾病知识。指导病人去除各种病因。指导病人积极防治出血、感染等。指导病人合理休息与活动,合理饮食。指导病人遵医嘱正确用药,观察药物不良反应,雄激素主要副作用为肝损害和女性发生男性化作用等。指导病人及家属观察病情变化,尤其注意体温及出血情况。指导病人定期复查。

第三节 白血病病人的护理

白血病是一类造血干细胞的恶性克隆性疾病,特征为白血病细胞增殖失控、分化障碍、凋亡受阻而停留在细胞发育的不同阶段。白血病细胞在骨髓及其他造血组织中大量增殖,干扰或抑制正常血细胞的发育,并可浸润外周血液及其他器官组织。表现为反复感染、出血、进行性贫血及器官组织的浸润表现,外周血中出现白血病细胞。

白血病病因未明,可能与下列因素有关:① 病毒因素:人类 t 淋巴细胞病毒Ⅰ型、EB病毒、HIV病毒等。② 放射因素:X线、γ射线及电离辐射等。③ 化学因素:药物有氯霉素、保泰松、烷化剂、细胞毒药物等。化学物质有苯及其衍生物、亚硝胺类物质等。④ 遗传因素。

根据白血病细胞分化发育成熟程度(急、慢性白血病分类的最主要依据)和自然病程分为：① 急性白血病(AL)：起病急，发展迅速，白血病细胞分化发育成熟程度低，骨髓及外周血中多为原始及早幼稚细胞，自然病程仅数月。② 慢性白血病(CL)：起病缓，进展慢，白血病细胞分化发育成熟程度较高，骨髓及外周血中多为成熟细胞和较成熟的幼稚细胞，自然病程较长，可达数年。

一、急性白血病

(一) 分类

根据 FAB(法、美、英白血病协作组)分类法，根据细胞形态学和细胞化学将急性白血病分为急性淋巴细胞白血病(ALL，简称急淋)、急性非淋巴细胞白血病(ANLL，简称急非淋)和急性髓系白血病(AML)，又可分为多种亚型。

我国急性白血病比慢性白血病多见，其中急非淋最多见。成人以急性粒细胞白血病(急粒)最多见，儿童中急淋最多见。

(二) 临床表现

1. 贫血

贫血常为首发症状，呈进行性加重。原因主要与白血病细胞异常增殖，干扰血细胞正常发育，致正常红细胞生成减少有关。

2. 发热

持续发热为本病最常见的症状之一，也是就诊的主要原因。引起发热的主要原因是继发感染，还可有肿瘤性低热。最常见的感染部位为口咽部，最常见的致病菌为革兰阴性杆菌，如肺炎克雷伯杆菌、铜绿假单胞菌、大肠埃希菌等。原因：成熟粒细胞缺乏(最主要原因)、免疫力低下等。严重感染可引起败血症导致病人死亡，是白血病病人死亡的最主要原因。

3. 出血

几乎所有急性白血病病人在病程中都有不同程度的出血。出血可发生于全身各部位，皮肤黏膜出血最常见，颅内出血最严重，也是引起本病病人死亡的主要原因之一。原因：血小板减少(最主要原因)、大量白血病细胞在血管中瘀滞及浸润、感染等。

4. 器官和组织浸润的表现

(1) 骨骼和关节：常有胸骨下端压痛(对诊断有意义)，四肢骨骼可有不同程度疼痛，儿童多见，多见于急粒。

(2) 肝脾及淋巴结肿大：多见于急淋。

(3) 中枢神经系统白血病(CNSL)：系化疗药物很难通过血脑屏障，不能有效杀灭中枢神经系统内的白血病细胞而引起，是白血病髓外复发的最主要根源。常发生于化疗后缓解期。多见于急淋，儿童多见。表现为头晕、头痛、呕吐、颈项强直，甚至抽搐、昏迷等。

(4) 皮肤黏膜：表现为弥漫性斑丘疹、结节性红斑等；牙龈增生，肿胀；多见于急单。

(5) 眼部：粒细胞肉瘤或绿色瘤，多见于急粒。表现为眼球突出、复视或失明等。

(6) 睾丸：多见于急淋，表现为睾丸无痛性肿大，多为一侧，也是白血病髓外复发的根源之一，仅次于 CNSL。

(三) 辅助检查

1. 血象

多数病人白细胞计数增多，也可正常或减少。白细胞增多者外周血可见原始和(或)早幼稚白细胞。同时红细胞数、血红蛋白、血小板减少。

2. 骨髓象

骨髓象是诊断白血病的最重要检查。骨髓象中原始细胞占全部有核细胞的 30% 以上，可诊断为急性白血病。多数病人的骨髓象增生明显活跃，出现"裂孔现象"(骨髓原始细胞显著增生，而较成熟的中间阶段细胞缺乏，并残留少量成熟粒细胞)。奥尔小体(胞质中出现红色杆状小体)仅见于急非淋。

3. 其他检查

细胞化学染色、免疫学检查等。化疗时由于大量白血病细胞被破坏，导致血尿酸浓度增高。

(四) 治疗要点

1. 对症支持治疗

(1) 高白细胞血症的处理：当白细胞 $>200\times10^9$/L 时可引起白细胞淤滞症，出现呼吸困难、低氧血症、头晕、乏力、言语不清、颅内出血、阴茎异常勃起等。可应用血细胞分离机清除过多的白细胞，辅以化疗，口服别嘌醇减少尿酸生成，口服碳酸氢钠碱化尿液，防止发生高尿酸血症、酸中毒等。

(2) 防治感染：严重感染是白血病病人最主要的死亡原因。应用有效抗生素治疗，有条件者可输注浓缩粒细胞。

(3) 控制出血：血小板减少者输注浓缩血小板悬液。

(4) 纠正贫血：吸氧，输浓缩红细胞，使血红蛋白维持在 80 g/L。

(5) 防治尿酸性肾病：多饮水，促进尿酸排泄；给予别嘌醇以抑制尿酸合成；口服碳酸氢钠碱化尿液，防止尿酸盐结晶形成。

2. 化学药物治疗

化学药物治疗(化疗)是目前白血病的最主要治疗方法。急性白血病的化疗过程分为诱导缓解及缓解后治疗两个阶段。

(1) 诱导缓解：目的是通过化疗达到完全缓解，是治疗成败的关键。完全缓解的标准：白血病的临床表现消失，血象和骨髓象基本恢复正常；外周血象的白细胞分类中无幼稚细胞，骨髓象中相关系列的原始细胞与幼稚细胞之和 $<5\%$，但体内仍然存在有 $10^8\sim10^9$ 以下的白血病细胞。化疗原则是：早期、足量、联合、间歇、阶段、个体化。目前急淋白血病基本方案为 VP 方案(长春新碱＋泼尼松)，连续用药 4～5 周。急非淋白血病标准治疗方案为 DA 方案(柔红霉素或阿霉素＋阿糖胞苷)或 HA 方案(三尖杉酯碱＋阿糖胞苷)。急性早幼粒细胞白血病首选全反式维甲酸。

(2) 缓解后治疗：完全缓解后体内仍有 $10^8 \sim 10^9$ 个白血病细胞，且在髓外某些部位仍可有白血病细胞浸润，是白血病复发的根源，因而达到完全缓解后仍需巩固和维持治疗。方法主要有化疗和造血干细胞移植(HSCT)。

3. 中枢神经系统白血病的治疗

由于化疗药物很难通过血-脑屏障，因此中枢神经系统白血病治疗应进行氨甲蝶呤(MTX)或阿糖胞苷鞘内注射或脑-脊髓放射治疗。

4. 睾丸白血病治疗

睾丸白血病进行两侧放射治疗。

5. 造血干细胞移植

造血干细胞移植是根治性治疗和最理想的治疗方法。急性白血病应在第一次完全缓解时进行。慢性白血病应在缓解后尽早进行。

二、慢性白血病

慢性白血病分为：慢性粒细胞白血病、慢性淋巴细胞白血病、少见类型白血病。我国以慢性粒细胞(慢粒)白血病最多见。

(一) 慢性粒细胞白血病

1. 临床表现

(1) 慢性期：最早出现的症状是乏力、低热、多汗、体重减轻等代谢亢进表现。脾脏肿大是最突出的体征(巨脾)，多数病人可有胸骨中下段压痛，有诊断意义，是本病重要的体征。

(2) 加速期：发病后 1～4 年进入加速期，持续数月至数年，白血病细胞发生耐药性。

(3) 急变期：表现与急性白血病相似。病人在数月内死亡。

2. 辅助检查

(1) 血象：白细胞数早期即增高，甚至达 $100 \times 10^9/L$ 以上，中性粒细胞显著增多，以中、晚幼稚和杆状核粒细胞为主。晚期血小板数、红细胞数降低。

(2) 骨髓象：增生活跃，粒/红比增高，以中、晚幼和杆状核粒细胞为主，原始粒细胞<10%。如果原始粒细胞+早幼粒细胞>30%，说明发生急性变。

(3) Ph 染色体：90%以上慢粒病人可在血细胞中发现 Ph 染色体。

(4) 血液生化：血清及尿中尿酸浓度增高。

3. 治疗要点

(1) 羟基脲：是目前治疗慢性粒细胞白血病的首选化疗药物。以前常用白消安。

(2) 造血干细胞移植：是根治性治疗方法，宜在慢性期血象和体征控制后尽早进行。

(3) 慢粒急变治疗：与急性白血病的治疗方法相似。

(二) 慢性淋巴细胞白血病

1. 临床表现

早期可有乏力症状，后期出现食欲减退、低热、盗汗、消瘦等症状，晚期可出现出血、贫血及继发感染等表现。淋巴结肿大常为就诊的首发症状,以颈部、腋下、腹股沟淋巴结为主。肿大的淋巴结质地中等、无压痛、可移动。半数以上病人可有肝、脾轻、中度肿大。

2. 辅助检查

(1) 血象:白细胞数增多,淋巴细胞增多,以小淋巴细胞为主。晚期红细胞数、血红蛋白浓度、血小板减少。

(2) 骨髓象:有核细胞增生活跃,以类似成熟的小淋巴细胞增多为主,≥30%,红系、粒系、巨核细胞均减少。

(3) 淋巴结活检:可见典型的弥漫性小淋巴细胞浸润。

3. 治疗要点

(1) 化学药物治疗:氟达拉滨治疗效果最好。目前我国首选苯丁酸氮芥。

(2) 放射治疗:主要用于淋巴结肿大伴有局部压迫症状者。

(3) 造血干细胞移植:理想的治疗方法。

三、护理

(一) 护理问题

(1) 体温过高　与继发感染及白细胞核蛋白代谢亢进有关。
(2) 活动无耐力　与贫血及感染所致机体缺氧消耗增多有关。
(3) 组织完整性受损　与血小板过低导致皮肤黏膜出血有关。
(4) 预感性悲哀　与白血病久治不愈有关。
(5) 潜在并发症:颅内出血、败血症、CNSL、尿酸性肾病等。

(二) 护理措施

1. 一般护理

(1) 休息与活动:病情较轻或缓解期病人可适当运动,避免受伤。病情严重者应卧床休息,颅内出血者应绝对卧床休息,避免搬动。

(2) 饮食护理:给予富有营养、易消化饮食,避免坚硬、粗糙、刺激性食物,保持粪便通畅,防止消化道出血。

2. 病情观察

观察贫血、出血、感染等症状的变化,监测生命征、意识、瞳孔、尿液、粪便等,检查血常规、骨髓等。

3. 对症护理

(1) 贫血、出血、感染的护理,参见本章常见症状护理。

(2) 高尿酸血症护理:鼓励多饮水,2 000～3 000 mL/d,勤排尿,注射后每半小时排尿1次,持续5 h。必要时遵医嘱使用别嘌醇。

4. 用药护理

遵医嘱正确用药,观察疗效和不良反应。化疗药物主要不良反应有骨髓抑制、胃肠道反应、脱发、心脏毒性、肝肾损害、末梢神经炎、静脉炎及组织坏死等。

(1) 静脉炎及组织坏死的防护:① 合理使用静脉,以中心静脉置管首选。② 静脉注射时应先用生理盐水冲洗,确定穿刺成功方可注射药物,应缓慢注射,药物注射完毕后应再用生理盐水冲洗,然后拔针。③ 发生静脉炎的血管禁止静脉注射,局部可用硫酸镁湿敷。④ 发泡性化疗药物一旦外渗应紧急处理:立即停止药物注入,尽量回抽渗入皮下的药液,用冰袋冷敷渗漏处并抬高渗漏部位;局部滴入生理盐水,应用硫代硫酸钠或8.4%碳酸氢钠等解毒;应用利多卡因局部环形封闭;局部应用硫酸镁湿敷。

(2) 骨髓抑制的防护:化疗后第7~14天是化疗药物引起骨髓抑制作用发生最强的时间,再经过5~10天逐渐恢复。化疗时应定期查血象,每周2次,疗程结束应检查骨髓象。如 WBC $< 3\times10^9$/L 时给予鲨肝醇、利血生等升白细胞药,当 WBC $< 1.0\times10^9$/L 或粒细胞 $< 0.5\times10^9$/L(粒细胞缺乏症)时应进行保护性隔离,措施为:让病人住进层流室或经严格消毒的无菌单间病房。

(3) 胃肠道反应防护:避免在化疗前后2h进餐。在化疗前1~2h应用甲氧氯普胺等。

(4) 口腔溃疡的护理:加强口腔护理,每日2~3次。可选用生理盐水、复方硼砂含漱液交替漱口,疼痛严重者可在含漱液中加2%利多卡因。合并厌氧菌感染可用1%过氧化氢液漱口;真菌感染可用1%碳酸氢钠液或制霉菌素溶液漱口。

(5) 其他:长春新碱可引起末梢神经炎,停药后消失。柔红霉素、高三尖杉酯碱等可引起心肌及心脏传导损害。甲氨蝶呤、巯嘌呤、门冬酰胺酶可引起肝损害。甲氨蝶呤可引起口腔黏膜溃疡。环磷酰胺可引起出血性膀胱炎,应用时嘱病人多喝水,必要时应用美司钠。白消安可引起色素沉着、停经、精液缺乏、肺纤维化等。

5. 鞘内注射化疗药物的护理

药物推注速度要缓慢,术后嘱病人去枕平卧4~6h,以防止出现低颅压性头痛。

6. 心理护理

给予病人心理支持,消除恐惧、悲观情绪,增强治疗信心。

(三) 健康教育

向病人及家属介绍疾病知识。指导病人去除病因,避免长期接触苯及其衍生物、放射线,避免长期应用氯霉素、保泰松等药物。指导病人合理休息与活动,合理饮食。指导病人遵医嘱正确用药,观察不良反应。指导病人防止出血、感染。指导病人观察病情,一旦出现严重感染、出血等,应立即就医。

第四节　出血性疾病病人的护理

一、特发性血小板减少性紫癜

特发性血小板减少性紫癜(ITP)是一种自身免疫性出血综合征,引起血小板数目减少。临床主要表现为皮肤、黏膜紫癜,严重者可有内脏出血,甚至颅内出血。分急性(儿童多见)

及慢性（青壮年女性多见）两种类型。

（一）病因及发病机制

病因未明，可能与下列因素有关：① 感染因素：尤其是病毒感染。② 免疫因素：最主要病因及发病机制。多数病人可查到血小板相关抗体，脾单核巨噬细胞系统识别和破坏与抗体结合的血小板，使血小板数目减少。③ 肝、脾因素：肝、脾是产生血小板相关抗体的场所，也是破坏血小板的场所，脾脏作用更重要。④ 雌激素：雌激素可增强自身免疫反应、抑制血小板生成、促进单核巨噬细胞系统吞噬与抗体结合的血小板。

（二）临床表现

1. 急性型

多数发生于儿童，呈自限性，病程4～6周，很少复发。起病前1～2周常有上呼吸道感染史，随后出现出血征象。以皮肤黏膜出血为主，常首先发生于四肢，尤其是下肢。当血小板$<20\times10^9/L$时易引起内脏出血，甚至发生颅内出血（死亡的最主要原因）。

2. 慢性型

多见于40岁以下女性，可反复发作。起病慢，一般无前驱症状。出血相对较轻，常反复发生皮肤黏膜瘀点、瘀斑，女性病人月经量过多，每次发作常持续数周或数月甚至数年。内脏出血少见。

（三）辅助检查

1. 血液检查

血小板计数减少，急性型常低于$20\times10^9/L$，慢性型常在$50\times10^9/L$左右；出血时间延长，血块收缩不良，毛细血管脆性试验呈阳性。

2. 骨髓象

骨髓巨核细胞数正常或增多，但伴成熟障碍，很少能发育为成熟血小板。红系和粒系通常正常。

3. 免疫学检查

血小板相关抗体（PAIg）呈阳性，血小板相关补体增高。

（四）治疗原则

1. 一般疗法

严重者应卧床休息，防止受伤。避免应用抗血小板聚集药物及抗凝药物，如阿司匹林、双嘧达莫、肝素类制剂等。高热时禁用乙醇擦浴。

2. 糖皮质激素

为ITP治疗首选药物，需长期应用，维持3～6个月。

3. 脾切除

适用于糖皮质激素治疗无效者，不做首选。

4. 免疫抑制剂

不做首选。糖皮质激素无效或维持量大者,可加用长春新碱(最常用)、环磷酰胺、硫唑嘌呤等。

5. 急重症处理

血小板<$20×10^9/L$,出血广泛、严重,近期手术或分娩者应给予如下处理:输注血小板、大剂量甲泼尼龙及免疫球蛋白的应用、血浆置换等。

(五)护理问题

(1)组织完整性受损:出血 与血小板减少有关。
(2)自我形象紊乱 与糖皮质激素长期治疗有关。
(3)潜在并发症:颅内出血等。

(六)护理措施

1. 一般护理

(1)休息与活动:血小板在<$20×10^9/L$ 应卧床休息,颅内出血应绝对卧床休息。
(2)饮食护理:给予富有营养的易消化饮食,避免坚硬、粗糙食物,保持粪便通畅。

2. 病情观察

观察出血部位、范围、出血量及出血是否停止,观察有无颅内出血发生。观察生命体征、血小板计数等。

3. 出血护理

见本章症状护理。

4. 用药护理

遵医嘱正确用药,观察疗效和不良反应。

(七)健康教育

向病人及家属介绍疾病知识。指导病人积极防治出血。指导病人合理安排休息与活动,避免受伤。指导病人合理饮食,防止消化道出血。指导病人遵医嘱应用糖皮质激素等药物,避免使用阿司匹林等影响血小板功能的药物。指导病人及家属观察病情,尤其注意内脏出血及颅内出血的识别,一旦发生,立即就诊。

二、过敏性紫癜

过敏性紫癜是一种血管变态反应性出血性疾病,多为自限性,多见于儿童及青少年,春、秋季多发。

(一)病因

本病主要由各种致敏因素引起。① 感染:以β溶血性链球菌感染引起上呼吸道感染最常见。其他如副流感嗜血杆菌、麻疹、水痘病毒及肠道寄生虫感染等。② 食物:鱼、虾、蟹、蛋及乳类等。③ 药物：青霉素、磺胺类、异烟肼、水杨酸类等。④ 其他：如花粉、尘埃、昆虫咬伤、寒冷刺激及疫苗接种等。

(二) 临床表现

本病发病前 1～3 周常有上呼吸道感染史，随后出现相关表现。

1. 单纯型(紫癜型)

最常见。以皮肤紫癜为主要表现，多位于下肢及臀部，呈对称分布，分批出现，大小不等，可融合成片，经 7～14 天消退。

2. 腹型

主要表现为腹痛，伴恶心、呕吐、腹泻及血便等。发作时可有腹肌紧张、压痛及肠鸣音亢进，易与外科急腹症混淆。

3. 关节型

关节肿胀、疼痛、功能障碍等。数日后消退，不留后遗症。

4. 肾型

最严重类型。多为紫癜发生后 1 周出现蛋白尿、血尿。多数在 3～4 周内恢复，严重者可发展为慢性肾炎或肾病综合征，甚至发生尿毒症。

5. 混合型

具备 2 种以上类型的特点，称混合型。

(三) 辅助检查

毛细血管脆性试验呈阳性。血小板计数、出血时间及凝血相关检查均正常。肾型可有血尿、蛋白尿、管型尿。

(四) 治疗要点

(1) 去除致病因素，避免接触过敏原。
(2) 药物治疗：抗组胺药(氯苯那敏等)、维生素 C、糖皮质激素、免疫抑制剂等。糖皮质激素对腹型和关节型疗效较好，肾型可加用免疫抑制剂环磷酰胺等。

(五) 护理问题

(1) 组织完整性受损：出血　与血管壁通透性增加有关。
(2) 疼痛：腹痛、关节痛　与过敏性血管炎性病变有关。
(3) 潜在并发症：肾衰竭。

(六) 护理措施

1. 一般护理

发作期应卧床休息，避免食用易引起过敏的鱼、虾、牛奶等，多吃蔬菜、水果。

2. 病情观察

观察出血部位、范围，观察关节情况，注意有无肾损害表现，腹痛者注意观察疼痛部位、性质、程度及伴随症状等。检查尿液。

3. 用药护理

遵医嘱正确用药,观察药物疗效和不良反应。抗组胺药可引起头晕、嗜睡等。环磷酰胺可引起出血性膀胱炎,应多饮水。

（七）健康教育

向病人及家属介绍疾病知识。指导病人避免各种致敏因素,尤其注意防止呼吸道感染。指导病人合理安排休息与活动,避免受伤。指导病人合理饮食,避免食用鱼、虾等能引起过敏的食物。指导病人遵医嘱用药,观察不良反应。

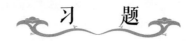

习　题

一、A_1 型题

1. 正常成人的造血器官是（　　）。
   A. 淋巴结　　　　　　B. 脾　　　　　　C. 骨髓
   D. 肝脏　　　　　　　E. 胸腺

2. 胚胎期的造血首先出现在（　　）。
   A. 肝脏　　　　　　　B. 脾　　　　　　C. 骨髓
   D. 卵黄囊　　　　　　E. 胸腺

3. 进入血液循环后,红细胞的正常寿命为（　　）。
   A. 20 天　　　　　　　B. 60 天　　　　　C. 120 天
   D. 80 天　　　　　　　E. 100 天

4. 贫血患者,Hb 40 g/L,属于（　　）。
   A. 轻度　　　　　　　B. 中度　　　　　C. 重度
   D. 极重度　　　　　　E. 特重度

5. 血红蛋白值的最低值在 6～14 岁时为（　　）。
   A. 110 g/L　　　　　　B. 120 g/L　　　　C. 100 g/L
   D. 90 g/L　　　　　　E. 145 g/L

6. 新生儿贫血血红蛋白为（　　）。
   A. <145 g/L　　　　　B. <130 g/L　　　C. <120 g/L
   D. <110 g/L　　　　　E. <90 g/L

7. 贫血的定义是指单位容积的外周血液中（　　）。
   A. 循环血容量低于正常低限
   B. 红细胞数和血红蛋白量低于正常
   C. 红细胞数和血细胞比容低于正常
   D. 红细胞数和网织红细胞数低于正常
   E. 红细胞数、血红蛋白量和(或)血细胞比容低于正常

8. 关于缺铁性贫血的病因,下列提法哪项不对？（　　）
   A. 先天储铁不足　　　B. 铁的摄入不足　　C. 铁需要量增加

D. 红细胞破坏过多　　　　E. 铁的丢失过多
9. 引起成人缺铁性贫血的最主要原因是（　　）。
　　　A. 青少年生长发育　　　B. 食物中供铁不足　　　C. 慢性失血
　　　D. 胃大部切除术后　　　E. 妇女妊娠或哺乳
10. 引起婴幼儿缺铁性贫血的最根本原因是（　　）。
　　　A. 体内贮存铁缺乏　　　B. 铁丢失过多　　　　C. 生长发育快,需铁量增加
　　　D. 某些疾病的影响　　　E. 铁的摄入不足
11. 贫血最常见和最早出现的症状是（　　）。
　　　A. 气短　　　　　　　　B. 心悸　　　　　　　C. 乏力
　　　D. 睡眠差　　　　　　　E. 头晕
12. 最能反映贫血的实验室检查指标为（　　）。
　　　A. 血沉　　　　　　　　B. 红细胞数　　　　　C. 网织红细胞数
　　　D. 血红蛋白定量　　　　E. 血清蛋白总量
13. 缺铁性贫血肝、脾肿大的原因是（　　）。
　　　A. 叶酸缺乏　　　　　　B. 蛋白质缺乏　　　　C. 维生素 B_{12} 缺乏
　　　D. 铁剂缺乏　　　　　　E. 骨髓外造血
14. 下列哪项是缺铁性贫血的表现?（　　）
　　　A. 皮肤紫癜　　　　　　B. 发热多汗　　　　　C. 骨骼疏松
　　　D. 毛发干燥及反甲　　　E. 牙龈出血
15. 缺铁性贫血最重要的治疗是（　　）。
　　　A. 补充铁剂　　　　　　B. 病因治疗　　　　　C. 输浓缩红细胞
　　　D. 少量输血　　　　　　E. 补充叶酸
16. 贫血最常见的护理问题是（　　）。
　　　A. 组织完整性受损　　　B. 活动无耐力　　　　C. 组织灌注量改变
　　　D. 心输出量减少　　　　E. 有体液不足的危险
17. 缺铁性贫血铁剂治疗迅速有效的指标是（　　）。
　　　A. 血红蛋白迅速上升　　B. 血红蛋白与红细胞迅速上升
　　　C. 网织红细胞迅速上升　D. 临床症状迅速好转
　　　E. 红细胞迅速上升
18. 缺铁性贫血口服铁剂治疗至（　　）。
　　　A. 血红蛋白达正常
　　　B. 血红蛋白达正常后再服 3 周
　　　C. 血红蛋白达正常后再服 1 个月
　　　D. 血红蛋白正常,临床症状消失
　　　E. 血红蛋白达正常后再服 3 个月左右
19. 口服铁剂治疗缺铁性贫血时,哪项不对?（　　）
　　　A. 宜在两餐之间服用　　B. 同时喝果汁　　　　C. 用牛奶送服
　　　D. 可以用吸管吸入　　　E. 贫血纠正继续服用铁剂 3 个月
20. 为缺铁性贫血患者做保健指导时,下列哪项不准确?（　　）
　　　A. 定期门诊检查血象　　B. 贫血纠正后,仍需继续用药

C. 治疗应首选对症治疗 D. 补充铁剂
E. 可做力所能及的活动
21. 造成再生障碍性贫血最主要的原因是(　　)。
   A. 造血原料缺乏 B. 脾功能亢进 C. 营养不良
   D. 骨髓造血功能衰竭 E. 大量失血
22. 急性再生障碍性贫血病人一般不出现(　　)。
   A. 进行性贫血 B. 全血细胞减少 C. 出血
   D. 感染 E. 肝、脾淋巴结肿大
23. 慢性再生障碍性贫血的特点是(　　)。
   A. 贫血重、出血轻 B. 有贫血但无出血 C. 贫血轻、出血重
   D. 贫血与出血一致 E. 无贫血但有皮下出血
24. 下列关于慢性再生障碍性贫血,错误的是(　　)。
   A. 多以贫血为主要表现 B. 感染和出血较轻 C. 预后较好,仅少数恶化
   D. 骨髓增生极度减低 E. 网织红细胞绝对值低于正常
25. 急性再生障碍性贫血早期最突出的表现是(　　)。
   A. 出血和感染 B. 肝脾肿大 C. 进行性消瘦
   D. 进行性贫血 E. 淋巴结肿大
26. 区分急性白血病和再生障碍性贫血的表现是(　　)。
   A. 发热 B. 贫血 C. 皮肤出血
   D. 颅内出血 E. 胸骨压痛
27. 治疗再生障碍性贫血时,下列错误的是(　　)。
   A. 雄激素 B. 感染时用氯霉素 C. 部分脾切除
   D. 输新鲜血 E. 骨髓移植
28. 再生障碍性贫血最适宜的降温措施是(　　)。
   A. 冰袋置于头部或大血管处 B. 口服退烧药
   C. 肌内注射退热药 D. 静脉输液
   E. 乙醇擦浴
29. 急性特发性血小板减少性紫癜的临床表现,下列哪项不符合?(　　)
   A. 皮肤黏膜出血 B. 常有发热 C. 儿童多见
   D. 血尿 E. 急性腹痛、关节痛
30. 特发性血小板减少性紫癜治疗首选(　　)。
   A. 激素治疗 B. 抗生素治疗 C. 免疫抑制剂
   D. 输血 E. 脾切除
31. 特发性血小板减少性紫癜最常见的死亡原因是(　　)。
   A. 颅内出血 B. 心源性休克 C. 胃肠道出血
   D. 骨髓造血功能低下 E. 皮肤黏膜出血
32. 特发性血小板减少性紫癜最常见的出血部位为(　　)。
   A. 广泛皮肤、黏膜 B. 呼吸道 C. 消化道
   D. 颅内 E. 生殖道
33. 对急性型特发性血小板紫癜的护理评估,叙述正确的是(　　)。

A. 多见于成人 B. 常反复发作 C. 颅内出血多见
D. 男性多见 E. 骨髓幼稚巨核细胞比例增多

34. 下列有关特发性血小板减少性紫癜的护理,哪项不妥?( )
    A. 眼底出血者警惕颅内出血
    B. 避免粗硬食物
    C. 女性病人应避孕
    D. 血小板在 $40×10^9/L$ 以下,不要进行强体力活动
    E. 告知病人本病预后较差

35. 下列不符合腹型过敏性紫癜临床表现是( )。
    A. 皮肤黏膜出血 B. 腹泻 C. 便秘
    D. 恶心、呕吐 E. 便血

36. 过敏性紫癜的首发症状是( )。
    A. 腹痛 B. 皮肤紫癜 C. 肾损害
    D. 关节肿痛 E. 发热

37. 符合过敏性紫癜的实验室检查是( )。
    A. 血小板减少 B. 出血时间延长 C. 凝血时间延长
    D. 血块收缩不良 E. 毛细血管脆性试验呈阳性

38. 白血病细胞浸润可致骨痛,临床上最常见的是( )。
    A. 颅骨压痛 B. 肋骨压痛 C. 胸骨压痛
    D. 上肢骨疼痛 E. 下肢骨疼痛

39. 下列对白血病病人进行健康教育的内容中,哪项错误?( )
    A. 注意保暖、预防感染
    B. 坚持服药,了解不良反应
    C. 化疗前后 2 h 内避免进食
    D. 化疗期间每天尿量至少达 2 000 mL
    E. 少食多餐

40. 治疗急性白血病时为何要保护静脉?( )
    A. 避免出血 B. 贫血血管不饱满 C. 以备长期有效静注药
    D. 避免感染致败血症 E. 避免静脉炎

41. 急性白血病化疗诱导缓解后发生头痛、呕吐、视力障碍甚至瘫痪,原因是( )。
    A. 脑出血 B. 脑血栓形成 C. 蛛网膜下腔出血
    D. 中枢神经白血病 E. 脑膜炎

42. 急性白血病加强口腔护理的用意是( )。
    A. 保证能进食 B. 避免感染 C. 避免出血
    D. 避免黏膜坏损 E. 避免口腔异味

43. 急性白血病与急性再障最简单的区别是( )。
    A. 红细胞减少 B. 血小板减少 C. 血中有原始及早幼粒细胞
    D. 网织红细胞减少 E. 发热

44. 慢性粒细胞白血病体检的特点是( )。
    A. 皮肤有瘀斑 B. 肺有湿啰音 C. 肝脾肿大

D. 全身淋巴结大　　　　E. 巨脾

45. 急性白血病诊断的最主要依据是(　　)。
    A. 发热　　　　　　　B. 贫血　　　　　　　C. 肝脾肿大
    D. 骨髓增生极度活跃　　E. 原始细胞大于30%

二、A_2型题

46. 10个月小儿,牛奶喂养,未加辅食,贫血貌,肝脾大,血常规检查显示血红蛋白80 g/dL,红细胞3×10^{12}/L,红细胞体积大小不等,以小细胞为主,中心浅染,最可能的诊断是(　　)。
    A. 缺铁性贫血　　　　B. 巨幼红细胞性贫血　C. 营养性混合性贫血
    D. 地中海贫血　　　　E. 再生障碍性贫血

47. 9个月小儿,面黄来诊,诊断为营养性小细胞性贫血,下述处理中哪项是不必要的?(　　)
    A. 预防发生心功能不全　B. 口服铁剂　　　　　C. 口服维生素C
    D. 肌内注射维生素B_{12}　E. 增进食欲

48. 某急性再生障碍性贫血患者,突然出现头痛、头晕、视力模糊、呕吐,疑为颅内出血,护士首先应给予病人(　　)。
    A. 头部置冰袋　　　　B. 鼻饲流质饮食　　　C. 头低脚高位
    D. 保持口腔清洁　　　E. 低流量吸氧

49. 患者,男性,30岁,患急性再生障碍性贫血入院,给予丙酸睾酮治疗,应定期检查(　　)。
    A. 肝功能　　　　　　B. 超声　　　　　　　C. 尿常规
    D. 肾功能　　　　　　E. 血压

50. 患者,女性,34岁,因再生障碍性贫血入院治疗,入院当日血常规结果血红蛋白59 g/L,护士对该患者制定的休息与活动计划为(　　)。
    A. 绝对卧床休息,协助自理活动
    B. 卧床休息为主,间断床上及床边活动
    C. 床上活动为主,适当增加休息时间
    D. 床边活动为主,增加午睡及夜间睡眠时间
    E. 适当进行室内运动,避免重体力活动

51. 患者,女性,33岁,1年多来反复发生双下肢瘀斑,月经量增多。血红蛋白90 g/L,红细胞3×10^{12}/L,血小板50×10^9/L。既往体健。诊断为慢性特发性血小板减少性紫癜。与目前病情不符合的护理诊断或合作性问题是(　　)。
    A. 组织完整性受损　　B. 有受伤的危险　　　C. 有感染的危险
    D. 知识缺乏　　　　　E. 潜在并发症:颅内出血

52. 患者,8岁,患特发性血小板减少性紫癜入院,口腔、鼻腔、双下肢等多处黏膜出血,今晨呕吐一次。通常血小板测定指标多少应警惕有脑出血的可能?(　　)
    A. 5×10^9/L以下　　B. 10×10^9/L以下　　C. 15×10^9/L以下
    D. 20×10^9/L以下　　E. 25×10^9/L以下

53. 某女青年反复出现皮肤瘀点,并有鼻出血、月经过多,近来出现贫血、脾大,血小板30×10^9/L,错误的护理措施是(　　)。
    A. 适当限制活动　　　B. 预防各种创伤　　　C. 尽量减少肌内注射
    D. 鼻腔内血痂应剥去　E. 给予高蛋白、高维生素低渣饮食

54. 患者,女性,20岁,反复牙龈出血伴月经过多,初诊为特发性血小板减少性紫癜。查体:贫血貌,两下肢瘀点、瘀斑,肝脾未扪及,血小板 20×10^9/L。治疗首选的方法是(　　)。
    A. 免疫抑制剂　　　　B. 脾切除　　　　C. 雄激素
    D. 肾上腺糖皮质激素　E. 羟基脲

55. 某患者,因特发性血小板减少性紫癜而入院,长期应用糖皮质激素治疗。患者向护士询问此药常见的不良反应,护士的回答不应包括(　　)。
    A. 骨质疏松　　　　　B. 痤疮　　　　　　C. 高血压
    D. 多毛症　　　　　　E. 末梢神经炎

56. 患者,女性,26岁,印刷厂工人。因特发性血小板减少性紫癜住院,应用糖皮质激素治疗1个月后好转出院,护士进行出院前的健康指导时,错误的是(　　)。
    A. 避免到人多聚集的地方　B. 坚持饭后服药　　C. 调换工作
    D. 注意病情监测　　　　　E. 若无新发出血可自行停药

57. 男患儿,6岁。1周前上呼吸道感染,下肢臀部出现红点,并有腹痛、便血。查体:腹部有压痛,发育尚可,营养一般,神志清楚,精神尚可;全身皮肤见散在瘀点、瘀斑;心肺腹(-),辅助检查:血常规检查:血细胞轻中度增高嗜酸细胞正常或增高,呈轻度贫血,出血凝血时间血小板计数,血块收缩时间均正常;毛细血管脆性试验:阳性。最可能诊断是(　　)。
    A. 过敏性紫癜　　　　B. 特发性血小板减少性紫癜
    C. 血友病　　　　　　D. 白血病
    E. 自身免疫溶血性贫血

58. 患者,女性,18岁,近3天双下肢出现紫癜,紫癜分批出现且两侧对称,颜色鲜红,伴腹痛及关节痛,血小板 100×10^9/L,白细胞 10×10^9/L,血红蛋白110 g/L,凝血时间正常,应首先考虑(　　)。
    A. 特发性血小板减少性紫癜　　　B. 过敏性紫癜
    C. 急性白血病　　　　　　　　　D. 再生障碍性贫血
    E. 血友病

59. 患者,女性,35岁,反复发作皮肤瘀点、瘀斑伴月经量过多4个月来院就诊。查体:轻度贫血貌,周身皮肤可见散在瘀点,其余无异常。鉴别特发性血小板减少性紫癜和过敏性紫癜的最有效检查是(　　)。
    A. 束臂试验　　　　　B. 骨髓象分析　　　C. 凝血时间测定
    D. 细胞化学染色　　　E. 血小板计数和形态

三、A_3/A_4 型题

(60~61题共用题干)

女患儿,1岁。约1个月前发现患儿活动少,不哭,不笑,面色蜡黄,表情呆滞,手及下肢颤抖,母乳喂养,未加辅食。检查发现肝脾增大,血红细胞 1×10^{12}/L,血红蛋白60 g/L。

60. 患儿可能为(　　)。
    A. 轻度贫血　　　　　B. 中度贫血　　　　C. 重度贫血
    D. 极重度贫血　　　　E. 溶血性贫血

61. 对该患儿的下列处理中哪项是错误的?(　　)
    A. 主要用铁剂治疗　　　　　　　B. 主要用维生素 B_{12} 治疗
    C. 预防交叉感染　　　　　　　　D. 必要时可少量输血

E. 可同时服维生素C

(62～67题共用题干)

患者,男性,38岁,塑料厂工人,长期与苯接触,1年来全身乏力,血红蛋白40 g/L,网织红细胞低于正常,肝脾不肿大,骨髓增生低下。

62. 最可能的医疗诊断是(　　)。
   A. 巨幼红细胞性贫血　　B. 缺铁性贫血　　C. 再生障碍性贫血
   D. 溶血性贫血　　　　　E. 地中海贫血

63. 对其进行护理评估时下列哪项对其病因诊断最重要?(　　)
   A. 心理社会资料　　　　B. 血象、骨髓象　　C. 既往史、职业史
   D. 系统体格检查　　　　E. 主要症状及治疗经过

64. 首选治疗药物为(　　)。
   A. 维生素C　　　　　　B. 肾上腺皮质激素　　C. 雄激素
   D. 铁剂　　　　　　　　E. 叶酸

65. 有关此患者护理问题下列哪项不妥?(　　)
   A. 活动无耐力:与贫血有关
   B. 组织完整性受损:与血小板减少有关
   C. 知识缺乏:缺乏疾病相关防治知识
   D. 疼痛,腰背四肢酸痛:与急性溶血有关
   E. 焦虑:与持续乏力不能改善有关

66. 下列药物护理措施中,不正确的是(　　)。
   A. 经常检查注射部位,发现硬块应及时报告,必要时做理疗
   B. 向患者说明药物副作用
   C. 肝功能受损需定期检查肝功能
   D. 停药后副作用不会消失
   E. 告诉患者需坚持治疗3～6个月才能判断是否有效

67. 为警惕脑出血并发症,下列哪项护理措施不妥?(　　)
   A. 卧床与下地活动交替　　　　　　　　B. 便秘者需用泻药和开塞露
   C. 剧咳者应立即使用抗生素、镇咳药　　D. 保持情绪稳定
   E. 发现患者剧烈头痛、恶心、呕吐应及时报告医生

参考答案

1～5　CDCCB	6～10　AEDCA	11～15　CDEDB
16～20　BCECC	21～25　DEADA	26～30　EBAEA
31～35　AAEEC	36～40　BECDE	41～45　DBCEE
46～50　ADAAA	51～55　EDDDE	56～60　EABEC
61～65　ACCCD	66～67　DA	

第六章 内分泌与代谢性疾病病人的护理

第一节 内分泌与代谢性疾病常见症状、体征的护理

内分泌系统由内分泌腺(下丘脑、垂体、甲状腺、甲状旁腺、肾上腺、胰腺、性腺等)、分散存在的内分泌细胞及组织所组成的体液调节系统。其主要功能是在神经支配和物质代谢反馈调节的基础上,合成、分泌各种激素,调节人体的代谢、运动、生长、发育、生殖等,维持人体内环境的相对稳定。

一、身体外形改变

1. 身材过高与矮小

身材过高见于儿童时期生长激素分泌过多引起的巨人症。身材矮小但智力正常者见于儿童时期生长激素分泌过少引起的侏儒症。身材矮小且智力低下者见于婴幼儿时期甲状腺激素减少引起的呆小病。

2. 肥胖与消瘦

(1) 肥胖指实际体重超过标准体重的 20%,或体重指数(BMI)>28 kg/m^2(介于 25~28 kg/m^2 为超重)。见于单纯性肥胖、继发性肥胖。

(2) 消瘦指实际体重低于标准体重的 10% 以上,或体重指数<18 kg/m^2。可见于糖尿病、肾上腺皮质功能减退、甲状腺功能亢进症、神经性厌食等。

3. 面容改变

Cushing 综合征可有满月脸、痤疮、多血质貌、向心性肥胖等症状。甲状腺功能亢进症可有眼球突出、颈粗大等症状。呆小病可有面色蜡黄、鼻下端上翘、鼻梁塌陷等症状。

4. 毛发改变

Cushing 综合征可有全身性多毛。肾上腺皮质功能减退、卵巢功能减退可有毛发脱落。

5. 色素沉着

皮肤色素沉着多见于慢性肾上腺皮质功能减退,尤以皮肤摩擦处、掌纹、乳晕、瘢痕处显著。

二、性功能改变

性功能改变包括生殖器官发育迟缓或过早,性欲减退或丧失,女性月经紊乱、闭经、不

孕,男性乳房发育等。与垂体功能减退,性激素分泌不足或分泌过早、过多等有关。

三、营养与排泄异常

1. 营养异常

常见于甲状腺功能亢进症、甲状腺功能减退症、糖尿病、神经性厌食等。

2. 排泄异常

甲状腺功能亢进症可有腹泻症状;甲状腺功能减退症可有便秘症状;糖尿病可有多尿等症状。

第二节 甲状腺疾病病人的护理

一、单纯性甲状腺肿

单纯性甲状腺肿是指非炎症和非肿瘤原因,不伴有甲状腺功能异常的甲状腺肿,也称为非毒性甲状腺肿。

（一）病因及发病机制

1. 地方性甲状腺肿

最常见原因是碘缺乏。多见于山区和远离海洋地区。

2. 散发性甲状腺肿

摄碘过多、致甲状腺肿物质、药物、青春期、妊娠等。

3. 发病机制

上述因素致甲状腺激素合成减少,TSH 分泌反馈增加,刺激甲状腺增生、肥大。

（二）临床表现

主要表现为甲状腺呈弥漫性肿大、表面光滑、质地柔软、无压痛。显著肿大可引起压迫症状;压迫食管引起吞咽困难;压迫喉返神经引起声音嘶哑;压迫上腔静脉引起面部肿胀、颈胸部浅静脉扩张。严重缺碘地区可引起地方性呆小病。

（三）辅助检查

(1) 甲状腺功能检查:血清 T_3、T_4 基本正常。TSH 多正常。

(2) 甲状腺^{131}I 摄取率及 T_3 抑制试验:^{131}I 摄取率增高,但无高峰前移,可被 T_3 抑制。

(3) 甲状腺超声检查:可见弥漫性甲状腺肿,常呈均匀分布。

(四) 治疗要点

由碘缺乏所致者应补碘。无明显原因的病人可采用甲状腺素 L-T_4 等,以抑制 TSH 的分泌。有严重压迫症状或疑有结节癌变病人可行手术治疗。

(五) 护理问题

(1) 身体形象紊乱　与颈部增粗有关。
(2) 知识缺乏:缺乏疾病预防的知识。

(六) 护理措施

1. 一般护理

指导缺碘病人多食用海带、紫菜等含碘丰富的食物,使用碘盐。避免摄入大量花生、菠菜等阻碍 TH 合成的食物。

2. 病情观察

观察甲状腺肿大的程度、质地、有无结节和压痛等。

3. 用药护理

遵医嘱正确用药,观察药物疗效和不良反应。

4. 心理护理

给予心理支持,消除自卑感,增强信心。

(七) 健康教育

向病人及家属介绍疾病知识。指导缺碘病人合理食用含碘丰富的食物。指导病人遵医嘱正确用药,观察不良反应。给予心理指导,消除自卑感。

二、甲状腺功能亢进症

甲状腺功能亢进症,简称甲亢,是各种原因引起甲状腺(TH)分泌过多所致的临床综合征。原因主要有 Graves 病、结节性毒性甲状腺肿和甲状腺自主高功能腺瘤等。其中以 Graves 病(弥漫性毒性甲状腺肿)最为多见。

Graves 病是器官特异性自身免疫病之一,女性多见,青壮年多见。

(一) 病因及发病机制

病因及发病机制未完全明确,目前认为本病发生与自身免疫密切相关,与下列因素有关:① 遗传因素。② 免疫因素:GD 病人的血清中存在 TSH 受体抗体(TRAb),其中 TSH 受体刺激性抗体(TSAb)可与 TSH 受体结合,产生 TSH 的生物学效应,致甲状腺激素产生过多,从而引起甲亢。③ 环境因素:尤其是应激对本病的发生、发展有重要的影响,如细菌感染、组织创伤、精神创伤、妊娠、分娩等,可破坏机体免疫稳定性,使有免疫监护和调节功能缺陷者发病。

(二) 临床表现

典型表现有甲状腺毒症表现、甲状腺肿、眼征。

1. 甲状腺毒症表现

(1) 高代谢综合征：是 TH 分泌过多致交感神经兴奋、新陈代谢加速引起,表现为低热、怕热多汗、乏力、多食易饥、体重减轻等。

(2) 神经系统表现：与交感神经兴奋有关。表现为神经过敏、紧张、烦躁、易怒、多言多动、失眠、注意力不集中等,伸舌及手细颤,腱反射亢进。

(3) 心血管系统表现：心悸、胸闷、气促,第一心音亢进,心动过速,尤其在休息和睡眠时心率仍然增快(90~120 次/min)是本病的特征性表现之一。收缩压增高,舒张压降低,脉压增大,可有周围血管征。严重者出现心脏增大、心力衰竭、心律失常(以房颤等房性心律失常多见)。

(4) 消化系统表现：食欲亢进、消瘦,大便次数增多或腹泻,重者可有肝大、肝功能损害、黄疸。

(5) 运动系统表现：多见于青年男性。① 甲亢性周期性瘫痪,常伴低钾血症。② 甲亢性肌病：表现为近心端肌群(肩胛和骨盆带肌群)进行性无力、肌萎缩。

(6) 生殖系统表现：女性常有月经减少或闭经症状,男性有阳痿等症状。

(7) 血液系统表现：白细胞数降低,淋巴细胞比例增高。

2. 甲状腺肿

甲状腺呈弥漫性、对称性肿大,质地柔软,无压痛。甲状腺上下极可触及血管震颤、闻及血管杂音,为本病重要特征。甲状腺肿大程度与病情严重程度无显著相关性。

3. 眼征

(1) 单纯性突眼：① 眼裂增宽,眼球轻度突出,突眼度<18 mm。② Stellwag 征：瞬目减少。③ Von Graefe 征：双眼向下看时,上眼睑不能随眼球同时下垂,致白色巩膜显现。⑤ Joffroy 征：眼向上看时,前额皮肤不能皱起。⑥ Mobius 征：视近物时双眼球向内聚合不良。

(2) 浸润性突眼：与眶后组织自身免疫炎症有关。表现：除上述眼征外,眼球明显突出,突眼度>18 mm,病人常有眼内异物感、胀痛、畏光、流泪、复视、斜视、视力下降等。由于眼睑不能完全闭合,角膜外露,易引起角膜溃疡、全眼炎,严重者失明。

4. 甲状腺危象

由大量甲状腺激素在短时间内释放入血液循环、FT_3 明显增高所致。常见诱因有：严重感染、组织创伤、精神创伤、大手术、妊娠、分娩、放射性碘治疗、严重躯体疾病(心力衰竭、低血糖症、败血症、脑血管意外等)、过量使用 TH 等。临床表现：原有甲亢症状加重、高热(T>39 ℃)、心率增快(超过 140 次/min)、大汗、焦虑、气促、厌食、呕吐、腹泻,严重者可有心力衰竭、休克、谵妄、昏迷等。

5. 其他特殊类型

包括淡漠型甲亢、妊娠期甲亢、T_3 型甲亢、T_4 型甲亢、亚临床型甲亢胫前黏液性水肿等。淡漠型甲亢多见于老年人,起病隐袭,表现不明显,主要有消瘦、乏力、表情淡漠、厌食、腹泻等症状。亚临床型甲亢：T_3、T_4 正常，TSH 降低，本症不伴或伴有轻微甲亢症状。

（三）辅助检查

1. 血清甲状腺激素测定

TT_3、TT_4、FT_3、FT_4 升高，TT_3、TT_4 诊断价值低于 FT_3、FT_4。FT_3、FT_4 是诊断甲亢的首选指标。

2. 促甲状腺激素(TSH)测定

甲亢病人 TSH 降低。TSH 是反映垂体轴功能或甲状腺功能最敏感的指标。甲亢时受抑制而减少。

3. 血清反 T_3（γT_3）

甲亢时，γT_3 升高且比 T_3、T_4 灵敏。

4. 促甲状腺激素释放激素(TRH)兴奋试验

阴性。

5. 三碘甲状腺原氨酸(T_3)抑制试验

阴性。用于鉴别单纯性甲状腺肿和甲亢。甲亢不被抑制。

6. 甲状腺摄 ^{131}I 率

甲亢时总摄取量增加，摄取高峰前移。单纯性甲状腺肿摄碘率增高，但高峰不前移。

7. 基础代谢率(BMR)

基础代谢率％＝(脉率＋脉压差)－111。正常值：－10％～＋15％。甲亢时 BMR 增高，其增高程度与病情呈正比，轻度甲亢：＋20％～＋30％；中度甲亢：＋30％～＋60％；重度甲亢：＞＋60％。

8. TSH 受体刺激抗体(TSAb)

甲亢病人呈阳性，是诊断 GD 的重要指标。

9. 影像学检查

超声、放射性核素扫描、CT、MRI 等有助于诊断。

（四）治疗要点

甲亢治疗主要包括抗甲状腺药物治疗、^{131}I 治疗及手术治疗。

1. 抗甲状腺药物(ATD)

抗甲状腺药物(ATD)是甲亢的基础治疗。

(1) 作用机理：抑制甲状腺过氧化物酶，抑制碘离子转化为活性碘，从而抑制甲状腺激素的合成。它不抑制甲状腺激素的释放，故对已经合成的甲状腺激素不起作用。

(2) 适应证：① 轻、中症病人。② 甲状腺轻至中度肿大者。③ 年龄在 20 岁以下、孕妇、年老体弱或合并其他严重疾病而不适宜手术者。④ 术前准备或 ^{131}I 治疗前后的辅助治疗。⑤ 甲状腺次全切除术后复发而不宜用 ^{131}I 治疗者。

(3) 常用药物：① 硫脲类：甲硫氧嘧啶(MTU)、丙硫氧嘧啶(PTU)。② 咪唑类：甲巯咪唑(MMI)、卡比咪唑(CMZ)。合理选择药物,应用至症状缓解,T_3、T_4 恢复正常,开始减量,每 2~4 周减量 1 次,以最小维持量长期维持,总疗程 1.5~2 年。

2. ^{131}I 治疗

^{131}I 被甲状腺组织吸收后可释放 β 射线,破坏甲状腺组织,减少甲状腺激素的合成。其适应证有:① 中度甲亢,年龄在 25 岁以上者。② ATD 治疗无效或过敏者。③ 不宜或不愿手术者。禁忌证有:① 妊娠、哺乳期妇女。② 年龄在 25 岁以下者。③ 有严重心、肝、肾衰竭或活动性结核者。④ 白细胞在 3×10^9/L 以下者。⑤ 重症浸润性突眼。⑥ 甲状腺危象。^{131}I 治疗常见并发症有:甲状腺功能减退、甲状腺危象、放射性甲状腺炎、浸润性突眼加重等。

3. 手术治疗

常选用甲状腺大部切除术。

4. 其他治疗

(1) 减少碘摄入:避免食用含碘盐、含碘丰富的食物、含碘药物等。

(2) β受体阻滞剂:抑制交感神经兴奋,阻断 T_4 转换为 T_3。如普萘洛尔等。

5. 甲状腺危象的防治

避免和去除诱因、积极治疗甲亢是预防的关键。

甲状腺危象的处理:① 绝对卧床休息。去除诱因、吸氧、降温(物理、药物降温)。② 抑制甲状腺素合成:首选丙硫氧嘧啶(PTU),首剂 600 mg,以后每 6 h 给予 250 mg 口服,症状缓解后减至一般剂量。③ 抑制甲状腺素释放:服 PTU 后 1 h 加用复方碘液 5 滴,以后每 8 h 1 次,使用 3~7 天。④ 抑制 T_4 转化为 T_3:普萘洛尔、PTU、复方碘液、糖皮质激素等。⑤ 糖皮质激素:氢化可的松 100 mg 静滴,q 6 h。⑥ 降低和清除血浆 TH:透析治疗、血浆置换等。

6. 浸润性突眼的治疗

(1) 高枕卧位,限制水钠摄入,应用利尿剂,以减轻球后水肿。睡眠时用抗生素眼膏涂眼,并用无菌生理盐水纱布及眼罩覆盖,外出时戴深色眼镜,防止角膜损伤。

(2) 免疫抑制剂:0.5% 氢化可的松滴眼液滴眼,泼尼松、环磷酰胺等。

(3) 球后放射或手术治疗,以减轻眶内或球后浸润。

(4) 补充甲状腺素片,预防甲状腺功能低下加重突眼(若抗甲药物应用时突眼加重,措施为加用甲状腺素片)。

7. 甲亢性心脏病治疗

首选 ^{131}I 治疗,不适合 ^{131}I 治疗的病人可使用抗甲状腺药物、β-受体阻滞剂等药物治疗。

8. 妊娠期甲亢治疗

首选抗甲状腺药物治疗(首选 PTU);禁用 ^{131}I 治疗;产后不宜哺乳;慎用普萘洛尔;必须手术者应在妊娠中期(妊娠 3~6 个月)进行。

(五) 护理问题

(1) 营养失调:低于机体需要量　与高代谢有关。

(2) 活动无耐力　与蛋白质分解增加、甲亢性心脏病、甲亢性肌病有关。

(3) 自我形象紊乱:与突眼、甲状腺大有关。
(4) 焦虑:与甲亢引起不适、神经系统功能改变有关。
(5) 潜在并发症:甲状腺危象。

(六) 护理措施

1. 一般护理

(1) 环境和休息:环境应凉爽、安静,避免各种不良刺激。严重者应卧床休息。
(2) 饮食护理:给予高热量、高蛋白、高维生素、少纤维素(少渣)饮食。每日饮水 2 000～3 000 mL。禁饮浓茶、咖啡等刺激性饮料。避免食用含碘丰富的食物,如海带、紫菜等。

2. 病情观察

(1) 观察生命体征、神志、体重、突眼、甲状腺肿的程度。
(2) 监测甲状腺激素结果。
(3) 观察有无甲状腺危象、角膜损伤的表现。

3. 用药护理

(1) 抗甲状腺药物:① 抗甲状腺药物仅抑制甲状腺激素的合成,不抑制释放,因而对已合成的甲状腺素不起作用,一般在用药第 4 周才能起效。② 待症状缓解,T_3、T_4 正常后可逐渐减量,每 2～4 周减量 1 次,至最小维持量长期维持,总疗程 1.5～2 年。③ 不良反应:粒细胞减少(最主要、最常见不良反应)、肝脏损害、药疹等。用药过程中应定期检查血象、肝功能等。当白细胞<$3.0×10^9$/L 或粒细胞<$1.5×10^9$/L 时,应立即停药。发生剥脱性皮炎时应立即停药并大剂量应用糖皮质激素。白细胞轻度减少时不需停药,可应用鲨肝醇等;发生轻度药疹时不需停药,可应用抗组胺药物或糖皮质激素。
(2) 避免使用阿司匹林,因其可与甲状腺结合球蛋白结合而释放游离甲状腺激素。
(3) β受体阻滞剂:注意监测心率,防止发生心动过缓,有支气管哮喘史者禁用。

4. ^{131}I 的治疗护理

空腹服用 ^{131}I 2 h 后方可进食。治疗前后 1 个月内避免服用含碘的药物和食物。服药后 24 h 内避免咳嗽、咳痰,以免 ^{131}I 丢失。服药后的 2～3 天,多饮水(2 000～3 000 mL/d)。服药后第 1 周避免用手按压甲状腺。病人的排泄物、用品应单独存放,待放射性消失后再做清洁处理,以免污染环境。警惕甲状腺危象、甲状腺功能减退、放射性甲状腺炎、浸润性突眼加重等并发症发生。

5. 甲状腺危象的护理

(1) 绝对卧床休息,避免及去除诱因,吸氧,立即开通静脉通道(2 条)。
(2) 遵医嘱应用 PTU、复方碘液、普萘洛尔、氢化可的松等药物。
(3) 对症护理:高热给予物理降温;躁动给予镇静剂地西泮;协助昏迷病人头偏向一侧,防止误吸等。
(4) 监测生命体征、意识等变化,记录 24 h 出入液量。

6. 浸润性突眼护理

外出戴深色眼镜,白天应用 0.5% 氢化可的松滴眼液滴眼,睡眠时抬高头部,用眼药膏涂满双眼,并用无菌生理盐水纱布及眼罩覆盖。

7. 心理护理

给予心理支持,减轻紧张、焦虑等不良情绪,增强治疗信心。

(七) 健康教育

向病人及家属介绍疾病知识。指导病人避免感染、精神刺激等因素;指导病人合理饮食,避免高纤维素及含碘丰富的食物;指导病人合理休息与活动,避免疲劳和其他不良刺激;指导病人遵医嘱正确用药,不得自行减量或停药,观察不良反应,监测血象及肝功能;指导病人及家属监测病情变化,测量脉搏、体温、体重等变化,若出现高热、心率明显加快、呕吐、腹泻、意识改变等应及时就诊。妊娠期甲亢病人应避免对自己及胎儿造成影响的因素,禁用 ^{131}I 治疗,选用抗甲状腺药物治疗,慎用普萘洛尔,产后继续服药者,不宜哺乳。

三、甲状腺功能减退症

甲状腺功能减退症(简称甲减)是由各种原因引起血清甲状腺激素减低或甲状腺激素抵抗,导致的全身性低代谢综合征。病理特征为黏液性水肿(黏多糖在皮肤及组织中堆积)。发生在胎儿和新生儿期的甲减称为呆小病,发生于儿童期的甲减称为幼年型甲减,起病于成年者称为成年型甲减,本节介绍成年型甲减。根据病变部位分为原发性甲减(甲状腺本身病变)、中枢性甲减(垂体病变引起,其中由下丘脑病变引起者称为三发性甲减)、甲状腺激素抵抗综合征(外周组织发生甲状腺激素抵抗)。

(一) 病因

成年型甲减的病因主要有:① 自身免疫损伤:自身免疫性甲状腺炎。② 甲状腺组织破坏:甲状腺手术、^{131}I 治疗等。③ 碘过量。④ 下丘脑及腺垂体病变。⑤ 抗甲状腺药物所致。

(二) 临床表现

(1) 低代谢表现:怕冷、体重增加、反应迟钝、抑郁、厌食、腹胀、便秘。

(2) 黏液性水肿表现:黏液性水肿表现为本病特征性表现。表情淡漠、面色苍白、颜面水肿、语速缓慢、毛发稀疏(眉毛外1/3脱落)、鼻大唇厚、手足皮肤呈姜黄色等。严重者发生黏液性水肿昏迷:为黏液性水肿最严重的表现。寒冷、感染是最常见的诱因,表现为嗜睡、体温不升(<35 ℃)、呼吸减慢、心动过缓、血压下降、反射减弱或消失,严重者出现昏迷、休克、心肾功能不全。

(3) 循环系统表现:心动过缓、心肌收缩力降低、心排血量下降、心脏增大(甲减性心脏病)、冠心病等。

(4) 内分泌系统表现:性欲减退,女性病人月经过多或闭经,男性阳痿。

(5) 神经、肌肉表现:肌肉松弛无力、肌萎缩、腱反射减弱。

(6) 造血系统表现:主要为贫血。

(三) 辅助检查

1. 血常规及血生化检查

贫血,血胆固醇、甘油三酯增高。

2. 甲状腺功能检查

FT_4降低,血清 TSH 增高,是最重要的诊断指标。TT_3、FT_3 常正常。甲状腺^{131}I摄取率降低。

3. TRH 兴奋试验

静注 TRH 后,TSH 不增高为垂体性甲减;延迟升高为下丘脑性甲减;在增高的基础上再增高,为原发性甲减。

4. 影像学检查

有助于病灶诊断。

(四) 治疗要点

1. 甲状腺激素替代治疗

甲状腺激素替代治疗为本病最重要的治疗。各种类型的甲减,均需应用甲状腺激素,永久性甲减者需终身服用。首选 $L-T_4$ 口服,从小剂量开始。

2. 黏液性水肿昏迷的治疗

(1) 首选 $L-T_3$ 静注。清醒后改口服。
(2) 保暖、吸氧、保持呼吸道通畅。
(3) 氢化可的松静滴。
(4) 控制感染,治疗原发病。

(五) 护理问题

(1) 体温过低　与基础代谢率降低有关。
(2) 便秘　与代谢率降低致肠蠕动减慢有关。
(3) 营养失调:高于机体需要量　与代谢率降低致摄入大于需求有关。
(4) 潜在并发症:黏液性水肿昏迷。

(六) 护理措施

1. 一般护理

(1) 休息与活动:鼓励病人适度活动,加强保暖。
(2) 饮食护理:给予高蛋白、高维生素、低钠、低脂肪饮食,注意补充富含粗纤维的食物及足够的水分(2 000~3 000 mL/d),保持粪便通畅。

2. 病情观察

观察生命体征、精神、意识等变化,注意有无黏液性水肿昏迷。

3. 用药护理

遵医嘱正确用药,观察疗效和不良反应。甲状腺制剂从小剂量开始,逐渐增加。用药前后注意观察脉搏、体重及水肿情况等。

4. 黏液性水肿昏迷护理

(1) 保持呼吸道通畅,吸氧。

(2) 立即建立静脉通道,遵医嘱用药。

(3) 监测生命体征和动脉血气分析,观察意识、出汗情况,记录 24 h 出入液量。

(4) 采用升高室温法保暖,不局部加热。

(七) 健康教育

向病人及家属介绍疾病知识。指导病人合理休息与活动,合理饮食;指导病人遵医嘱正确用药,不得随意自行减量或停药;指导病人监测病情变化,如发生体温过低(<35 ℃)、心率减慢、呼吸减慢、血压降低、嗜睡等,应立即就诊。

第三节 糖尿病病人的护理

糖尿病(DM)是多种原因引起的胰岛素分泌和(或)作用缺陷,以慢性血糖升高为特征的内分泌代谢性疾病。

一、分型、病因及发病机制

1. 分型

糖尿病分为 1 型糖尿病(T1DM)、2 型糖尿病(T2DM)、其他特殊类型糖尿病、妊娠期糖尿病四种类型。

2. 病因及发病机制

(1) 1 型糖尿病:属自身免疫性疾病,遗传因素、环境因素共同参与其发病。① 第 1 期:遗传易感性。② 第 2 期:启动自身免疫反应,病毒感染最重要(柯萨奇 B_4 病毒、腮腺炎病毒等)。③ 第 3 期:免疫学异常,胰岛细胞及胰岛素自身抗体等。④ 第 4 期:进行性胰岛 B 细胞功能丧失。⑤ 第 5 期:临床糖尿病。⑥ 第 6 期:发病数年后,胰岛 B 细胞完全破坏,胰岛素水平极低,临床表现明显。

(2) 2 型糖尿病:是多基因遗传性疾病,环境因素参与发病。① 遗传易感性:由多基因变异引起,发病与环境因素(老年、营养过剩、体力活动不足、腹型肥胖等)有关。② 胰岛素抵抗和 B 细胞功能缺陷:是 T2DM 发病机制中的重要因素。胰岛素抵抗是指机体对胰岛素的生物学反应低于预计正常水平的现象。B 细胞功能缺陷主要为胰岛素分泌异常,早期出现第一分泌相延迟或缺失。③ 糖耐量减低(IGT)和空腹血糖调节受损(IFG):为糖尿病的危险因素,也是导致心血管病发生的危险标志。IGT 被认为糖尿病前期。④ 临床糖尿病:可无糖尿病症状,但血糖升高,并达到糖尿病诊断标准。

二、病理生理

糖尿病时,葡萄糖在肝、脂肪、肌肉组织中的利用减少,以及肝糖输出增多是引起高血糖的重要原因。脂肪代谢方面,由于胰岛素不足,脂肪组织摄取葡萄糖及从血浆移除 TG 减少,脂肪合成减少。血游离脂肪酸和 TG 升高。大量脂肪在肝、肌肉和胰岛 B 细胞内积聚,引起外周组织发生胰岛素抵抗、胰岛 B 细胞破坏及胰岛素分泌功能缺陷。在胰岛素极度缺乏时,脂肪大量动员分解,产生大量酮体(乙酰乙酸、β 羟丁酸、丙酮等)并堆积,形成酮症或发展为酮症酸中毒。蛋白质合成减少,分解代谢加速,导致负氮平衡。

三、临床表现

1 型糖尿病(T1DM):与自身免疫有关,胰岛素分泌绝对不足。多在青少年起病,起病急,消瘦等症状明显,易发生酮症酸中毒。成人起病隐袭,但在感染等应急时病情迅速恶化。必须用胰岛素治疗。

2 型糖尿病(T2DM):占 95%,与胰岛素抵抗和(或)伴胰岛素分泌不足有关。多见于 40 岁以上成人,肥胖者多见,进展缓慢,症状相对较轻,中晚期常伴有并发症。很少发生酮症酸中毒。多数不需胰岛素治疗。

1. 代谢紊乱症候群

(1)"三多一少",即多尿、多饮、多食、体重减轻。血糖升高后可引起渗透性利尿而致多尿,继而因口渴而多饮。为补偿糖分,维持活动,常多食、易饥。脂肪、蛋白质分解增多,引起消瘦、乏力。

(2)其他表现:皮肤干燥、瘙痒,感觉异常,视物模糊(屈光改变),便秘等。

2. 并发症

(1)急性并发症。

① 糖尿病酮症酸中毒(DKA):是糖尿病最常见的急性并发症。以高血糖、酮症和酸中毒为主要表现。T1DM 有自发 DKA 倾向,T2DM 可在诱因作用下发生 DKA,常见诱因为感染、严重组织创伤和精神创伤、手术、妊娠、分娩、胰岛素不恰当减量或突然中断治疗、饮食不当等,其中感染为最常见诱因,尤其常见于呼吸道、泌尿道感染。DKA 系大量酮体堆积所致。主要表现有:"三多一少"症状加重,疲乏、食欲减退、恶心、呕吐、头痛、烦躁不安、呼吸深快有烂苹果味,后期脱水症状严重,表现为尿量减少、皮肤弹性差、眼球下陷、脉细速、四肢厥冷、血压下降、嗜睡、昏迷。发生昏迷者称为糖尿病酮症酸中毒昏迷,是最严重的并发症。血 pH<7.35,CO_2 结合力降低,血酮体升高>4.8 mmol/L,尿酮体呈强阳性,血糖>16.7 mmol/L。

② 高血糖高渗状态(HHS):亦称为高渗性非酮症昏迷。老年 T2DM 病人多见,特点为严重高血糖、高渗透压、严重脱水,常伴精神症状、意识障碍甚至昏迷,但无酮症酸中毒。诱因有严重感染、脑血管意外、严重肾疾病、不合理限水或未确诊的糖尿病病人输入大量葡萄糖液等。血糖>33.3 mmol/L,血钠升高可达 155 mmol/L,血浆渗透压升高达 330 mmol/L以上,尿糖呈强阳性,血酮体正常,尿酮体呈阴性。

③ 感染:糖尿病易并发各种感染。Ⅰ. 反复发生疖、痈等皮肤化脓性感染,可引起败血症或脓毒血症。Ⅱ. 皮肤真菌感染如手足癣、体癣等常见。Ⅲ. 尿路感染,尤其多见于女性。Ⅳ. 肾乳头坏死少见但病死率高。Ⅴ. 呼吸道感染。

④ 低血糖:正常人低血糖诊断标准为血糖≤2.8 mmol/L,而糖尿病病人若血糖≤3.9 mmol/L,即应考虑低血糖。分为空腹低血糖(与胰岛素过多或胰岛素拮抗激素缺乏有

关)和餐后低血糖(与T2DM餐后胰岛素分泌高峰延迟有关,多发生于餐后4~5 h)。表现为饥饿感、心悸、无力、出汗、颤抖、心率增快、头晕等,严重者昏迷。

(2) 慢性并发症。

① 大血管病变:主要为动脉粥样硬化。常累及主动脉、冠状动脉、脑动脉、肾动脉和肢体外周动脉等,引起冠心病、脑血管病、肾动脉硬化、肢体动脉硬化(下肢疼痛、间歇性跛行)等。心、脑血管病是2型糖尿病的最主要死因。

② 微血管病变:是糖尿病的特异性并发症。典型改变为微循环障碍、微血管瘤形成和微血管基底膜增厚,主要影响肾、视网膜、心肌组织。肾小球硬化症是1型糖尿病的最主要死因。糖尿病视网膜病变是病人失明的主要原因。

③ 神经病变:主要由微血管病变及山梨醇旁路代谢增强致山梨醇增多引起。以周围神经病变最常见,表现为对称性肢端感觉异常,呈手套、袜套样分布。后期可累及运动系统,出现无力、肌萎缩、瘫痪等症状。自主神经病变可引起瞳孔、排汗异常,直立性低血压,心动过速,排尿异常(尿潴留或尿失禁),排便异常(腹泻或便秘)等。

④ 糖尿病足:是与下肢远端神经异常和不同程度的周围血管病变相关的足部感染、溃疡和深层组织破坏。是截肢、致残的主要原因。病人常有足冷、酸麻、疼痛、间歇性跛行等。严重程度根据Wagner分级法分为5级。由于神经营养不良和外伤的共同作用,可引起Charcot关节,受累关节有广泛骨质破坏和畸形。

⑤ 眼的其他病变:黄斑病、白内障、青光眼、屈光改变等。

四、辅助检查

1. 血糖测定

血糖测定是糖尿病诊断、病情和疗效判断的主要指标。静脉血浆空腹血糖正常范围为 3.9~6.0 mmol/L;6.1~6.9 mmol/L 为空腹血糖调节受损;若空腹血糖≥7.0 mmol/L,或随意血糖、餐后2 h血糖≥11.1 mmol/L,或口服葡萄糖耐量实验2 h血糖≥11.1 mmol/L伴糖尿病表现时可诊断为糖尿病。

2. 尿糖测定

糖尿病病人常呈阳性。尿糖受肾糖阈影响,尿糖阴性不能排除糖尿病可能。糖尿病、肾病尿糖可呈阴性;妊娠期血糖正常,尿糖可呈阳性。

3. 口服葡萄糖耐量实验(OGTT)

当血糖高于正常范围而未达到糖尿病诊断标准,或疑有糖尿病倾向者可进行OGTT试验。患者禁食至少10 h,测空腹血糖及尿糖后5 min内服75 g葡萄糖加250 mL水,分别测服糖后30 min、60 min、120 min、180 min血糖及尿糖。正常值为服葡萄糖后2 h血糖<7.8 mmol/L;若介于7.8~11.1 mmol/L,为糖耐量减低;若≥11.1 mmol/L,可诊断为糖尿病。

4. 糖化血红蛋白 A_1($GhbA_1$)及糖化血浆白蛋白测定

为糖尿病病情控制的监测指标,不能作为糖尿病的诊断依据。$GhbA_1$可反映取血前8~12周血糖的总水平,正常值为8%~10%,增高提示血糖控制不佳,且其增高程度与病情控制不佳的程度呈正相关。糖化血浆白蛋白反映取血前2～3周内血糖总水平。

5. 血浆胰岛素及C-肽测定

反映胰岛B细胞功能(包括储备功能),尤其以血浆C-肽更准确。T1DM血浆胰岛素及C-肽降低,T2DM基本正常。

6. 其他

总胆固醇、甘油三酯增高;糖尿病肾病时可有肾功能异常、蛋白尿等;X线、心血管超声、泌尿系超声、眼底检查等。

五、治疗要点

治疗原则是早期、长期、综合治疗及治疗方案个体化。现代综合治疗包括糖尿病健康教育、饮食控制、运动疗法、血糖监测、药物治疗5个方面。

1. 糖尿病健康教育

糖尿病健康教育是重要的基本治疗措施之一,是其他治疗成败的关键。

2. 饮食治疗

饮食治疗是糖尿病最重要的基本治疗方法,每位糖尿病病人必须终身执行。饮食治疗关键在于控制总热量。应根据病人的理想体重(标准体重)、工作性质、生活习惯计算病人每天所需的总热量,儿童、孕妇、哺乳、营养不良、恶病质者在计算的总热量基础上加5%热量,肥胖者减5%热量。给予高碳水化合物、低脂、适量蛋白质、高纤维素、高维生素饮食,其中碳水化合物占总热量的50%～60%,蛋白质占15%,脂肪占30%,三餐热量分配可根据饮食习惯选择1/5、2/5、2/5或各1/3;应根据血糖、体重及时调整饮食;用降糖药时,严格按时就餐。提倡食用粗粮、杂粮,不宜进食葡萄糖、蔗糖、蜜糖及其制品。不宜空腹运动,防止低血糖。

3. 运动疗法

根据年龄、性别、体质、病情及有无并发症等,选择合理运动,原则是适量、规律、经常性、个体化。注意事项:① 运动开始时间:餐后1 h,避免空腹运动。② 运动持续时间及频率:每次运动可持续15～30 min。每天运动锻炼1～3次,每周不少于3次。③ 运动强度:运动后心率=170－年龄较适宜。④ 运动项目:以散步、慢跑等有氧运动为主。⑤ 用降糖药时:不能空腹运动,若运动量大,可以适当增加摄入量。⑥ 随身携带糖果、糖尿病卡。

4. 血糖监测

定期监测血糖、糖化血红蛋白等。

5. 药物治疗

(1) 口服降糖药:① 促胰岛素分泌剂:促进胰岛素分泌,提高机体对胰岛素的敏感性。常用药物有:磺脲类:D860、优降糖、格列齐特(达美康)等;非磺脲类:主要用于控制餐后高血糖,如瑞格列奈、那格列奈等。磺脲类于餐前30 min口服,非磺脲类于餐前或进餐时口服。② 双胍类:增加外周组织对葡萄糖的摄取、利用,抑制糖异生及糖原分解,改善胰岛素敏感性,减轻胰岛素抵抗。常用二甲双胍、格华止,为肥胖或超重的T2DM一线药物,餐中、餐后服用。③ α-葡萄糖苷酶抑制剂:抑制糖苷酶活性,延缓糖的吸收,降低餐后高血糖,为T2DM一线用药,进食第一口食物后服药。常用阿卡波糖、优格列波糖等。④ 胰岛素增敏剂:噻唑烷二酮类,也称格列酮类,主要用于胰岛素抵抗明显的 T2DM,不适用于 T1DM、妊娠、心力衰竭、肝病患者和哺乳期女性、儿童等。如罗格列酮、吡格列酮等,早餐前 30 min 服药。

(2) 胰岛素治疗:① 适应证:T1DM;T2DM 经控制饮食、运动治疗及口服降糖药治疗效果不佳者;有严重应急状态:严重感染、组织创伤、手术、精神刺激、妊娠、分泌等。② 常用制剂:动物胰岛素包括速效胰岛素(普通或正规胰岛素):餐前 15～30 min 皮下或静脉注射;中效胰岛素(低精蛋白锌胰岛素、慢胰岛素锌混悬液等):餐前 30 min 皮下注射;长效胰岛素(精蛋白锌胰岛素、特慢胰岛素锌混悬液):餐前 60 min 皮下注射。

6. 其他治疗

持续皮下胰岛素泵治疗、胰腺移植和胰岛细胞移植等。

7. 并发症治疗

(1) 糖尿病酮症酸中毒的治疗:① 补液:是首要、关键的措施。一般第 1 个 24 h 补液总量 4 000～5 000 mL。开始补充生理盐水,当血糖降至 13.9 mmol/L,改输 5%葡萄糖液(每 2～4 g 葡萄糖加 1U 胰岛素)。② 胰岛素治疗:小剂量胰岛素 0.1 U/(kg·h)持续静脉滴注,可防止低血钾、低血糖、脑水肿。③ 纠正电解质紊乱及酸中毒:酸中毒者,可给予 5%碳酸氢钠静脉滴注。④ 去除诱因、防治并发症。

(2) 高渗性非酮症糖尿病昏迷的治疗:基本同糖尿病酮症酸中毒治疗。

(3) 糖尿病足的治疗:① 严格控制血糖、血脂、血压,改善全身基础情况是糖尿病足治疗的根本。② 加强抗感染治疗。③ 神经性足溃疡处理:清创、引流,促进肉芽组织和上皮组织生长、修复。④ 血管性病变治疗:应用扩血管和改善血液循环的药物,严重者行血管重建手术。⑤ 坏疽病人可考虑截肢。

(4) 妊娠期糖尿病的治疗:一般病人经严格控制饮食、应用运动疗法可使血糖满意控制,不佳者应用速效或中效胰岛素治疗,禁用口服降糖药。

(5) 其他:① 糖尿病高血压病人血压应控制在 130/80 mmHg 以下;如 24 h 尿蛋白>1 g,血压应控制在 125/75 mmHg 以下。② 血脂异常者应将 LDL-C 控制在 2.6 mmol/L 以下。

六、护理问题

(1) 营养失调:低于/高于机体需要量　与物质代谢紊乱有关。

(2) 有感染的危险　与血糖增高抑制吞噬细胞功能等有关。

(3) 潜在并发症:酮症酸中毒、高血糖高渗状态、糖尿病足、低血糖、大血管病变、糖尿病肾病等。

(4) 知识缺乏:缺乏有关糖尿病的基本知识和治疗护理知识。

七、护理措施

1. 饮食护理

详见饮食治疗。

2. 运动护理

详见运动疗法。

3. 病情观察

观察糖尿病"三多一少"表现、体重变化等；观察生命体征、意识、尿液等，注意有无酮症酸中毒、低血糖、感染、心脑血管病变、糖尿病肾病、糖尿病足等并发症发生；监测血糖、尿糖、酮体、尿常规等。

4. 用药护理

遵医嘱正确用药，观察药物疗效和不良反应。

(1) 口服降糖药护理：① 促胰岛素分泌剂最常见的副作用是低血糖，还有过敏、肝损害、胃肠道反应等。磺脲类应于餐前半小时口服。非磺脲类于餐前或进餐时口服。② 双胍类主要不良反应是消化道反应、乳酸酸中毒等，不引起低血糖。餐中、餐后服用。③ α-葡萄糖苷酶抑制剂不良反应为腹胀、腹泻、排气量增多等。于进食第一口食物后服药，然后继续用餐。④ 胰岛素增敏剂主要不良反应为水肿和体重增加，于早餐前 30 min 服药。

(2) 胰岛素治疗护理：① 遵医嘱正确用药，按时注射。超过有效期或出现颗粒时禁用。② 最主要不良反应是低血糖，其他还有过敏反应、注射局部皮下脂肪萎缩或增生、水肿等。③ 药液抽吸顺序：如混合使用长效、速效胰岛素时，应先抽吸速效胰岛素，再抽吸长效胰岛素，然后混匀，切忌反向操作，以免速效胰岛素失去速效特性。④ 注射部位：可选择腹壁、上臂三角肌、臀大肌、大腿前侧等处皮下注射，以腹壁最常用，药物吸收亦最快。为防止皮下脂肪萎缩或增生及局部硬结发生，应经常更换注射部位。如在同一部位注射，必须选择与前次注射部位间距 1 cm 以上且无硬结的部位。⑤ 胰岛素治疗期间应每日监测血糖 2～4 次，如有异常及时告知医生。⑥ 观察有无"黎明现象"：指夜间血糖控制良好，但在黎明时出现高血糖现象，如有发生应增加睡前胰岛素剂量。⑥ 观察有无"Somogyi"效应：指夜间发生低血糖，引起升血糖的激素分泌增多，继而发生高血糖的现象(低血糖后高血糖)，如有发生应减少睡前胰岛素剂量或更换胰岛素剂型，睡前适量加餐。⑦ 胰岛素储存：于 4～8 ℃冰箱内冷藏，禁止冷冻。已使用的胰岛素常温下(＜28 ℃)可保存 28 天，避免太阳直晒、剧烈晃动等。

5. 并发症护理

(1) 低血糖的护理：① 指导病人按医嘱正确用药，定时定量进餐，严格限制乙醇摄入，合理安排运动。② 一旦发生低血糖，应尽快补充糖分。意识清醒者可补充 15～20 g 糖水或糖果、饼干等；昏迷者应立即静注 50%GS 20 mL，病人清醒后距下次就餐在 1 h 以上者，应进食含淀粉食物。

(2) 酮症酸中毒、高血糖高渗状态的护理：① 避免各种诱因。② 绝对卧床休息，持续低流量吸氧，立即建立静脉通路，遵医嘱用药。昏迷者按昏迷常规护理。③ 做好皮肤黏膜护理，防止感染。④ 严密监测生命征、血糖、血酮体、尿酮体、血气分析、电解质等。

(3) 糖尿病足护理：加强足部观察，每天至少检查双足一次；保持足部清洁卫生；避免足部受压、损伤、继发感染；及时到医院处理足部疾患；促进足部血液循环，如运动、保暖、按摩、戒烟等。

6. 心理护理

给予病人心理支持，消除焦虑、抑郁情绪，增强治疗信心。

八、健康教育

向病人及家属介绍疾病知识。指导病人严格控制饮食,定时定量进食,指导病人制定常用食物替换表。指导病人合理运动,运动宜在饭后 1 h 进行,避免空腹运动,随身携带糖果及糖尿病卡。指导病人遵医嘱按时、正确用药,观察药物的不良反应,教会病人胰岛素注射的方法。指导病人监测血糖,教会病人血糖测定仪的使用方法及结果判断。指导病人掌握处理低血糖反应的方法。指导病人观察病情变化,一旦发生急性并发症,应及时就医。指导病人定期复查。

第四节　皮质醇增多症病人的护理

Cushing 综合征是由多种原因引起肾上腺皮质分泌过量的糖皮质激素(主要是皮质醇)所致。本病以女性青壮年多见。主要表现为向心性肥胖(特征性表现)、多血质、皮肤紫纹、痤疮、高血压、血糖增高和骨质疏松等。

一、病因

1. 依赖 ACTH 的皮质醇增多症

(1) Cushing 病:最常见。系垂体微腺瘤引起 ACTH 分泌过多,伴肾上腺皮质增生。

(2) 异位 ACTH 综合征:为垂体以外的恶性肿瘤产生大量 ACTH 所致,以小细胞肺癌最常见。

2. 不依赖 ACTH 的皮质醇增多症

包括肾上腺皮质腺瘤、肾上腺皮质腺癌、不依赖 ACTH 的肾上腺小结节性增生或大结节增生、医源性皮质醇增多等。

二、临床表现

(1) 脂肪代谢紊乱:满月脸、水牛背、向心性肥胖、四肢瘦小为本病特征性表现。

(2) 糖代谢紊乱:血糖升高。

(3) 蛋白质代谢紊乱:表现为皮肤菲薄、毛细血管脆性增加(轻微外伤即引起瘀斑)、皮肤紫纹。

(4) 高血压。

(5) 骨质疏松。

(6) 造血系统:红细胞生成增多,血红蛋白升高,引起多血质、脸红等。

(7) 感染。

(8) 其他:无力、情绪不稳、失眠、水肿、低钾、性功能异常等。

三、辅助检查

(1) 皮质醇测定：血浆皮质醇增高，昼夜节律消失。
(2) 24 h 尿 17-羟皮质类固醇增高。
(3) 小剂量地塞米松抑制试验呈阴性。
(4) 影像学检查：诊断病变部位。

四、治疗要点

(1) 对症治疗。
(2) 库欣病：手术、放疗、药物治疗。经蝶窦切除垂体微腺瘤为首选方法。
(3) 肾上腺皮质病变：以手术治疗为主。
(4) 异位 ACTH 综合征：以治疗原发性癌肿为主，根据具体病情选择手术、放疗及化疗。

五、护理问题

(1) 有感染的危险　与蛋白分解代谢增加和高血糖引起的白细胞吞噬功能降低有关。
(2) 自我形象紊乱　与 Cushing 综合征引起身体外观改变有关。
(3) 有受伤的危险　与代谢异常引起钙吸收障碍导致骨质疏松有关。

六、护理措施

1. 一般护理

(1) 保证充足的休息和睡眠，防止跌倒。
(2) 给予高蛋白、高维生素、高钾、高钙、高纤维素、低钠、低糖、低热量、低脂、低胆固醇的饮食。

2. 病情观察

观察病人外形改变、体温、体重、24 h 出入液量、血糖、血脂、电解质等变化情况。

3. 用药护理

遵医嘱正确用药，观察药物疗效和不良反应。

4. 心理护理

给予心理支持，消除悲观情绪，增强治疗信心。

七、健康教育

向病人及家属介绍疾病知识。指导病人合理休息与活动、合理饮食。防止跌倒，预防感染。指导病人遵医嘱正确用药，观察药物不良反应。

第五节　痛风病人的护理

痛风是指由各种原因引起慢性嘌呤代谢紊乱和/或尿酸排泄障碍所导致的一组代谢性疾病。多见于中老年人，男性占95%以上，女性多见于绝经期后。

一、病因及发病机制

1. 病因

原发性痛风多见，属遗传性疾病，系多基因遗传缺陷引起肾排尿酸减少所致。继发性痛风多由肾脏疾病、血液病、高嘌呤饮食、药物（阿司匹林、利尿剂等）引起。

2. 发病机制

痛风的生化标志是高尿酸血症。尿酸是嘌呤代谢的最终产物。导致高尿酸血症的原因有尿酸生成过多和肾排泄尿酸减少。痛风病人主要由肾小管排泌尿酸减少引起，尿酸生成增多者仅占10%左右。

二、临床表现

1. 无症状期

仅有血尿酸升高。

2. 急性关节炎期

关节肿痛为痛风的首发症状。多于春、秋季节发病，常有饮酒、疲劳、受寒、感染、精神刺激、摄入大量高嘌呤食物等诱因，系尿酸盐沉积所引起的关节炎症反应。常在午夜或清晨突然出现关节疼痛，红、肿、热伴功能障碍，以拇趾及第一跖趾关节最常受累，其次为踝、膝、腕、指、肘等关节。常伴发热、白细胞增多。

3. 痛风石期

痛风石是痛风的特征性病理损害，以关节内、关节附近与耳轮常见，呈淡黄色或白色类圆形结节，数目不等，质地逐渐变硬，可有白色豆渣样尿酸盐结晶流出，瘘管不易闭合。痛风石可引起关节骨、软骨的破坏及周围组织纤维化，出现以骨质缺损为中心的关节肿胀、僵硬、畸形，关节活动受限。

4. 肾病变期

（1）痛风性肾病：痛风特征性病理变化之一。出现间歇性或持续性蛋白尿，肾浓缩功能受损时出现夜尿增多，晚期出现肾功能不全。

（2）尿酸性肾石病：泥沙样尿酸结石，可引起肾绞痛、血尿、肾积水、肾积脓等。

三、实验室检查

1. 尿酸测定

高尿酸血症(血尿酸男性>420 μmol/L,女性>350 μmol/L)。限制嘌呤饮食 5 天后,每天尿酸>3.57 mmol/L,提示尿酸生成过多。

2. 滑囊液或痛风石检查

可见尿酸盐结晶,可确诊本病。

3. 其他

(1) X 线检查:慢性期软骨缘破坏、关节面不规则,特征性改变为穿凿样、虫蚀样骨质透亮区。
(2) CT 可见高密度痛风石影像。

四、治疗要点

1. 一般治疗

限制嘌呤类食物摄入,禁酒,多饮水(2 000 mL/d 以上,增加尿酸排泄),避免使用噻嗪类利尿剂等抑制尿酸排泄的药物。

2. 急性关节炎期的治疗

(1) 秋水仙碱(治疗痛风急性发作的特效药)早期应用。
(2) 非甾体抗炎药:吲哚美辛、布洛芬、双氯芬酸等。消化性溃疡及消化道出血者禁用。
(3) 糖皮质激素:上述药物无效或有禁忌证时应用,停药后易出现症状"反跳",不作为首选。

3. 发作间歇期和慢性期处理

(1) 促进尿酸排泄药:丙磺舒、苯溴马隆等,用药期间多饮水,并同时服碳酸氢钠碱化尿液。已有尿酸盐结石形成或每日尿酸排出量>3.57 mmol/L 时不宜使用。
(2) 抑制尿酸合成药:别嘌醇,肾功能不全者剂量减半。
(3) 保护肾功能、理疗、手术剔除大痛风石等。

五、护理问题

(1) 疼痛:关节痛　与尿酸盐结晶沉积在关节有关。
(2) 躯体移动障碍　与关节疼痛、畸形有关。
(3) 知识缺乏:缺乏痛风有关的防治知识。

六、护理措施

1. 一般护理

(1) 休息与活动:急性关节炎期应卧床休息,抬高患处,避免受压,使用夹板、石膏托等保持受累关节功能体位。疼痛缓解72 h后可恢复活动。

(2) 饮食护理:忌食高嘌呤食物,如动物内脏、鱼、鱼子、虾、蟹、鹅、酵母等,限制食用肉类、菠菜、蘑菇、黄豆及其制品、扁豆、豌豆等。忌酒(饮酒可致乳酸增多,可竞争性抑制尿酸排泄)及浓茶、辛辣、刺激性食物。控制总热量,避免蔗糖(果糖增加尿酸生成)。宜食碱性食物如牛奶、鸡蛋、马铃薯、各类蔬菜、柑橘类水果,减少尿酸盐结晶沉积。多饮水,每天饮水2 500 mL以上,以利于尿酸排出。

2. 病情观察

观察关节疼痛的部位、性质、间隔时间等,观察痛风石的部位,注意有无关节功能障碍及痛风性肾病等。监测血、尿尿酸变化。

3. 疼痛护理

急性期应卧床休息,抬高患肢,在受累关节给予冰敷或25%硫酸镁湿敷,局部可用夹板固定制动,或遵医嘱用药,以解除疼痛。

4. 用药护理

遵医嘱正确用药,观察疗效及不良反应。

(1) 秋水仙碱:不良反应有胃肠道反应、脱发、DIC、骨髓抑制、肝损害、肾衰竭等。骨髓抑制、肝肾功能不全、白细胞减少患者和孕妇、哺乳期妇女禁用。静脉应用时切勿外漏,以免引起组织坏死。

(2) 丙磺舒、苯溴马隆等可引起皮疹、发热、胃肠道反应。

(3) 别嘌醇:可有皮疹、胃肠道反应、肝损害、骨髓抑制等。肾功能不全者,剂量宜减半。

(4) 糖皮质激素应用时注意观察有无症状"反跳"。

七、健康教育

向病人及家属介绍疾病知识。指导病人合理饮食,多饮水,限制或禁忌高嘌呤食物,忌酒。指导病人于急性关节炎期绝对卧床休息,抬高患处,限制受累关节活动,保持受累关节于功能位。指导病人遵医嘱正确用药,观察不良反应。指导病人定期检测血尿酸水平。

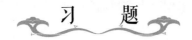

习　题

一、A_1型题

1. 人体最重要的神经内分泌器官是(　　)。
   A. 腺垂体　　　　　　　B. 下丘脑　　　　　　　C. 神经垂体
   D. 肾上腺皮质　　　　　E. 肾上腺髓质
2. 肥胖是指体重超过标准体重的(　　)。
   A. 10%以上　　　　　　B. 20%以上　　　　　　C. 1个标准差以上
   D. 2个标准差以上　　　E. 3个标准差以上
3. 以下哪一项不是人体的内分泌腺?(　　)
   A. 垂体　　　　　　　　B. 下丘脑　　　　　　　C. 肾上腺

  D. 胰腺   E. 甲状旁腺
4. 垂体性侏儒症与下列哪个因素有关?( )
  A. 甲状腺分泌不足   B. 生长激素及生长激素释放激素缺乏
  C. 性激素分泌不足   D. 促甲状腺素分泌过多
  E. 糖皮质激素分泌过多
5. 呆小病是由于婴幼儿时期哪种激素分泌不足引起的?( )
  A. 生长激素释放激素   B. 肾上腺素   C. 胰岛素
  D. 甲状腺激素   E. 盐皮质激素
6. 地方性甲状腺肿的主要原因是( )。
  A. 摄碘过多   B. 碘缺乏   C. 服用碳酸锂药物
  D. 服用硫脲类药物   E. 先天性甲状腺素合成不足
7. 甲亢危象最常见的诱发因素是( )。
  A. 外科手术   B. 精神创伤   C. 感染
  D. 妊娠   E. 中断治疗
8. 胰岛素最主要的不良反应是( )。
  A. 过敏性休克   B. 血管神经性水肿   C. 荨麻疹
  D. 皮下脂肪萎缩   E. 低血糖
9. 关于1型糖尿病的描述,下列哪项是错误的?( )
  A. 多见于青少年   B. 起病较急
  C. "三多一少"症状常较显著   D. 血糖波动小而稳定
  E. 有自发性酮症倾向
10. 放射性^{131}碘治疗甲亢的最主要并发症是( )。
  A. 甲状腺癌变   B. 诱发甲亢危象   C. 粒细胞减少
  D. 突眼恶化   E. 永久性甲状腺功能减退
11. 根据清晨起床前测量的脉搏与血压值(mmHg)计算基础代谢率的公式是( )。
  A. 脉搏数(/min)+收缩压-111
  B. 脉搏数(/min)+舒张压-111
  C. 脉搏数(/min)+脉压-111
  D. 脉搏数(/min)-脉压+111
  E. 脉搏数(/min)+脉压+111
12. 下列哪项不是糖尿病酮症酸中毒的诱因?( )
  A. 感染   B. 外伤及手术   C. 妊娠及分娩
  D. 饮食不当   E. 胰岛素过量
13. 抗甲状腺药物致命性不良反应为( )。
  A. 低血糖   B. 过敏反应   C. 粒细胞缺乏
  D. 肝损害   E. 甲状腺功能低下
14. 治疗糖尿病最基本的措施是( )。
  A. 饮食治疗   B. 运动治疗   C. 定期血糖监测
  D. 药物治疗   E. 胰岛素治疗
15. 下列属甲亢病人特征性表现的是( )。

A. 怕热多汗、多食消瘦　　B. 大便呈糊状　　　　C. 肝功能异常
D. 肠鸣音亢进　　　　　　E. 大便次数多

16. 护理甲亢危象患者高热时,应禁用(　　)。
A. 异丙嗪　　　　　　　　B. 酒精擦浴　　　　　C. 温水擦浴
D. 布洛芬　　　　　　　　E. 阿司匹林

17. 甲亢所致甲状腺肿大最有鉴别意义的是(　　)。
A. 弥漫性对称性肿大　　　B. 有震颤和杂音　　　C. 表面光滑
D. 质地柔软　　　　　　　E. 随吞咽上下移动

18. 甲亢高代谢综合征不包括(　　)。
A. 食欲亢进　　　　　　　B. 体重增加　　　　　C. 低热
D. 多汗　　　　　　　　　E. 腹泻

19. 2型糖尿病患者最常见的死亡原因是(　　)。
A. 感染　　　　　　　　　B. 低血糖　　　　　　C. 糖尿病肾病
D. 酮症酸中毒　　　　　　E. 心脑血管意外

20. 糖尿病病人口服格列苯脲后出现强烈饥饿感、心悸、手颤、出汗,最可能是由于(　　)。
A. 合并胃溃疡　　　　　　B. 糖尿病加重　　　　C. 合并高血压
D. 出现低血糖　　　　　　E. 合并甲亢

21. 糖尿病酮症酸中毒的特征性表现为(　　)。
A. 呼吸加深加速　　　　　B. 皮肤黏膜干燥　　　C. 昏迷
D. 二氧化碳结合力下降　　E. 呼气有烂苹果味

22. 下列属于糖尿病急性并发症的是(　　)。
A. 糖尿病神经病变　　　　B. 动脉粥样硬化　　　C. 糖尿病视网膜病变
D. 酮症酸中毒　　　　　　E. 糖尿病肾病

23. 食盐中加碘可以预防下列哪种疾病?(　　)
A. 单纯性甲状腺肿　　　　B. 甲状腺功能亢进　　C. 甲状舌骨囊肿
D. 甲状腺腺瘤　　　　　　E. 甲状腺囊肿

24. 痛风急性发作的首选药物是(　　)。
A. 别嘌醇　　　　　　　　B. 秋水仙碱　　　　　C. 吲哚美辛
D. 丙磺舒　　　　　　　　E. 糖皮质激素

25. 糖尿病患者最常见的神经病变是(　　)。
A. 迷走神经炎　　　　　　B. 脑卒中　　　　　　C. 周围神经炎
D. 交感神经炎　　　　　　E. 内脏感觉神经炎

26. 甲状腺功能亢进患者不宜饮用下列哪种饮料?(　　)
A. 果汁　　　　　　　　　B. 豆浆　　　　　　　C. 蜂蜜
D. 牛奶　　　　　　　　　E. 咖啡

27. 甲硫氧嘧啶的作用机制是(　　)。
A. 抑制甲状腺素的合成
B. 降低甲状腺激素效价
C. 抑制甲状腺对碘的吸收
D. 抑制甲状腺释放甲状腺激素

E. 增加肝对甲状腺激素的降解代谢

28. 能反映患者取血前8～12周血糖水平的检查是（　　）。
    A. 尿糖　　　　　　　B. 随机血糖　　　　　　E. 口服葡萄糖耐量试验
    D. 糖化血红蛋白　　　E. 餐后2h血糖

二、A_2 型题

29. 王先生,38岁,患1型糖尿病已10年,中断胰岛素治疗1周后发生酮症酸中毒,经治疗后意识恢复,短时间内又突感心悸、饥饿、出汗,随即又意识不清,应立即（　　）。
    A. 加大胰岛素剂量　　B. 加用格列本脲　　　C. 静脉滴注碳酸氢钠
    D. 静脉注射50%葡萄糖　E. 应用呼吸兴奋剂

30. 患者,15岁,身高150 cm,体重35 kg,"三多一少"症状明显,空腹血糖及尿糖均显著增高,诊断为1型糖尿病,住院后采用速效胰岛素治疗,其饮食总热量应（　　）。
    A. 按实际体重计算再酌增　B. 按实际体重计算再酌减　C. 按标准体重计算
    D. 按标准体重计算再酌增　E. 按标准体重计算再酌减

31. 某1型糖尿病患者,使用速效胰岛素治疗,近来上呼吸道感染后并发肺炎,出现食欲明显减退、发热及呕吐,除抗生素治疗外,对糖尿病本身的治疗应（　　）。
    A. 停用胰岛素　　　　B. 增加速效胰岛素用量　C. 改用精蛋白锌胰岛素
    D. 改用磺脲类药物　　E. 改用双胍类药物

32. 某病人已有数年怕热、多汗症状。食量大,但逐渐消瘦,检查发现FT_4及FT_3增高,昨天突然体温达40℃,心率150次/min,恶心、呕吐、腹泻,大汗持续而昏睡,急诊为甲状腺功能亢进症伴甲状腺危象,其原因是（　　）。
    A. 甲状腺素大量破坏　B. 机体消耗大量甲状腺素　C. 腺垂体功能亢进
    D. 大量甲状腺素释放入血　E. 下丘脑功能亢进

33. 某2型糖尿病患者,体态肥胖,"三多一少"症状不太明显,长期采用饮食控制、休息、口服降糖药,但血糖仍高,对此首先应考虑（　　）。
    A. 改用胰岛素治疗　　B. 增加运动疗法　　　C. 加大降糖药剂量
    D. 调整用药时间　　　E. 住院进一步检查

34. 某昏迷病人由警察送来急诊,无法询问病史,但病人呼气时有烂苹果味,查血糖33.6 mmol/L,可拟诊为何病？（　　）
    A. 酒精中毒　　　　　B. 有机磷农药中毒　　C. 糖尿病酮症酸中毒
    D. 蛛网膜下腔出血　　E. 癔症

35. 患者,女性,34岁,因诊为Graves病服用甲巯咪唑治疗。2周后,患者出现发热、咽痛症状,此时应首先考虑复查（　　）。
    A. 总T_3、T_4　　　　B. 游离T_3、T_4　　　C. TSH
    D. 血常规　　　　　　E. 尿常规

36. 李女士,患糖尿病3年,近日出现糖尿病酮症酸中毒,其呼吸特点为（　　）。
    A. 呼吸浅慢　　　　　B. 叹息样呼吸　　　　C. 呼吸音响异常
    D. 深而大的呼吸　　　E. 浮浅性呼吸

37. 章女士,30岁,因向心性肥胖伴高血压、大腿内侧见皮肤紫纹就诊。为进一步确诊,最主要的检查是（　　）。
    A. 24 h尿17-羟皮质类固醇

B. 24 h 尿 17-酮皮质类固醇

C. 血浆 ACTH

D. 小剂量地塞米松抑制试验

E. 血浆皮质醇

38. 患者,女性,24 岁,近 2 个月来怕热、多汗、易激动、心悸,有甲亢家族史,为确诊是否患甲亢,最好做哪项检查?(　　)

A. 血清总 T_3、T_4　　B. 血清游离 T_3、T_4　　C. 基础代谢率

D. TRH 兴奋试验　　E. 甲状腺摄 ^{131}I

39. 李某,男性,18 岁,诊断为 1 型糖尿病,给予该患者饮食控制的主要目的是(　　)。

A. 减轻胰岛 B 细胞的负担　B. 减轻体重,防止肥胖　　C. 减少胰液的分泌

D. 延缓消化吸收　　E. 减慢肠蠕动

40. 患者,女性,25 岁,诊断为甲亢,现需服用抗甲状腺药物治疗,其总疗程一般需要(　　)。

A. 3~6 个月　　B. 6~9 个月　　C. 9~12 个月

D. 12~15 个月　　E. 1.5~2 年

41. 王某,男性,45 岁,诊断为 2 型糖尿病。在计算患者饮食总热量时,可不考虑患者的(　　)。

A. 工作性质　　B. 临床类型　　C. 病情轻重

D. 标准体重　　E. 营养状况

42. 患者,女性,60 岁,诊断为 2 型糖尿病。现为患者进行运动疗法的健康教育,其主要依据不包括(　　)。

A. 有利于减轻体重

B. 降低对胰岛素的敏感性

C. 缓解患者压力和精神紧张

D. 改善血糖代谢

E. 改善脂质代谢

43. 患者,女性,27 岁,拟诊为甲状腺功能亢进症,下列体征中不可能出现的是(　　)。

A. 心动过缓　　B. 消瘦　　C. 甲状腺肿大

D. 腱反射活跃　　E. 低热

44. 患者,女性,40 岁,甲亢病史 3 年,应指导患者限制何种饮食?(　　)

A. 高蛋白　　B. 高热量　　C. 高纤维素

D. 高维生素　　E. 富含钾、钙的饮食

45. 患者,男性,18 岁,诊断为 1 型糖尿病 2 年,2 天前因感冒诱发糖尿病酮症酸中毒。其特征性表现是(　　)。

A. 食欲减退　　B. 恶心、呕吐　　C. 呼气有烂苹果味

D. 眼球下陷　　E. 呼吸深快

46. 吴奶奶,69 岁,诊断为 2 型糖尿病 6 年,对吴奶奶进行运动锻炼的指导,下列哪一项不正确?(　　)

A. 要限制活动强度　　B. 每周运动 3 次以上

C. 可选择不同的运动方式　D. 有并发症者不宜进行锻炼

E. 餐前 1 h 锻炼 30 min 以上

47. 患者,男性,40岁,诊断为2型糖尿病3年,现口服格列本脲治疗,护士应指导患者服用的时间在(   )。
    A. 餐后30 min   B. 餐前30 min   C. 餐后20 min
    D. 餐前20 min   E. 餐前1 h

48. 患者,女性,18岁,诊断为1型糖尿病1年,每天使用胰岛素38 U,控制血糖满意,近1周因胰岛素用完而停用。近2天出现进行性加重的乏力、食欲减退、恶心,曾呕吐3次,均为胃内容物,逐渐出现意识障碍、昏迷。以下处理不正确的是(   )。
    A. 迅速建立静脉通道   B. 立即大剂量持续静脉滴注速效胰岛素
    C. 立即测血糖、血酮   D. 立即测尿糖、尿酮
    E. 记录24 h出入液量

49. 患者,女性,20岁,因甲状腺肿大就诊,查甲状腺Ⅱ度肿大,无结节,TSH在正常范围,甲状腺功能正常,其诊断首选考虑(   )。
    A. 甲亢   B. 单纯性甲状腺肿   C. 慢性甲状腺炎
    D. 甲减   E. 亚急性甲状腺炎

50. 患者,男性,50岁,因视力障碍入院,入院后查空腹血糖为10 mmol/L,餐后2 h血糖为18 mmol/L,该患者最可能是(   )。
    A. 老花眼   B. 糖尿病视网膜病变   C. 动脉硬化
    D. 黄斑变性   E. 角膜溃疡

51. 患儿,女,12岁,近1年来多饮、多尿、多食,体重下降3.2 kg,被诊断为1型糖尿病,其治疗的关键是(   )。
    A. 饮食治疗   B. 控制体重   C. 运动治疗
    D. 胰岛素治疗   E. 口服降糖药

52. 患者,女性,50岁,患2型糖尿病5年。晨练时出现疲乏、强烈饥饿感、出汗、脉速、恶心、呕吐,随即陷入昏迷。旁人见状后拨打"120"急救。该患者可能出现了(   )。
    A. 低血糖反应   B. 酮症酸中毒   C. 非酮症性高渗性昏迷
    D. 糖尿病肾病   E. 急性心力衰竭

53. 患者,男性,40岁,下班后与朋友聚餐。午夜时突发左脚第一跖趾关节剧痛,约3 h后局部出现红、肿、热、痛和活动困难,急诊入院。查体:血尿酸为500 μmol/L;X线检查可见非特异性软组织肿。患者可能的诊断是(   )。
    A. 痛风   B. 假性痛风   C. 风湿关节炎
    D. 类风湿关节炎   E. 化脓性关节炎

54. 患者,男性,50岁,患糖尿病5年,平常不规则服药,血糖8.5~10.8 mmol/L,尿糖(++—+++),近日感尿频、尿痛,昨日起突然出现神志不清,查血糖28 mmol/L,尿素氮7.8 mmol/L,血钠148 mmol/L,尿糖(+++),酮体(++),应考虑(   )。
    A. 低血糖昏迷   B. 糖尿病酮症酸中毒   C. 乳酸性酸中毒
    D. 高渗性非酮症性糖尿病昏迷   E. 脑出血

55. 患者,男性,40岁,确诊为Cushing综合征。下列关于饮食护理的指导错误的是(   )。
    A. 高蛋白   B. 低碳水化合物   C. 低钾
    D. 高钙   E. 低能量

56. 患者,女性,35岁,既往体健,近1个月出现记忆力减退、反应迟钝、乏力、畏寒,住院

检查:体温 35.6 ℃,心率 56 次/min,黏液水肿,血 TSH 升高,血 FT4 降低,考虑最可能的诊断是(　　)。

　　A. 甲状腺功能亢进症　　B. 甲状腺功能减退症　　C. 呆小症
　　D. 痴呆　　E. 幼年型甲减

57. 患者,女性,30 岁,甲状腺功能亢进,入院查体:甲状腺肿大,血压 140/70 mmHg,脉搏 100 次/min。该患者的基础代谢率为(　　)。

　　A. 19%　　B. 29%　　C. 39%
　　D. 49%　　E. 59%

58. 患者,女性,50 岁,患 2 型糖尿病 9 年,近半年出现双下肢感觉麻木。在对患者进行足部的护理措施中,下列哪项是错误的?(　　)

　　A. 加强足部观察与检查　　B. 选取质地柔软、宽松合适、穿着舒适的鞋袜
　　C. 小心剪趾甲　　D. 寒冷季节,静坐时宜盘腿而坐,以利局部肢体保暖
　　E. 保持足部清洁、干燥

59. Cushing 综合征患者的常见护理诊断一般不包括(　　)。

　　A. 有感染的危险　　B. 有受伤的危险　　C. 自我形象的紊乱
　　D. 体液过多　　E. 潜在并发症:肾衰

60. 患者,女性,30 岁,患 2 型糖尿病 3 年,现使用胰岛素治疗,其不良反应一般不包括(　　)。

　　A. 低血糖反应　　B. 荨麻疹
　　C. 注射部位皮下脂肪萎缩　　D. 注射局部出现瘙痒
　　E. 粒细胞减少

61. 患者,女性,45 岁,诊断为皮质醇增多症,以下哪项临床表现不可能出现?(　　)

　　A. 向心性肥胖　　B. 多血质　　C. 糖耐量降低
　　D. 低血钠、高血钾　　E. 高血压

62. 患者,男性,30 岁,因诊断肾病综合征使用糖皮质激素治疗 3 年。查体示:患者面部及双下肢水肿,背部明显增厚,四肢相对瘦小,皮肤菲薄,体毛增多,下腹两侧、大腿内外侧等处紫纹形成。目前患者最主要的护理诊断/问题是(　　)。

　　A. 体相紊乱:与 Cushing 综合征引起身体外观改变有关
　　B. 体液过多:与皮质醇增多引起水钠潴留有关
　　C. 有感染的危险:与机体免疫力下降有关
　　D. 有受伤的危险:与代谢异常引起钙吸收障碍,导致骨质疏松有关
　　E. 活动无耐力:与蛋白质代谢障碍引起肌肉萎缩有关

63. 内分泌科护士正在对一位糖尿病患者的饮食进行指导。以下哪项是错误的?(　　)

　　A. 关键在于控制总热量　　B. 严格定时进食　　C. 少食含纤维素的食物
　　D. 每周定期测体重一次　　E. 严格限制甜食

三、A₃/A₄ 型题

(64~67 题共用题干)

患者,男性,18 岁,患 1 型糖尿病多年,因感冒、T 39 ℃、食欲减退、恶心、呕吐及腹痛而入院。

64. 护理体检发现该患者呈嗜睡状态,呼吸加深加快,皮肤干燥。考虑患者最可能发生

( )。
    A. 急性脑炎   B. 急性肠炎   C. 急性胃炎
    D. 低血糖   E. 酮症酸中毒

65. 护士为该患者留取血、尿标本送检,其中最不可能出现的检查结果是( )。
    A. 空腹尿糖呈阳性   B. 胰岛素偏高
    C. 餐后2h血糖高于正常   D. 餐后尿糖呈阳性
    E. C肽减少

66. 该患者因血糖控制不满意,每餐加用胰岛素2个单位,患者自述注射胰岛素后3h,有头晕、心慌、出汗、软弱无力感,应首先考虑( )。
    A. 过敏反应   B. 心律失常   C. 自主神经功能紊乱
    D. 低血糖   E. 周围神经炎

67. 有关该患者的饮食治疗,错误的是( )。
    A. 告知饮食与糖尿病的关系
    B. 按规定食谱供给饮食
    C. 如出现低血糖症状,可额外增加进食量
    D. 不仅应控制碳水化合物的摄入,还应控制蛋白质和脂肪的摄入
    E. 在总热量不变的前提下,同类食物间可进行交换

(68～69题共用题干)
患者,女性,35岁,甲状腺肿大、突眼、心慌、失眠,心率100次/min,血压140/90 mmHg,诊断为甲亢。

68. 患者的基础代谢率是( )。
    A. 20%   B. 29%   C. 30%
    D. 39%   E. 50%

69. 该患者考虑手术治疗,术前服用碘剂的主要目的是( )。
    A. 减少甲状腺血流,使其变小、变硬
    B. 抑制甲状腺素分泌
    C. 抑制甲状腺素合成
    D. 增加甲状腺球蛋白分解
    E. 防止缺碘

(70～72题共用题干)
程女士,60岁,糖尿病患者,口服降糖药控制血糖不满意,改用皮下注射胰岛素。

70. 下列哪一部位不可注射胰岛素?( )
    A. 上臂外侧   B. 大腿前及外侧   C. 脐周及膀胱区
    D. 臀部和腰部   E. 腹部两侧

71. 使用胰岛素治疗中应告知患者警惕( )。
    A. 低血糖反应   B. 酮症发生   C. 胃肠道反应
    D. 过敏反应   E. 肾功能损害

72. 关于胰岛素治疗,下列不妥的是( )。
    A. 胰岛素剂量需严格个体化
    B. 从小剂量开始,逐渐增量

C. 老年人胰岛素治疗时血糖控制标准可适当放宽
D. 优先选用一种中长效制剂
E. 血糖控制不稳时,可每3~4天调整一次剂量

参考答案

1~5 BBDBD	6~10 BCEDE	11~15 CECAA
16~20 EBBED	21~25 EDABC	26~30 EADDD
31~35 BDBCD	36~40 DEDAE	41~45 BBACC
46~50 EBBBB	51~55 DAABC	56~60 BEDEE
61~65 DACEB	66~70 DCDAC	71~72 AD

第七章 风湿性疾病病人的护理

风湿性疾病是指影响骨、关节及周围软组织的一组疾病。包括：弥漫性结缔组织病(CTD)及各种原因引起的关节和关节周围软组织(肌、肌腱、滑膜、韧带等)的慢性疾病。临床上弥漫性结缔组织病(CTD)多见，其特点是以血管和结缔组织的慢性免疫性炎症为病理基础，可引起多系统器官损害。

风湿性疾病病因未明，发病机制与自身免疫有关，其共同的临床特点有：① 病程漫长，甚至终身不愈。② 发作与缓解交替出现。③ 同一疾病其临床表现和预后个体差异很大。④ 有较复杂的生物化学及免疫学变化。⑤ 对糖皮质激素的治疗有一定反应，但治疗效果个体差异较大，疗程较长。⑥ 病变常累及多个系统。

第一节 风湿性疾病常见症状、体征的护理

一、关节疼痛与肿胀

关节疼痛是风湿性疾病最早、最常见的症状，也是病人就诊的主要原因。疼痛的关节可有肿胀和压痛，是滑膜炎致关节腔积液或滑膜肥厚引起。

1. 临床特点

不同种类的风湿病关节疼痛的特点不尽相同：① 类风湿关节炎：可发生于任何可动关节，呈对称性分布，可累及多个关节，以腕、掌指、近端指间关节等小关节多见，呈持续性疼痛，伴晨僵，活动后疼痛及晨僵可减轻，晚期关节畸形。② 骨关节炎可累及多个关节，以远端指间关节、第一腕掌关节、膝关节、腰椎关节多见，活动后疼痛加重。③ 强直性脊柱炎：以脊柱中轴关节受累为主，髋、膝、踝关节常受累，疼痛呈持续性，多不对称。④ 风湿热：关节疼痛位置不定，呈游走性疼痛，多侵犯膝、踝、肘、肩等大关节，一般不遗留关节畸形。⑤ 系统性红斑狼疮(SLE)：多侵犯指、腕、肘、膝关节，呈对称性，日晒后疼痛出现或加重。

2. 护理问题

(1) 疼痛(慢性关节疼痛) 与炎性反应有关。
(2) 躯体活动障碍 与关节疼痛、僵硬以及关节、肌肉功能障碍有关。

3. 护理措施

(1) 休息与活动：① 急性期应卧床休息，限制受累关节活动。必要时予夹板、石膏托固定，以保持关节功能位(如手握布卷；腕关节背屈 20°～25°；肘关节稍屈曲，臂外展，稍高于肩

部;下肢用夹板将足底垫起,使踝关节呈直角;膝下垫一小枕)。避免疼痛部位受压。② 缓解期应尽早活动。活动程度以病人能够忍受为限度,如活动后疼痛持续 2 h 以上者,应减小活动量。

(2) 病情观察:观察关节疼痛的部位、范围、程度等。

(3) 疼痛护理:① 避免疼痛部位受压和寒冷刺激。② 非药物止痛:松弛术、分散注意力、皮肤刺激疗法(冷敷、加压、震动等)、磁疗、超短波、红外线、按摩肌肉等。③ 药物止痛:阿司匹林、布洛芬、萘普生等非甾体抗炎药。

(4) 用药护理:遵医嘱正确用药,观察药物疗效和不良反应。非甾体抗炎药主要不良反应是胃肠道反应,甚至引起溃疡、出血、肝损伤等。

(5) 心理护理:给予心理支持,消除焦虑情绪,增强治疗信心。

二、皮肤损害

风湿性疾病皮肤损害多由血管炎性反应引起,如皮疹、红斑、水肿、溃疡等。

1. 临床特点

(1) 系统性红斑狼疮(SLE)以面颊部蝶形红斑最具特征,可有口腔、鼻黏膜的溃疡或糜烂。

(2) 类风湿血管炎发生在皮肤,可有棕色皮疹,甲床有瘀点或瘀斑,发生在眼部可有巩膜炎、虹膜炎和视网膜炎。类风湿结节是类风湿关节炎较特异的皮肤表现,多位于前臂伸面、尺骨鹰嘴附近、枕、跟腱等处,呈对称性分布,质硬无压痛,大小不一,直径数毫米至数厘米不等。

(3) 皮肌炎皮损为对称性眼睑、眶周等紫红色斑疹及实质性水肿。

(4) 雷诺现象是指受到寒冷、精神刺激等,肢端或暴露部位皮肤出现苍白,然后青紫,最后潮红的表现。

2. 护理问题

皮肤完整性受损:与血管炎性反应及应用免疫抑制剂等有关。

3. 护理措施

(1) 一般护理:摄入足够的蛋白质、维生素、水。

(2) 病情观察:观察皮损部位、形态、范围等,注意有无脏器功能不全。

(3) 对症护理:① 每日用温水清洗皮肤,保持清洁干燥,忌用碱性肥皂、化妆品、染发剂等。② 对日光过敏者,外出时应采取遮阳措施,如穿长衣长裤、长袜、戴宽沿帽子、手套,打遮阳伞等,禁止日光浴。③ 有疱疹者可用炉甘石洗剂,有渗出时可用 3% 硼酸液湿敷。④ 避免服用普鲁卡因胺、肼屈嗪等可诱发本病的药物。

(4) 用药护理:遵医嘱正确用药,观察疗效和不良反应,详见本书具体章节。

第二节 类风湿关节炎病人的护理

类风湿关节炎(RA)是一种以累及周围关节为主的慢性炎症性、多系统性自身免疫病。主要病理改变为滑膜炎。临床以慢性、对称性、周围性、多关节炎性病变为主要特征,后期有关节畸形和功能障碍。

一、病因及发病机制

本病病因未明,可能与遗传、感染、雌激素等多种因素有关。

RA的发病机制多认为与自身免疫密切相关。抗原进入人体后促使B淋巴细胞分泌大量类风湿因子和其他免疫球蛋白,同时引起血管炎、滑膜炎、关节软骨及骨破坏等病理变化。

二、病理

RA的基本病理改变是滑膜炎,类风湿血管炎和类风湿结节也是重要的病理改变。慢性期滑膜变得肥厚,形成许多绒毛样突起,突向关节腔内或侵入到软骨或软骨下的骨质,引起关节破坏、畸形和功能障碍。

三、临床表现

1. 全身症状

起病缓慢,可有乏力、发热、食欲不振等。

2. 关节表现

以手足小关节对称性受累为主,其中腕关节、掌指关节、近端指间关节最常见,其次是跖趾、膝、踝、肘、肩等关节病变。

(1) 关节疼痛与肿胀:关节疼痛是本病最早出现的症状,呈对称性、多发性疼痛。受累关节皮肤可有褐色色素沉着。关节腔内积液、关节周围软组织炎症、滑膜肥厚可引起关节肿胀。

(2) 晨僵:持续时间与病情严重程度成正比,为活动性指标之一。关节活动后可逐渐改善。

(3) 关节畸形与功能障碍:主要由滑膜炎的绒毛样突起所致。典型的畸形改变是手的尺侧偏向畸形、天鹅颈样畸形等,近端指间关节肿胀可引起梭状指。

3. 关节外病变

(1) 类风湿结节:是本病较特异的皮肤损害。常对称发生在关节隆突部及受压部位皮肤下,如前臂伸面肘关节附近、枕部及跟腱处,也可发生在内脏。质硬、无压痛、对称分布。常提示病情处于活动期。

(2) 类风湿血管炎：是 RA 关节外损害的病理基础，可累及机体的任何脏器和组织，并引起相应表现。如甲下出血、巩膜炎、心包炎、胸膜炎、肺间质病变、神经系统病变、贫血等，肾脏受累少见。

四、辅助检查

1. 血液检查

血沉增快、补体及 C 反应蛋白增高反映病情处于活动期。可有轻、中度贫血。

2. 免疫学检查

(1) 类风湿因子(RF)：阳性率可达 70%，其中 IgM 型 RF 数量与本病的严重性和活动性成正比，但特异性低。

(2) 抗角蛋白抗体(AKA)、抗聚角蛋白微丝蛋白抗体(AFA)、抗核周因子(APF)、抗环瓜氨酸肽抗体(抗 CCP)等，有助于早期诊断，尤其 RF 阴性者，特异性较高。

3. 关节液检查

关节腔内滑液量增多，白细胞数增多，中性粒细胞为主。

4. 关节 X 线检查

以手指及腕关节的 X 线片改变最有价值。对诊断关节病变的分期、监测病变的演变非常重要，但不利于早期病变的发现。可见关节周围软组织的肿胀阴影，关节端的骨质疏松（Ⅰ期）；关节间隙因软骨破坏而狭窄（Ⅱ期）；关节面虫凿样破坏（Ⅲ期）；关节半脱位和骨性强直（Ⅳ期）。

5. 类风湿结节活检

有助于本病的诊断。

五、治疗要点

1. 一般治疗

急性期、伴有发热疾病内脏受累的病人应强调休息及受累关节制动；关节肿痛缓解后应尽早进行关节的功能锻炼，并配合理疗等。

2. 药物治疗

(1) 非甾体类抗炎药(NSAID)：是本病的首选药物，常选用阿司匹林、吲哚美辛、布洛芬等。有解热镇痛作用，但不能控制病情。

(2) 改变病情抗风湿药：能改善症状，阻止关节破坏，但不能彻底消除滑膜炎症。应早期与非甾体抗炎药联合应用。首选甲氨蝶呤，还可应用雷公藤、青霉胺、环磷酰胺、环孢素等。

(3) 糖皮质激素：使用后症状迅速缓解，但不能根治，停药后易复发，故不做首选。仅适用于有关节外症状或关节炎急性发作者。

3. 手术治疗

适用关节畸形、失去功能者。

六、护理问题

(1) 疼痛　与关节炎性反应有关。
(2) 躯体活动障碍　与关节疼痛、僵硬、功能障碍有关。
(3) 生活自理缺陷　与关节功能障碍、疼痛、疲乏有关。
(4) 预感性悲哀　与疾病久治不愈、关节功能障碍影响生活质量有关。
(5) 知识缺乏：缺乏疾病的治疗和自我护理知识。

七、护理措施

1. 一般护理

(1) 休息与活动：急性活动期关节疼痛伴发热及内脏受累时应卧床休息，但不宜绝对卧床，限制受累关节活动，保持关节功能位；缓解后应尽早进行关节功能锻炼，运动量适宜、循序渐进，运动后可用热敷、热水浴、红外线等理疗方法改善血液循环，缓解肌肉萎缩，防止失用综合征的发生。

(2) 饮食护理：给予营养丰富、易消化、无刺激性的清淡饮食。

2. 病情观察

观察关节疼痛的部位、性质、程度，晨僵的持续时间、程度，关节肿胀和活动受限的程度，注意有无关节畸形、关节外表现、内脏受损等。

3. 对症护理

(1) 晨僵护理：鼓励病人早晨起床后洗温水浴，或用热水浸泡僵硬的关节 15 min，而后活动关节。夜间睡眠时注意保暖，避免受累关节受压。

(2) 疼痛护理：详见本书常见症状护理。

4. 用药护理

遵医嘱正确用药，观察药物疗效和不良反应。非甾体抗炎药主要不良反应为胃肠道反应，甚至引起消化性溃疡、出血、肝损害等。甲氨蝶呤可引起肝损害、骨髓抑制、胃肠道反应等，停药后可恢复。其他改变风湿病情的药物亦可引起骨髓抑制、肝损害、胃肠道反应等，雷公藤还可引起月经减少、停经、精子减少。环磷酰胺还可引起出血性膀胱炎。

5. 心理护理

给予心理支持，消除悲观情绪，增强治疗信心。

八、健康教育

向病人及家属介绍疾病知识。指导病人避免感染、受寒、潮湿、疲劳等诱因，注意保暖。指导病人合理休息与活动，活动期应卧床休息，关节制动，保持关节功能位，但不宜绝对卧床；缓解期应尽早进行受累关节功能锻炼，教会病人关节功能锻炼的方法，循序渐进，防止失用综合征发生。指导病人遵医嘱正确用药，观察不良反应。指导病人自我监测病情变化，一旦加重,立即就医。

第三节 系统性红斑狼疮病人的护理

系统性红斑狼疮(SLE)是一种多因素参与的累及全身多系统、多器官的特异性自身免疫性结缔组织病。病人血清内有以抗核抗体为主的多种自身抗体。本病病程迁延,可反复发作,有内脏损害者预后较差。20~40岁女性最多见。

一、病因及发病机制

1. 病因

可能与下列因素有关。

(1) 遗传因素。

(2) 环境因素:日光(紫外线)、感染、含补骨脂素食物(芹菜、香菜、无花果等)、药物(肼苯屈嗪、苯妥因钠、普鲁卡因酰胺、异烟肼等)、妊娠、分娩等。

(3) 雌激素。

(4) 免疫因素。

2. 发病机制

SLE可能是遗传易感者在环境、激素等因素作用下,促使机体产生大量自身抗体,形成免疫复合物沉积于结缔组织,引起组织和器官损害所致。

二、临床表现

1. 全身症状

低、中度发热,疲倦,乏力,体重减轻等。

2. 皮肤黏膜损害

80%有病人皮损。常在身体暴露部位出现对称性皮疹,在双面颊和鼻梁部出现蝶形红斑是SLE的最典型皮损表现,缓解时红斑可消退,留有棕黑色色素沉着。亦可出现盘状红斑,大小鱼际、指端及甲周可出现红斑等。另外还可出现光过敏现象、脱发、口腔溃疡、雷诺现象等。

3. 关节及肌肉表现

关节痛可为首发症状。近端指间关节、腕、膝、掌指关节受累常见,呈对称性、多关节痛、肿,一般不发红。关节畸形很少见。

4. 脏器损害

(1) 肾:肾脏是SLE病人最常见的受累脏器,几乎所有病例均有肾的病理变化,但有临床表现者约75%,表现为狼疮性肾炎:蛋白尿、血尿、管型尿、高血压、肾衰竭等。尿毒症是

SLE 病人最常见的死亡原因。

(2) 心血管：30%左右的病人发生心包炎（最多见）、心肌炎、心内膜炎、血栓性静脉炎等。

(3) 肺、胸膜：狼疮性肺炎、胸膜炎。

(4) 消化系统：胃肠炎、腹膜炎、胰腺炎等，可为首发症状。

(5) 血液系统：贫血、白细胞减少、血小板减少、淋巴结无痛性肿大。

(6) 神经系统：以脑损害最多见。神经精神狼疮（NP 狼疮）：头痛、呕吐、偏瘫、癫痫发作、意识障碍、幻觉、妄想等。提示病情活动，预后不佳。头痛可以是首发症状。

(7) 眼：眼底出血、视乳头水肿、视网膜渗出等。多数可逆转。

三、辅助检查

(1) 血液检查：血沉增快提示 SLE 处于活动期。常有贫血、白细胞和血小板减少。

(2) 尿液检查：蛋白尿、血尿、管型尿。

(3) 免疫学检查：对 SLE 诊断最为重要。抗核抗体（ANA）阳性率高，但特异性低，是 SLE 最佳的筛选检查指标。抗 dsDNA 抗体特异性高，是诊断 SLE 的标记性抗体之一，阳性提示狼疮活动。抗 Sm 抗体特异性高，但敏感性低，是诊断 SLE 的标记性抗体之一，有助于早期或不典型患者或回顾性诊断。抗 RNP 抗体、抗 SSA 抗体、抗 SSB 抗体等亦可呈阳性。补体 CH_{50}、C_3、C_4 等降低，尤其 C_3 降低是活动性指标之一。

(4) 其他：CT、X 线、超声心动图检查等有利于发现内脏病变。

四、治疗要点

1. 去除诱因

避免日光和紫外线照射、停用可诱发 SLE 的药物、防治感染等。

2. 药物及其他治疗

(1) 糖皮质激素：治疗 SLE 的首选药物。常用泼尼松口服；有重要脏器进行性损伤时可应用激素冲击疗法，如甲泼尼龙静脉应用。

(2) 免疫抑制剂：对处于活动期的 SLE 病人，应加用免疫抑制剂治疗。常首选环磷酰胺（CTX）或霉酚酸酯（MMF），应用 6 个月以上。羟氯喹可在诱导缓解和维持治疗中长期应用。

(3) 大剂量丙种球蛋白静脉注射（IVIG）、血浆置换、造血干细胞移植：应用于病情危重和治疗困难病例。

(4) 非甾体抗炎药：辅助用于发热及关节疼痛者。

五、护理问题

(1) 皮肤完整性受损　与血管炎性反应等有关。

(2) 疼痛（关节疼痛）　与自身免疫反应有关。

(3) 潜在并发症：慢性肾衰竭。
(4) 焦虑　与病情反复发作、迁延不愈、外形改变及多脏器功能损害等有关。

六、护理措施

1. 一般护理

(1) 休息与活动：急性活动期应卧床休息，防止受累关节受压。缓解期适度活动，避免劳累。

(2) 饮食护理：给予富有营养、易消化、无刺激性清淡饮食，忌食芹菜、无花果、香菜、蘑菇、烟熏食物。肾功能不全者给予低盐、优质蛋白饮食，限制水钠摄入。

2. 皮肤护理

(1) 每日用温水清洗皮肤，保持清洁干燥，忌用碱性肥皂、化妆品、染发剂等。

(2) 对日光过敏者，外出时应采取遮阳措施，如穿长衣长裤、长袜、戴宽沿帽子、手套，打遮阳伞等，禁止日光浴。

(3) 有疱疹者可用炉甘石洗剂，有渗出时可用3％硼酸液湿敷。

3. 病情观察

观察生命体征、皮肤黏膜、关节、肌肉、各脏器功能情况。注意有无肾损害等并发症。

4. 用药护理

遵医嘱正确用药，观察药物疗效和不良反应。详见本书相关章节。

5. 心理护理

给予心理支持，消除焦虑心理，增强治疗信心。

七、健康指导

向病人及家属介绍疾病知识，避免日光和紫外线照射、停用可诱发SLE的药物、防治感染等诱因。指导病人合理休息与活动。指导病人合理饮食，忌食芹菜、无花果、香菜、蘑菇、烟熏食物。指导病人掌握皮肤护理的方法，忌用碱性肥皂、化妆品、染发剂等，外出时应采取遮阳措施。指导病人遵医嘱正确用药，不得随意减量、换药和停药，观察不良反应。指导病人及家属观察病情，一旦加重或出现内脏损害应立即就医。做好女性病人妊娠指导：无中枢神经系统、肾或心脏严重损害者，病情处于缓解期半年以上，可安全妊娠。活动期易发生早产、流产或死胎，应避孕。环磷酰胺等免疫抑制剂可影响胎儿，必须停用3个月以上方可妊娠。妊娠时及产后1个月内可按病情需要给予激素治疗。避免哺乳。

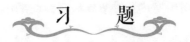

习　题

一、A_1型题

1. 系统性红斑狼疮患者出现何种表现提示病情危重、预后不良？（　　）
　　A. 肺部感染　　　　　　　B. 胸膜炎　　　　　　　C. 心包炎

D. 中枢神经损害　　　　　E. 急腹症
2. 类风湿性关节炎关节病变的特点是(　　)。
　　A. 大关节受累　　　　　　B. 多数不遗留关节畸形
　　C. 游走性疼痛　　　　　　D. 主要累及小关节的对称性多关节炎
　　E. 关节肿胀
3. 系统性红斑狼疮的主要死因是(　　)。
　　A. 肺部栓塞　　　　B. 心、脑血管疾病　　　C. 肾衰竭
　　D. 消化道大出血　　E. 弥散性血管内凝血
4. 关于系统性红斑狼疮患者皮肤的护理,下列哪项不妥?(　　)
　　A. 常用清水清洗　　B. 忌用碱性肥皂　　　　C. 忌用化妆品
　　D. 避免阳光暴晒　　E. 10 ℃水局部湿敷
5. 类风湿性关节炎关节疼痛的特点为(　　)。
　　A. 固定于少数关节,剧烈难忍　　　　B. 呈游走性
　　C. 关节痛于活动后减轻　　　　　　　D. 多呈不对称性
　　E. 发作急骤
6. 在系统性红斑狼疮的多系统损害中,下列哪项发生率最高?(　　)
　　A. 皮肤　　　　　　B. 关节　　　　　　　　C. 肾
　　D. 心血管　　　　　E. 肺和脑膜
7. 系统性红斑狼疮最常见的皮肤损害发生在(　　)。
　　A. 颈部　　　　　　B. 胸部　　　　　　　　C. 腹部
　　D. 暴露部位　　　　E. 腿部
8. 系统性红斑狼疮面部典型皮损的特点是(　　)。
　　A. 盘状红斑　　　　B. 环行红斑　　　　　　C. 蝶形红斑
　　D. 网状红斑　　　　E. 丘疹状红斑
9. 类风湿性关节炎活动期的标志是(　　)。
　　A. 自发痛　　　　　B. 梭状指　　　　　　　C. 晨僵
　　D. 压痛　　　　　　E. 畸形
10. 关于系统性红斑狼疮病人的护理,错误的是(　　)。
　　A. 嘱病人激素类药物不可擅自减药、停药
　　B. 脱发病人可戴假发适当遮掩
　　C. 多吃芹菜、无花果等利于疾病恢复
　　D. 禁忌日光浴
　　E. 急性期应卧床休息
11. 类风湿性关节炎的护理措施中重要的是(　　)。
　　A. 绝对卧床休息　　　B. 关节疼痛减轻后及时进行活动
　　C. 限制关节运动　　　D. 抬高头部
　　E. 抬高膝部
12. 系统性红斑狼疮患者会产生多种自身抗体,其中尤为重要的是(　　)。
　　A. 抗单链DNA抗体　　B. 抗双链DNA抗体　　C. 抗双链RNA抗体
　　D. 抗Sm抗体　　　　　E. 抗核抗体(ANA)

13. 系统性红斑狼疮属于(　　)。
    A. 感染性疾病　　　　B. 组织炎症性疾病　　　　C. 自身免疫性疾病
    D. 遗传性疾病　　　　E. 药物诱导产生的疾病
14. 类风湿性关节炎应用非甾体抗炎药消炎止痛的机制是(　　)。
    A. 抑制体内前列腺素的合成　　　　　　　　B. 抑制滑膜炎
    C. 抑制 T 细胞功能　　　　　　　　　　　D. 抑制 B 细胞功能
    E. 以上都不是

二、A_2 型题

15. 丽丽,女性,20岁,面部有蝶形红斑,关节疼痛明显,诊断为系统性红斑狼疮,护士嘱避免日光照射,外出穿长袖衣裤,用伞遮阳。原因是(　　)。
    A. 紫外线可致雌激素作用增强　　　　　　B. 紫外线直接损害骨髓
    C. 紫外线直接破坏细胞　　　　　　　　　D. 紫外线加重关节滑膜炎
    E. 紫外线是本病的重要诱因
16. 患者,女性,30岁,面部有蝶形红斑,关节疼痛明显,诊断为系统性红斑狼疮,查血红蛋白 75 g/L,该病的贫血属于(　　)。
    A. 正色素贫血　　　B. 消息报低色素贫血　　　C. 小细胞正色素贫血
    D. 大细胞低色素贫血　　E. 大细胞正色素贫血
17. 患者,女性,30岁,患系统性红斑狼疮5年,有关节肿痛,面部有紫红色斑块,对患者进行健康指导,请问下列哪项是不正确的?(　　)
    A. 常用清水清洗　　　B. 进行日光浴　　　C. 不使用化妆品
    D. 不要直接照射阳光　　E. 不用碱性肥皂
18. 患者,男性,45岁,双手腕、掌指、肘关节疼痛、肿胀,时轻时重,病程约5年,诊断为类风湿关节炎。患者病情缓解后,最主要的护理措施是(　　)。
    A. 多休息　　　B. 关节注意制动　　　C. 注意保暖
    D. 温水泡关节　　E. 指导患者进行功能锻炼
19. 患者,女性,30岁,全身关节痛,面部有蝶形红斑,实验室检查:血液抗 Sm 抗体(＋),确诊为系统性红斑狼疮,近期有脱发现象,对于脱发护理不正确的是(　　)。
    A. 每日洗头2次　　　　　　　　　　　　B. 避免染发、烫发
    C. 鼓励患者采用适当方法遮盖脱发　　　　D. 洗头时按摩头部
    E. 减少洗头次数
20. 患者,女性,35岁,系统性红斑狼疮病史5年,治疗系统性红斑狼疮的首选药物是(　　)。
    A. 泼尼松　　　B. 避孕药　　　C. 氯丙嗪
    D. 青霉素　　　E. 普鲁卡因胺
21. 患者,女性,30岁,四肢无力、双下肢水肿及皮下出血点3个月,查尿蛋白(＋＋),红细胞(＋＋),血 ANA 阳性,血小板 $61×10^9$/L,有光过敏。最可能的诊断是(　　)。
    A. 系统性红斑狼疮　　　B. 慢性肾小球肾炎　　　C. 急性肾小球肾炎
    D. 多发性肌炎　　　E. 过敏性紫癜
22. 患者,女性,40岁,患类风湿关节炎3年,类风湿关节炎最常侵犯的关节是(　　)。
    A. 双手腕关节　　　B. 双腿踝关节　　　C. 双腿膝关节

D. 双手掌指关节远端　　　E. 颞颌关节

23. 患者,女性,55岁,半年前无明显诱因出现双手掌指关节疼痛,近半个月来双侧腕、踝关节及肘、膝关节痛,关节活动受限。辅助检查示类风湿因子呈阳性。最可能的诊断是( )。

A. 类风湿关节炎　　　B. 过敏性紫癜关节损害　　　C. 类风湿病全身型
D. 类风湿病多关节型　　　E. 类风湿病少关节型

24. 患者,女性,32岁,有关节炎5个月,初为双手掌指关节疼痛,近半个月来双侧腕、踝关节及肘、膝关节痛,关节活动受限。辅助检查示类风湿因子呈阳性。诊断是类风湿关节炎。防治类风湿关节炎正确的是( )。

A. 关节冷敷　　　B. 注意关节保暖
C. 注意关节制动　　　D. 长期坚持使用肾上腺糖皮质激素
E. 使用复方新诺明治疗

25. 患者,女性,65岁,双手腕、掌指、肘关节疼痛、肿胀、时轻时重,病程20年,诊断为类风湿关节炎。护理体检发现,患者双手呈天鹅颈样畸形,饮食起居困难。给该患者健康教育不妥的是( )。

A. 避免寒冷、潮湿的环境　　　B. 坚持按医嘱服药　　　C. 避免各种诱发因素
D. 绝对卧床休息　　　E. 每日定时做全身和局部相结合的活动

26. 患者,男性,40岁,诊断为类风湿关节炎3年,对称性全身小关节肿痛反复发作,有晨僵,热水浸泡后减轻。近来发现患者腕部及踝部出现皮下结节,提示( )。

A. 出现并发症　　　B. 病情活动　　　C. 已累及内脏
D. 癌变　　　E. 病情减轻

27. 患者,女性,27岁,不规则发热伴大小关节疼痛月余。查体:面部红斑,口腔、鼻腔有溃疡,右膝及左踝关节轻度红肿,有压痛,但无畸形。拟诊为系统性红斑狼疮,该患者进一步实验室检查,还可能出现以下结果,其中不包括( )。

A. 血小板减少　　　B. 红细胞增多　　　C. 抗Sm抗体
D. 补体C3降低　　　E. 抗双链DNA抗体

28. 患者,女性,36岁,因风湿性关节炎引起关节疼痛,在服用阿司匹林时,护士嘱其饭后服用的目的是( )。

A. 减少对消化道的刺激　　　B. 提高药物的疗效　　　C. 降低药物的毒性
D. 减少对肝脏的损害　　　E. 避免尿少时析出结晶

三、A₃/A₄型题

(29～32题共用题干)

患者,男性,38岁,对称性全身小关节肿痛反复发作5年,有晨僵,热水浸泡后减轻。化验:类风湿因子呈阳性。拟诊为类风湿性关节炎。

29. 类风湿性关节炎的基本病理改变是( )。

A. 软组织炎　　　B. 肌炎　　　C. 滑膜炎
D. 肌腱炎　　　E. 骨膜炎

30. 不久在病人腕部及踝部出现皮下结节,提示( )。

A. 病情活动　　　B. 病情减轻　　　C. 已累及内脏
D. 癌变　　　E. 出现并发症

31. 随后发现双手指在掌指关节处向尺侧偏斜,应考虑(　　)。
   A. 因疼痛而挛缩　　　B. 一侧肌张力偏高　　　C. 长期晨僵所致
   D. 掌指关节半脱位　　E. 尺侧血供不足
32. 关节病变进展如上题所述时哪项护理不妥?(　　)
   A. 关节不可活动　　　B. 按摩关节　　　C. 热水浸泡
   D. 红外线理疗　　　　E. 保持关节功能位

(33~34题共用题干)

患者,女性,28岁,4年来全身各大小关节疼痛,伴有晨僵,活动后减轻,拟诊为类风湿关节炎。

33. 下列关于类风湿关节炎的描述不正确的是(　　)。
   A. 基本病变是滑膜炎　　B. 发病与自身免疫有关　　C. 有皮下结节示病情活动
   D. 类风湿因子常(＋)　　E. 不引起脏器损害
34. 关于该病关节病变的特点,错误的是(　　)。
   A. 多对称　　　　　　B. 关节可畸形　　　　C. 发作时疼痛
   D. 关节周围软组织可受累　E. 远端指间关节最常受累

(35~36题共用题干)

患者,女性,21岁,腕、踝关节疼痛及脱发1年,今晨在海边游泳时发现面部出现紫红斑,遂就医。查体:头发稀疏,面颊及颈部均有不规则圆形红斑,口腔有溃疡。化验:血中查出狼疮细胞。

35. 如果从血中查出抗Sm抗体阳性,应考虑为何病?(　　)
   A. 风湿性关节炎　　　B. 系统性红斑狼疮　　C. 类风湿关节炎
   D. 脂溢性皮炎　　　　E. 痛风
36. 口腔溃疡如有细菌感染,以下措施正确的是(　　)。
   A. 呋喃西林液漱口　　B. 碳酸氢钠液漱口　　C. 制霉菌素液漱口
   D. 生理盐水漱口　　　E. 无菌蒸馏水漱口

(37~38题共用题干)

患者,女性,40岁,面部有蝶形红斑,被诊断为系统性红斑狼疮15年。近日体温升高,关节红肿疼痛明显,出现蛋白尿、高血压和不同程度水肿,入院治疗。

37. 此患者可能易累及到(　　)。
   A. 关节　　　　　　　B. 心　　　　　　　　C. 肺
   D. 肾　　　　　　　　E. 膀胱
38. 此患者下列哪项处理不妥?(　　)
   A. 维持激素治疗　　　B. 安排在背阳的病室　　C. 加强锻炼
   D. 禁用异烟肼　　　　E. 用清水洗脸

(39~42题共用题干)

患者,女性,40岁,诊断为类风湿关节炎5年,对称性全身小关节肿痛反复发作,有晨僵,热水浸泡后减轻。

39. 治疗类风湿关节炎疼痛应选用(　　)。
   A. 哌替啶　　　　　　B. 阿司匹林　　　　　C. 山莨菪碱
   D. 吗啡　　　　　　　E. 对乙酰氨基酚

40. 类风湿关节炎患者服阿司匹林后出现黑便,提示(　　)。
    A. 食管静脉曲张破裂出血　B. 急性胃黏膜病变出血
    C. 胃溃疡出血　　　　　　D. 反流性食管炎出血
    E. 应激性溃疡出血
41. 关节病变进展时哪项护理不妥?(　　)
    A. 保持关节功能位　　B. 按摩关节　　　　C. 热水浸泡
    D. 红外线理疗　　　　E. 关节完全制动
42. 经休息、药物治疗后,病情缓解,应进行的护理主要是(　　)。
    A. 避免劳累,预防感冒　B. 介绍药物的不良反应
    C. 控制饮水　　　　　　D. 指导患者每天坚持锻炼3 h
    E. 高蛋白饮食

参考答案

1~5	DDCEC	6~10	CDCCC	11~15	BECAE
16~20	ABEAA	21~25	AAABD	26~30	BBACA
31~35	DAEEB	36~40	ADCBB	41~42	EA

第八章 神经系统疾病病人的护理

第一节 神经系统疾病常见症状、体征的护理

一、头痛

头痛是指额、顶、颞及枕部的疼痛。

1. 病因

(1) 颅内病变:脑肿瘤、脑出血、脑水肿、脑脓肿、脑膜炎等。

(2) 颅外病变:血管性头痛、头颈部神经炎性头痛、颅骨骨折、颈椎病及眼、耳、鼻、口腔病变等。

(3) 全身性疾病:急性感染、心血管疾病、中毒等。

(4) 神经症:神经衰弱、焦虑症及癔症等。

2. 临床特点

注意评估头痛的部位、性质、持续时间、伴随症状,与睡眠、活动、体位变化有无关系等。

(1) 颅内血管性疾病:持续急剧头痛,伴意识障碍。

(2) 血管性头痛:可反复发作,呈搏动性头痛。偏头痛多为一侧头痛,且与月经期有关。

(3) 颅内占位病变:慢性进行性头痛伴有颅内高压表现(呕吐、缓脉、视乳头水肿等),清晨加剧。

(4) 颅内感染:剧烈头痛伴发热。

(5) 眼源性头痛:浅在性头痛且局限于眼眶、前额或颞部。

(6) 紧张性头痛:无固定位置,多为持续性闷痛、胀痛,常伴心悸、失眠、多梦等。

3. 护理问题

头痛　与颅内外血管舒缩功能障碍或脑部器质性病变等因素有关。

4. 护理措施

(1) 一般护理:注意休息,减少头部活动。避免各种不良刺激。

(2) 病情观察:观察头痛的部位、性质、持续时间及伴随症状,注意观察病人意识、瞳孔、脉搏及血压等变化。

(3) 对症护理:非药物止痛:缓慢深呼吸,听轻音乐或引导式想象,冷、热敷,理疗和按摩等。药物止痛:遵医嘱应用止痛药物。

(4) 用药护理:遵医嘱正确用药,观察疗效和不良反应。

(5) 心理护理:给予心理支持,消除紧张、焦虑情绪,增强信心,配合治疗。

二、意识障碍

意识障碍指人对周围环境及自身状态的识别和觉察能力出现障碍。任何病因引起的大脑皮质、皮质下结构、脑干网状上行激活系统等部位的损害或功能抑制,均可出现意识障碍。按程度可表现为:嗜睡、意识模糊、昏睡、昏迷。临床一般通过病人的言语反应、痛觉反应、瞳孔对光反射等生理反射、巴宾斯基征等病理反射综合判断病人意识状态。

1. 病因

(1) 颅内病变:中枢神经系统炎症、脑血管病、颅内占位性病变等。

(2) 全身性感染性疾病。

(3) 心血管疾病:高血压脑病、肺性脑病等。

(4) 代谢性疾病:肝性脑病、尿毒症、糖尿病酮症酸中毒等。

(5) 中毒性疾病:CO中毒、安眠药中毒、农药中毒等。

2. 临床特点

(1) 嗜睡:最轻的意识障碍,表现为病理性睡眠,可被唤醒并能正确回答问题,但刺激去除后又迅速入睡。

(2) 意识模糊:患者意识水平轻度降低,能保持简单的精神活动,但对时间、地点、人物等定向力发生障碍,思维和语言不连贯,可有错觉、幻觉、躁动不安、谵语或精神错乱。此外,还有一种以中枢神经系统兴奋性增高为主的急性脑功能失调,称为谵妄。表现为意识模糊、知觉障碍(幻觉、错觉等)、定向力丧失、躁动不安、言语杂乱等。见于急性感染高热期、中枢神经系统疾病、肝性脑病、急性酒精中毒等。

(3) 昏睡:患者处于沉睡状态,难于唤醒,在强烈刺激下(如大声呼喊其姓名、摇动其身体、压迫眶上神经等),可被唤醒,醒时答话含糊或答非所问,维持觉醒时间短,即使刺激存在,仍很快入睡。

(4) 昏迷:最严重的意识障碍,意识完全丧失,不能被任何刺激唤醒。分为:① 浅昏迷:意识丧失,无自主运动,对声光刺激无反应,对强烈疼痛刺激可出现痛苦表情或肢体退缩等防御反应。吞咽反射、角膜反射、瞳孔对光反射、眼球运动等生理反射存在,血压、脉搏、呼吸无明显变化。② 中度昏迷:对一般刺激无反应,强烈疼痛刺激可见较弱的防御反射活动,生理反射减弱,大小便失禁或潴留,生命体征发生变化。③ 深昏迷:意识完全丧失,全身肌肉松弛,对任何刺激均无反应,所有生理反射均消失,眼球固定,瞳孔散大,大小便失禁,生命体征明显变化。(嗜睡与昏睡的区别最重要的是唤醒后回答问题是否准确;意识模糊最重要的特点是定向力障碍;区别昏睡与昏迷主要看能否被唤醒;区别浅昏迷与深昏迷主要看生理反射是否存在。)

3. 护理问题

意识障碍　与脑部病变、受损、功能障碍等有关。

4. 护理措施

(1) 一般护理:长期受压部位可放置气圈、气垫。每2h反射1次,配合局部按摩,防止压疮。慎用热水袋,防止烫伤。躁动者加设保护性床栏,防止坠床。给予富有营养、易消化饮食,补充足够水分。

(2) 皮肤黏膜护理:每日口腔护理2～3次。保持外阴部、尿道口周围清洁干燥。尿失禁或尿潴留者应留置导尿管,保持导尿管通畅,记录尿量,意识清醒后及时撤除导尿管。

(3) 保持呼吸道通畅:取平卧头侧位或侧卧位,昏迷时头偏向一侧,开放气道,取下活动义齿,及时清除口鼻腔内分泌物,痰多者应予吸痰。准备好气管切开包和呼吸机等。

(4) 病情观察:观察生命体征、瞳孔、生理反射、病理反射及意识障碍程度等,记录24 h出入液量,预防消化道出血和脑疝发生。

三、感觉障碍

感觉障碍是指机体对各种形式的刺激(疼痛、温度、触、位置、震动等)的无感知、感知减退或异常的一组综合征。

1. 病因

中枢神经系统及周围神经病变。如脑血管病、脑外伤、脑肿瘤、脑实质感染、脊髓病变、炎症性脱髓鞘性多发性神经病等。

2. 临床特点

(1) 感觉障碍类型:① 抑制性症状:感觉传导径路被破坏或功能受抑制时引起感觉减退或缺失。同一部位各种感觉均缺乏称完全性感觉缺失。同一部位温、痛觉缺失,触觉存在称分离性感觉障碍。② 刺激性症状:系感觉传导通路受刺激或兴奋性增高引起。轻微刺激引起强烈感觉称感觉过敏。非疼痛性刺激引发疼痛或冷刺激引起热感觉等称感觉倒错。感觉刺激阈值增高,达到阈值时可产生定位不明确的、强烈的不适感,持续一段时间才消失称感觉过度。无刺激时出现异常自发性感觉,如麻木、肿胀、沉重、蚁行、电击、针刺、灼热等称感觉异常。局部性疼痛、放射性疼痛、扩散性疼痛、牵涉性疼痛称疼痛。

(2) 感觉障碍的定位诊断:① 神经干型感觉障碍:受损的某一神经干分布区内,各种感觉均减弱或消失。② 末梢型感觉障碍:肢体远端对称性感觉障碍,呈手套、袜套状分布。多见于多发性周围神经病等。③ 节段型感觉障碍:后根型:单侧节段性完全性感觉障碍,如髓外肿瘤压迫脊神经根;后角型:单侧节段性分离性感觉障碍,如脊髓空洞症;前联合型:双侧对称性节段性分离性感觉障碍,见于脊髓空洞症等。④ 传导束型感觉障碍:脊髓半切综合征:病变平面以下对侧温、痛觉缺失,同侧深感觉缺失,如髓外肿瘤早期、脊髓外伤。脊髓横惯性损害:病变平面以下所有感觉缺失,如急性脊髓炎、脊髓压迫症后期。⑤ 脑干型(交叉型)感觉障碍:病侧面部、对侧躯体温痛觉缺失。多见于延髓外侧及脑桥病变。⑥ 内囊型(偏身型)感觉障碍:对侧偏身感觉障碍,常伴有对侧偏瘫及偏盲。丘脑及内囊等处病变。

3. 护理问题

感知觉紊乱　与脑、脊髓病变和周围神经受损有关。

4. 护理措施

(1) 一般护理:保持床单位整洁,防止感觉障碍部位受压或机械性刺激;慎用热水袋(如需用,水温不宜超过50 ℃)和冰袋,防止烫伤、冻伤;避免搔抓皮肤,以防皮肤损伤;深感觉障碍者活动时应有扶手或搀扶,防止跌倒。

(2) 病情观察:观察生命体征、意识、感觉障碍的部位、类型、程度及伴随症状等。

(3) 知觉训练:对感觉障碍处进行拍打、按摩、理疗、针灸等刺激。每日用温水(40~50℃)擦洗感觉障碍部位。对无感知病人,可用温水、冷水刺激温度觉,用针尖刺激痛觉,用砂纸、毛线等刺激触觉等。本体感觉障碍可反复挤压关节、牵拉肌肉及韧带,让病人体会患肢所处的位置、方向和运动感觉。

四、运动障碍

运动障碍是指运动系统受损引起的骨骼肌运动异常,包括瘫痪、不随意运动及共济失调等。

1. 病因

(1) 中枢神经系统及周围神经病变。如脑血管病、脑外伤、脑肿瘤、脑实质感染、脊髓病变、炎症性脱髓鞘性多发性神经病、帕金森病等。

(2) 颅外疾病:中毒、低血糖等。

2. 临床特点

(1) 瘫痪:是指骨骼肌的收缩能力减弱或丧失,分为上、下运动神经元瘫痪。上运动神经元包括中央前回运动区锥体细胞及其轴突组成的皮质脊髓束和皮质核束;下运动神经元包括脊髓前角细胞及其发出的脊神经、脑神经运动核及其发出的脑神经。上、下运动神经元瘫痪的区别见表9.1。

表 9.1　上、下运动神经元瘫痪的鉴别

鉴别点	上运动神经元(中枢性)瘫痪	下运动神经元(周围性)瘫痪
瘫痪分布	以整个肢体为主(单瘫、偏瘫)	以肌群为主
肌张力	增高	减低
腱反射	增强	减低或消失
病理反射	有	无
肌萎缩	无或轻度费用性萎缩	明显
肌束颤动	无	有
肌电图	正常	异常

瘫痪类型:① 单瘫:指单一肢体瘫痪,见于大脑皮层主管肢体运动的区域、脊髓前角细胞、周围神经或肌肉病变。② 偏瘫:表现为病灶对侧面部和肢体中枢性瘫痪,见于一侧内囊出血、大脑半球肿瘤、脑梗死等。③ 交叉性瘫痪:表现为病变侧面部周围性瘫痪和对侧肢体中枢性瘫痪,见于一侧脑干肿瘤、炎症和血管性病变。④ 四肢瘫痪:见于高颈段脊髓病变(外伤、肿瘤、炎症等)和周围神经病变。⑤ 截瘫:主要表现为双下肢瘫痪。多见于脊髓胸腰段的炎症、外伤、肿瘤等引起的脊髓横贯性损伤。

肌力测定:可了解瘫痪的程度。肌力是受试者主动运动时肌肉产生的收缩力,肌力采用0~5的六级记录法,见表9.2。

表 9.2 肌力分级

肌力分级	临床表现
0 级	完全瘫痪,肌肉无任何收缩
1 级	可有轻微的肌肉收缩,但不能产生动作
2 级	肢体仅能在支撑物表面水平运动,但不能抬起(不能抵抗自身重力)
3 级	肢体能克服自身重力抬离床面,但不能对抗任何外加阻力
4 级	肢体能对抗一定程度的外加阻力,但较正常弱
5 级	肌力正常

(2) 不随意运动:病人在意识清醒时出现不受主观意识控制的无目的的运动,睡眠时消失。① 震颤:静止性震颤多见于帕金森病,特点为安静时明显,运动时减轻,睡眠时消失,常伴肌张力增高。动作性震颤见于小脑疾病、功能性震颤等,特点为运动时明显,安静时减轻。② 舞蹈样运动:表现为挤眉弄眼、伸舌、噘嘴、耸肩、转颈、上下肢舞动、伸屈手指等,自主运动或情绪激动时加重,安静时减轻,睡眠时消失,见于风湿性舞蹈病等。③ 手足徐动:小脑性共济失调表现为躯干或肢体性共济失调,伴肌张力减低、眼球震颤、言语不清,指鼻试验、跟膝径试验、轮替运动异常等。大脑性共济失调表现与小脑性共济失调相似,伴额叶、顶叶、颞叶损害表现。脊髓性共济失调表现为"醉步",双下肢位置觉、振动觉、压觉等深感觉缺失。

3. 护理问题

(1) 躯体活动障碍　与肢体瘫痪或协调能力异常有关。

(2) 有失用综合征的危险　与肢体瘫痪、长期卧床有关。

(3) 生活自理能力缺陷　与肢体瘫痪有关。

(4) 有皮肤完整性受损的危险　与肢体瘫痪不能活动有关。

4. 护理措施

(1) 一般护理:指导和协助病人完成日常生活活动,定时翻身、拍背,避免患肢受压。每日用温水擦浴 1～2 次,口腔护理 2～3 次。保持粪便通畅。留置导尿管者每 4 h 开放 1 次,每日清洗尿道口 1～3 次,每周更换导尿管 1 次,保持会阴部清洁干燥。

(2) 安全护理:床铺要设置保护性床栏,走廊、卫生间设扶手,地面平整,防湿防滑,练习行走时要有人搀扶。

(3) 康复训练:与病人共同制订合理的康复训练计划,依据合理、适度、循序渐进、主动运动和被动运动相结合的原则,合理选择运动方式和持续时间,及时评价和修改。从被动运动开始,鼓励主动运动,逐渐增加抗阻力活动训练。急性期患侧肢体应保持关节功能位(腕关节背曲 20～25°;肘关节稍屈曲,臂外展,稍高于肩部;下肢用夹板将足底垫起,使踝关节呈直角,膝下略垫高)。协助和督促病人进行早期床上桥式运动、Bobath 握手(十字交叉握手),以健肢带动患肢,先练习翻身、床上坐起、坐位平衡等。可自主运动后,应以主动运动为主,被动运动为辅。恢复期积极进行转移、站立、步行训练及日常生活活动训练等。训练时应有专人陪伴,防止受伤。

(4) 心理护理:给予心理支持,消除焦虑、悲观情绪,增强康复信心。

五、言语障碍

1. 临床特点

言语障碍分为失语症和构音障碍。失语症是脑损害导致的语言交流能力障碍,包括语言表达和理解能力受损或丧失。构音障碍是纯口语语音障碍,病人具有语言交流必备的语言形成及接受能力,听、理解、阅读、书写正常,只是由于发音器官神经肌肉病变导致运动不能或不协调,使语言形成障碍,表现为发音困难、语言不清、音调及语速异常等,见于神经系统病变所致的小脑病变、帕金森病及重症肌无力、肌营养不良等。

失语症分为:① 运动性失语:又称 Broca 失语或表达性失语,特点为口语表达障碍,病人能理解别人语音的意义,但缺乏完整表达语言的能力,只能讲一两个字,常用错词。② 感觉性失语:又称 Wernicke 失语或听觉性失语。特点为口语理解障碍,病人发音流利,但内容不正确,对别人和自己讲话不理解。③ 传导性失语:特点是复述受损,口语清晰,听理解正常,但不能正确复述,可伴书写障碍。④ 命名性失语:特点为命名不能,病人不能说出物名或人名,但能说出其如何使用,能辨别名称是否正确。⑤ 完全性失语:混合性失语,特点为所有语言功能均严重障碍。⑥ 失读:不能辨识书面文字,不能理解文字意义。⑦ 失写:手部运动功能正常,但丧失书写能力或书写内容存在词汇、语义等错误,抄写能力保留。

2. 护理问题

语言沟通障碍　与大脑语言中枢病变或发音器官的神经肌肉受损有关。

3. 护理措施

(1) 语言康复训练:会同病人及家属共同制订语言康复训练计划。鼓励病人大声说话,可辅助肢体语言或实物一起交谈,由简到繁、由易到难、由短到长进行锻炼,及时给予表扬和鼓励。

(2) 心理护理:给予病人心理支持,尊重病人,避免挫伤病人自尊心的言行,鼓励病人克服害羞心理,大声说话,增强康复信心。

第二节　周围神经病病人的护理

一、三叉神经痛

三叉神经痛是一侧面部三叉神经分布区内反复发作的阵发性剧烈疼痛,不伴三叉神经功能受损表现,又称为原发性三叉神经痛,是目前临床上程度最严重的一种疼痛。多见于中老年人,女性多见。

(一) 病因和发病机制

病因不明,可能是三叉神经脱髓鞘产生异位冲动或伪突触传递所致。

（二）临床表现

常突然发作,突然终止,持续数秒至2 min左右。疼痛常局限于某一分支,以第2、3支最多见,可同时累及两支,多为一侧发作。表现为历时短暂、电击样或刀割样或撕裂样剧烈疼痛。疼痛以面颊部、上下颌及舌部最明显。口角、鼻翼、面颊和舌等处为敏感区,轻触即可触发,称"扳机点"。严重者洗脸、刷牙、咀嚼,甚至说话都可诱发。严重者可伴面部肌肉反射性抽搐,口角牵向患侧,称为"痛性抽搐"。

（三）治疗要点

迅速有效的止痛是治疗关键。
(1) 药物治疗:首选卡马西平。还可选用苯妥因纳、氯硝西泮、大剂量维生素B_{12}等。
(2) 三叉神经周围支封闭治疗:服药无效者可行纯乙醇封闭治疗。
(3) 经皮半月神经节射频电凝疗法。
(4) 三叉神经感觉根部分切断术:止痛效果为目前最好,用于以上治疗无效时。

（四）护理问题

疼痛:面颊、上下颌及舌部疼痛 与三叉神经受损害有关。

（五）护理措施

1. 一般护理

避免各种刺激,保持环境安静、光线柔和。给予清淡、无刺激饮食。

2. 疼痛护理

指导病人采取指导式想象、听轻音乐、读书等分散注意力的方法,保持愉悦心情,洗脸、刷牙、刮胡子、咀嚼等动作应轻柔,遵医嘱进行药物等镇痛治疗。

3. 用药护理

遵医嘱正确用药,观察疗效和不良反应。卡马西平可引起眩晕、嗜睡、恶心、步态不稳、皮疹和白细胞减少等。

4. 心理护理

给予病人心理支持,消除紧张、焦虑、恐惧等不良情绪,增强治疗信心。

（六）健康教育

向病人及家属介绍疾病知识。指导病人避免各种触发因素,洗脸、刷牙、刮胡子、咀嚼等动作应轻柔,避免各种刺激,保持心情愉悦,饮食应清淡、无刺激性。指导病人掌握非药物止痛方法。指导病人遵医嘱用药,观察药物不良反应。

二、急性炎症性脱髓鞘性多发性神经病

急性炎症性脱髓鞘性多发性神经病又称吉兰-巴雷综合征,是以周围神经和神经根的脱髓鞘病变及小血管周围炎性细胞浸润为病理特点的自身免疫性周围神经病。儿童和青壮年多见,夏、秋季发病率高。

(一) 病因和发病机制

一般认为本病属免疫介导的神经系统迟发性过敏性自身免疫性疾病,导致周围神经脱髓鞘。多数病人在发病前1~4周有肠道、呼吸道感染史,以空肠弯曲菌感染最常见。少数有疫苗接种史或手术史。

(二) 临床表现

1. 运动障碍

运动障碍发病前1~4周,患者多有上呼吸道、消化道感染症状或疫苗接种史。急性或亚急性起病,首发症状为四肢对称性无力、瘫痪,通常从双下肢开始,逐渐波及上肢,多于数日至2周达到高峰。四肢肌张力低下,腱反射减弱或消失,病理反射呈阴性。严重者可引起呼吸肌麻痹,导致呼吸衰竭而死亡。半数病人可有脑神经损害,以舌咽神经、迷走神经和面神经受累常见。(呼吸肌麻痹是本病引起病人死亡的最主要原因。)

2. 感觉障碍

感觉障碍较运动障碍轻,表现为肢体远端对称性感觉异常,呈手套、袜套状分布(末梢型感觉障碍)。

3. 自主神经功能障碍

自主神经功能障碍主要临床表现有多汗、皮肤潮红、竖毛肌收缩、心动过速、直立性低血压等。

(三) 辅助检查

1. 脑脊液

出现蛋白-细胞分离现象(蛋白水平升高而细胞数正常)是本病的重要特征,通常在第1周末蛋白水平升高,第3周达高峰后逐渐下降。

2. 肌电图检查

可出现神经传导速度减慢、失神经电位,其改变与病情严重程度及病程有关。

(四) 治疗要点

(1) 辅助呼吸:是抢救重症病人的关键。当病人出现缺氧症状,动脉血氧分压低于70 mmHg,应及早进行气管内插管或气管切开,连接呼吸机进行辅助呼吸。

(2) 血浆置换疗法(PE):发病2周内进行,可清除血中免疫活性细胞、细胞因子及抗体等,减轻神经损害。

(3) 免疫球蛋白静脉滴注(IVIG):应在出现呼吸肌麻痹前尽早进行。

(4) 糖皮质激素:治疗效果并不优于一般治疗,且可产生不良反应,多不主张使用。

(五) 护理问题

(1) 低效性呼吸形态　与呼吸肌麻痹有关。

(2) 躯体移动障碍　与四肢瘫痪、肌无力有关。

(3) 清理呼吸道无效　与无力咳嗽、肺部感染等有关。

(4) 恐惧　与瘫痪、呼吸肌麻痹、气管插管或气管切开等有关。

(5) 潜在并发症：呼吸衰竭、肺部感染等。

(六) 护理措施

1. 一般护理

(1) 急性期应卧床休息,恢复期应尽早进行肢体活动,防止下肢深静脉血栓形成。

(2) 给予富有营养、易消化的食物,吞咽困难者予以鼻饲流质,进食时和进食后 30 min 应抬高床头,防止食物反流导致窒息或坠积性肺炎。

(3) 保持呼吸道通畅：取半卧位或坐位,指导病人有效咳嗽,协助病人翻身、拍背,及时清除口鼻腔内分泌物,必要时机械吸痰。

2. 病情观察

密切观察病人的生命体征,尤其是呼吸的变化,如有缺氧症状如呼吸困难、烦躁、出汗、指甲及口唇发绀,肺活量将至 1 L 以下或动脉血氧分压低于 70 mmHg 时宜尽早使用呼吸机进行辅助呼吸。

3. 药物护理

遵医嘱正确用药,观察药物疗效和不良反应。免疫球蛋白静脉滴注速度过快可引起发热和面红。避免应用安眠、镇静类药物。

4. 躯体活动障碍护理

详见本章第一节常见症状护理。

5. 心理护理

给予病人心理支持,消除焦虑和恐惧心理,增强信心。

(七) 健康教育

向病人及家属介绍疾病知识。指导病人加强营养,合理锻炼,促进康复。

第三节　脑血管疾病病人的护理

脑血管病(CVD)是由于脑血管病变所引起的脑功能障碍的一组疾病的总称。急性脑血管疾病又称脑血管意外或脑卒中(stroke),是急性脑循环障碍导致局限性或弥漫性脑功能缺损的临床事件。可分为缺血性脑血管病和出血性脑血管病,前者包括短暂性脑缺血发作、脑梗死(脑血栓形成和脑栓塞),后者包括脑出血和蛛网膜下腔出血。临床上以脑血栓形成最常见,脑出血最严重。

脑的血液供应来自颈内动脉系统和椎-基底动脉系统,两者之间由脑底动脉环(Willis

环)连通。颈内动脉系统主要分支有眼动脉、后交通动脉、脉络前动脉、大脑前动脉、大脑中动脉，主要供应眼部和大脑半球前 3/5 部分(额叶、颞叶、顶叶和基底节)的血液。两侧椎动脉经枕骨大孔入颅后汇合成为基底动脉，然后在脑干头端腹侧分为大脑后动脉及其他分支，形成椎-基底动脉系统，供应大脑半球后 2/5、丘脑、脑干和小脑的血液。脑组织中几乎没有葡萄糖和氧的储备，当脑的血供中断时，5 min 内脑组织出现不可逆性损伤。

脑血管疾病发生的病因：① 血管壁病变：以脑动脉粥样硬化最常见，其次为动脉炎、先天性脑动脉瘤、脑血管畸形、外伤、手术等。② 血液成分改变：血液黏滞度增高(高血脂症、高血糖症、高蛋白血症、白细胞淤滞症、红细胞增多症)、凝血机制异常等。③ 血流动力学改变：血压变化(高血压、低血压或血压急骤波动)、心功能障碍、心律失常等。④ 其他：各种栓子、脑血管痉挛、颈椎病、外伤等。

脑血管疾病危险因素包括无法干预的因素(年龄、性别、种族、遗传等)和可干预的因素(高血压、心血管病、糖尿病、高脂血症、吸烟、酗酒、肥胖、高盐及高饱和脂肪酸饮食等)，其中高血压、心血管病、糖尿病是最重要的危险因素。

脑血管疾病的预防：① 一级预防：发病前积极治疗相关疾病，去除可控的危险因素。是预防中最关键的环节。② 二级预防：在一级预防的基础上，对 TIA 早期诊断、早期治疗。③ 三级预防：对已出现脑卒中的病人实施早期干预，积极进行治疗、康复训练，防止或减少致残，提高病人的生活质量，预防复发。

一、短暂性脑缺血发作

短暂性脑缺血发作(TIA)是指由于多种病因造成的脑动脉一过性或短暂性供血障碍，导致局灶性神经功能缺损。TIA 是缺血性脑卒中最重要的独立危险因素，近期频繁发作的 TIA 是脑梗死的特级警报。TIA 好发于老年人，男性多见。

(一) 病因及发病机制

1. 病因

基础病因是动脉粥样硬化。

2. 发病机制

(1) 微栓子学说：最重要。

(2) 血流动力学障碍学说。

(3) 脑血管痉挛学说。

(二) 临床表现

病人常突然发病，持续时间短暂，最长不超过 24 h。主要表现为局灶性脑或视网膜功能障碍，刻板出现，反复发作，恢复完全，不遗留后遗症。

1. 颈内动脉系统 TIA

常引起单眼或大脑半球功能缺损表现。眼部表现主要为病变侧单眼一过性黑矇或失明，一过性单眼盲是颈内动脉分支眼动脉缺血的特征性症状。大脑半球功能缺损表现为对侧中枢性面瘫、偏瘫及偏身感觉障碍，优势半球受累可有失语。

2. 椎-基底动脉系统 TIA

前庭系统缺血表现为眩晕、恶心、呕吐。脑干网状结构缺血引起跌倒发作（突然双下肢无力而倒地），但意识清楚。脑干和小脑缺血可引起交叉性瘫痪及感觉障碍、共济失调及平衡障碍、复视、眼球震颤、意识障碍等。交叉性瘫痪及感觉障碍是椎-基底动脉系统 TIA 的典型表现。

（三）辅助检查

(1) 血液检查：可有血糖、血脂、血黏度异常。
(2) 头颅 CT、MRI：明确病变的性质。
(3) 脑血管造影：颈内动脉及颅内大动脉粥样硬化斑块、狭窄改变。
(4) 超声检查：颈动脉、颅内大动脉狭窄。

（四）治疗要点

1. 病因治疗

病因治疗是预防 TIA 复发的关键，如积极治疗心脏病、高血压、糖尿病、血脂异常等，建立健康的生活方式，戒烟限酒，合理运动，控制体重。

2. 药物治疗

(1) 防止血栓形成：选用阿司匹林、噻氯吡啶、氯吡格雷（与阿司匹林合用效果更好）等抗血小板聚集药物及肝素、华法林等抗凝药物。
(2) 防止脑血管痉挛：选用尼莫地平、氟桂利嗪等钙通道阻滞剂。

3. 手术治疗

颈动脉内膜切除术或血管内介入治疗。

（五）护理问题

(1) 知识缺乏：缺乏本病的防治知识　与缺乏宣教有关。
(2) 有受伤的危险　与突发眩晕、平衡失调、一过性黑矇有关。
(3) 潜在并发症：脑卒中。

（六）护理措施

1. 一般护理

(1) 休息与活动：发作时宜低枕卧床休息，转动头部时应缓慢。
(2) 饮食护理：给予低盐、低脂、低胆固醇、丰富蛋白质和维生素的饮食。戒烟限酒。

2. 病情观察

观察生命体征、意识等。短期内频繁发作者应高度重视，及时报告医师进行有效处理，防止发生脑卒中。

3. 用药护理

遵医嘱用药，观察疗效和不良反应。阿司匹林可引起胃肠道反应、消化性溃疡。抗凝药物可引起出血，应密切观察并测定出、凝血时间及凝血酶原时间等。

4. 心理护理

给予病人心理支持,消除紧张、恐惧心理,增强信心。

(七) 健康教育

向病人及家属介绍疾病知识。指导病人积极进行病因治疗,控制可控的危险因素。指导病人合理饮食,合理锻炼。指导病人遵医嘱用药,观察药物不良反应。指导病人及家属观察病情,如短期内频繁发作,应立即就医。

二、脑梗死

脑梗死(CI)又称缺血性脑卒中,是指脑血液供应障碍引起缺血、缺氧,导致局限性脑组织缺血性坏死或脑软化,占全部脑卒中的70%,脑血栓形成(CT)最常见,其次是脑栓塞。

(一) 脑血栓形成

脑血栓形成是脑动脉粥样硬化导致管腔狭窄、血栓形成,引起脑局部血流量减少或中断,脑组织缺血、缺氧、软化、坏死,出现局灶性神经系统表现。

1. 病因

脑动脉粥样硬化是最常见、最基本的病因。高血压、高脂血症、糖尿病可促进和加速脑动脉硬化的进展。动脉炎、先天性血管狭窄、血液高凝状态等亦可引发此病。

2. 临床表现

好发于50岁以上中老年人。常在安静、休息或睡眠时发病,一般无明显诱因,部分病人有TIA病史。多数病人在睡眠中发生,次晨发现不能说话、一侧肢体瘫痪。病情发展相对缓慢,常在1~3天达到高峰。多数病人意识清楚,严重者可出现昏迷。神经系统症状随阻塞血管而异:如颈内动脉或大脑中动脉闭塞可引起"三偏征"(对侧偏瘫、偏身感觉障碍、对侧同向偏盲),椎-基底动脉闭塞可引起交叉性瘫痪及感觉障碍、眼球震颤、复视、眼肌麻痹、构音障碍、吞咽困难、眩晕、呕吐、共济失调等。临床类型有完全性卒中、进展性卒中、可逆性缺血性神经功能缺失。

3. 辅助检查

(1) 头颅CT:最常用检查,常作为首选检查。发病24 h内CT显示正常(但可排除脑出血);24 h后显示低密度坏死病灶。

(2) MRI:诊断脑血管病较CT更佳,能在发病数小时内确定病变性质和病灶。

(3) 彩色多普勒超声检查(TCD):对判断颅内外血管狭窄、闭塞、痉挛等有帮助。

(4) DSA脑血管造影:可显示血管狭窄、闭塞部位。

(5) 其他:血、尿常规,血糖、血脂、心电图等检查,可提示存在的危险因素。

4. 治疗要点

(1) 急性期治疗:① 超早期溶栓治疗:发病3~6 h以内,经CT证实无出血灶,应用溶栓药物治疗,以溶解血栓,尽早恢复梗死区血流灌注,缩小梗死灶。常用药物有尿激酶(目前我国最常用溶栓药)、链激酶、重组织型纤维蛋白溶酶原激活剂(rt-PA)。若超过 6 h 再恢复脑组织局部血液供应,因氧自由基的作用,使脑损伤反而加剧,称再灌注损伤。② 防治脑水肿:降低颅内压首选 20% 甘露醇,还可选用呋塞米、甘油果糖。③ 调控血压:除非血压过高,急性期一般不用降压药,急性期的血压宜维持在比发病前稍高的水平,切忌过度降压使脑灌注压降低,导致脑缺血加剧。④ 抗凝治疗:防止继发血栓形成,适用于进展型脑梗死病人,常用肝素、华法林等。出血性脑梗死、高血压者禁用。⑤ 抗血小板聚集治疗:阿司匹林、抵克力得等,在发病 48 h 内应用可降低死亡率和复发率。⑥ 降纤治疗:巴曲酶、降纤酶、安克洛酶等。⑦ 脑保护治疗:自由基清除剂(过氧化物歧化酶,维生素 E、C 等)、阿片受体阻断剂纳洛酮、钙通道阻滞剂、胞磷胆碱等。发病 2 h 后禁止头部低温治疗。⑧ 高压氧舱治疗、血管内介入治疗及外科手术治疗。

(2) 恢复期治疗:康复治疗及预防性治疗等,促进神经功能恢复。

(二) 脑栓塞

脑栓塞指各种栓子(血流中异常的固体、液体、气体)随血流进入脑动脉,使某些脑动脉急性闭塞,引起相应供血区脑组织缺血、坏死及脑功能障碍。

1. 病因及发病机制

根据脑栓塞栓子来源不同分为:① 心源性栓子:是最常见的病因。其中风心病二尖瓣狭窄并心房颤动最为常见。其他如心肌梗死附壁血栓脱落、感染性心内膜炎赘生物脱落等。② 非心源性:如主动脉弓及其发出的大血管的动脉粥样硬化斑块脱落、癌细胞栓子、长骨骨折的脂肪栓子、败血症的脓栓、减压病时的气体栓子等。③ 来源不明性。

2. 临床表现

起病急骤,多无明显诱因,病情进展迅速,常在数分钟内达到高峰。表现为抽搐、偏瘫、偏身感觉障碍、失语等,意识障碍较轻,严重者昏迷,可并发脑疝。

3. 辅助检查

头颅 CT 及 MRI 显示缺血性梗死或出血性梗死改变。

4. 治疗要点

(1) 脑部病变治疗:基本同脑血栓形成治疗。

(2) 原发病治疗:是预防复发的关键。

(3) 抗凝和抗血小板聚集治疗:出血性梗死者禁用。

(三) 护理问题

(1) 躯体移动障碍　与偏瘫或平衡能力降低有关。

(2) 有废用综合征的危险　与意识障碍、偏瘫所致长期卧床有关。

(3) 生活自理能力缺陷　与肢体瘫痪有关。

(4) 语言沟通障碍　与语言中枢功能受损有关。

(5) 焦虑　与偏瘫、失语等有关。

(6) 知识缺乏:缺乏有关疾病发病危险因素、康复训练、预防复发的知识。

（四）护理措施

1. 一般护理

（1）休息与体位：急性期应绝对卧床休息，取平卧位，昏迷者头偏向一侧。禁用冰袋冷敷头部。

（2）饮食护理：给予低盐、低脂、低胆固醇、低热量、易消化饮食；禁烟、酒；重度吞咽障碍者，给予鼻饲。

（3）生活护理：协助病人完成日常生活，恢复期尽量要求病人独立完成生活自理活动。做好口腔护理，保持皮肤清洁、干燥，防止压疮形成。加防护栏，防止坠床，防止跌倒受伤。

2. 病情观察

密切观察生命体征、意识、瞳孔、偏瘫情况、偏身感觉障碍情况、语言能力等。注意有无颅内压增高表现、出血情况等。观察有无呼吸道及泌尿道感染、压疮等并发症。

3. 用药护理

遵医嘱正确用药，观察疗效及不良反应。应用扩血管药物时，应监测血压变化，根据血压调整滴速。溶栓剂、抗血小板聚集药物、抗凝药物应用时，应严格掌握适应证和禁忌证，准确用药，密切观察有无出血征象，监测出凝血时间、凝血酶原时间等。甘露醇应用时应监测尿常规和肾功能，防止出现水、电解质紊乱及肾功能损害。

4. 康复护理

详见本章常见症状护理。

5. 心理护理

给予病人心理支持，消除紧张、焦虑、悲观等不良心理反应，树立康复信心，积极配合治疗、护理及康复训练。

（五）健康教育

向病人及家属介绍疾病知识。指导病人积极治疗原发疾病，控制可控的危险因素。指导病人合理饮食。与病人及家属共同制订合理的康复训练计划，指导病人合理进行康复训练。指导病人遵医嘱正确用药，观察药物不良反应。给予病人心理支持，消除紧张、焦虑情绪，树立康复信心。

三、脑出血

脑出血指原发性非外伤性脑实质内的出血，占全部脑卒中的10%～30%。病死率高，致残率高。脑出血中大脑半球出血占80%，脑干和小脑出血占20%。

（一）病因及发病机制

1. 病因

高血压合并脑动脉粥样硬化是引起脑出血最常见、最主要的病因。其他如先天性脑血管畸形、颅内动脉瘤、脑动脉炎、夹层动脉瘤、血液病、抗凝及溶栓治疗等亦可引起脑出血。

2. 发病机制

脑动脉管壁的外膜和中层比较薄弱,长期高血压导致动脉血管壁结构变化,管壁弹性减弱及微小动脉瘤形成。当情绪激动、活动时,血压急剧升高,病变血管破裂出血,颅内压明显增高,可形成脑疝。脑疝是脑出血最常见的直接死亡原因。大脑中动脉分支豆纹动脉最易出血,70%的脑出血发生在基底节区(内囊出血)。

(二) 临床表现

脑出血以 50 岁以上高血压病人最常见,冬、春季易发。常在情绪激动、活动、用力时骤然发病。发病时血压常明显升高,病情发展快,数分钟至数小时内达到高峰。出现剧烈头痛、呕吐、意识障碍、偏瘫、失语、大小便失禁,呼吸深沉有鼾声或不规则,脉搏缓慢有力,颜面潮红、全身大汗等。常见类型及特点如下:

1. 基底节区出血

以壳核出血最常见,血肿波及内囊外侧,引起"三偏征"(对侧偏瘫、偏身感觉障碍、同向偏盲),优势半球受累可有失语,病人双眼向病灶侧凝视。大量出血(>30 mL)可引起脑疝。丘脑出血可有双眼凝视鼻尖等眼征。

2. 脑叶出血

顶叶出血最常见。头痛、呕吐、癫痫发作等,意识障碍轻。

3. 脑桥出血

脑桥少量出血表现为眩晕、复视、呕吐,交叉性瘫痪(病变侧面部周围性瘫痪,对侧肢体中枢性瘫痪),"凝视瘫肢",无意识障碍,恢复较好。大量出血(血肿>5 mL)时,常破入第四脑室或向背侧扩展至中脑,病人于数秒至数分钟内昏迷、四肢瘫痪、双侧瞳孔呈针尖样、固定于正中位(脑桥出血的特殊性表现),去大脑强直,呕吐咖啡样液体,中枢性高热和呼吸衰竭,多数在 48 h 内死亡。

4. 小脑出血

小脑出血起病突然,枕部剧痛、眩晕、呕吐、平衡障碍、眼球震颤、共济失调。大量出血可有昏迷和脑干受压征象。

5. 原发性脑室出血

原发性脑室出血少见,可有头痛、呕吐、脑膜刺激征等,一般无意识障碍及局灶性神经体征。

(三) 辅助检查

(1) 头颅 CT:首选检查。发病后即刻显现高密度出血征象。
(2) MRI:敏感性更高。
(3) DSA 脑血管造影:可检出脑动脉瘤、脑动脉畸形及脑血管炎等病。
(4) 脑脊液检查:脑脊液呈洗肉水样均匀血性,压力升高。颅内压过高时禁止腰穿。

(四) 治疗要点

治疗原则是控制脑水肿,降低颅内压,调整血压,防止继续出血或再出血,促进神经功能恢复,防治并发症。

1. 一般治疗

绝对卧床休息,避免搬动,保持关节功能体位,保持呼吸道通畅。早期应用头部降温治疗。

2. 降低颅内压,减轻脑水肿

最关键的措施。首选20%甘露醇快速静脉滴注,可同时应用呋塞米、甘油果糖。

3. 调节血压

急性期降颅压后若收缩压≥200 mmHg,舒张压降压≥110 mmHg时,应降压治疗,使血压控制在略高于发病前水平或舒张压控制在100 mmHg水平。当收缩压＜180 mmHg,舒张压＜105 mmHg时,可以只加强观察,不必急于降血压。血压过低者应采取升压治疗,以维持脑灌注。恢复期应将血压控制在正常范围。

4. 外科治疗

当大脑半球出血量＞30 mL、小脑出血量＞10 mL时,应行手术清除血肿。手术宜在发病后6~24 h内进行。

5. 康复治疗

生命体征平稳后,应尽早进行肢体、语言功能的康复训练。

(五) 护理问题

(1) 意识障碍:昏迷　与脑出血、脑水肿有关。
(2) 躯体移动障碍　与意识障碍、偏瘫有关。
(3) 有失用综合征的危险　与意识障碍、偏瘫所致长期卧床有关。
(4) 语言沟通障碍　与失语有关。
(5) 潜在并发症:脑疝、消化道出血、压疮、感染等。

(六) 护理措施

1. 一般护理

(1) 休息与体位:急性期应绝对卧床休息(2~4周),发病24~48 h内避免搬动。病人取平卧位,头偏向一侧,或侧卧位,头部抬高15°~30°,以减轻脑水肿;头部置冰袋,以减少脑耗氧量。严格限制探视;避免各种刺激,保持情绪平稳,避免咳嗽和用力排便。

(2) 饮食护理:禁食24~48 h。发病第3日后仍不能进食者,应予鼻饲流质饮食。

(3) 大小便护理:保持粪便通畅,便秘者可应用缓泻剂,禁止高压灌肠。尿失禁或尿潴留者应留置导尿。

(4) 加强口腔护理、皮肤黏膜护理,每2 h协助病人变换体位1次,但应减少头部摆动幅度。

2. 病情观察

密切观察生命体征、意识、瞳孔等变化,观察瘫痪、感觉障碍、语言障碍、颅内压增高情况,如出现剧烈头痛、呕吐、血压进行性增高、呼吸不规则、意识障碍加重、两侧瞳孔不等大(一侧瞳孔散大)时,提示脑疝形成。

3. 用药护理

遵医嘱正确用药,观察疗效和不良反应。甘露醇应用应快速静滴,在15～30 min内将250 mL输注完毕,避免药物外渗,甘露醇还可引起肾衰竭。呋塞米可引起水、电解质紊乱。降压药物应用护理见本书高血压病病人护理章节。

4. 康复训练

病情稳定后,应尽早进行肢体、语言、心理康复训练。详见本章常见症状护理。

5. 心理护理

给予病人心理支持,消除紧张、焦虑、悲观等不良情绪,积极进行康复训练,增强康复信心。

(七) 健康教育

向病人及家属介绍疾病知识。指导病人避免各种诱发因素,积极治疗原发病,控制可控的危险因素。指导病人合理饮食(低盐、低脂、低胆固醇),戒烟酒。指导病人尽早进行合理的康复训练。积极给予病人心理指导,增强康复信心。指导病人正确用药,观察不良反应。指导病人及家属监测病情变化,一旦有异常及时就医。

四、蛛网膜下腔出血

蛛网膜下腔出血(SAH)通常为脑底部动脉瘤或脑动静脉畸形破裂,血液流入蛛网膜下腔所致。

(一) 病因及发病机制

引起SAH的最主要原因是先天性脑动脉瘤,其次为脑动静脉畸形。多见于青年人。由于情绪激动、活动、酗酒等致血压突然升高,引起血管瘤破裂,血液流入蛛网膜下腔而致。

(二) 临床表现

常在情绪激动、用力时突然出现剧烈头痛、呕吐、全身冷汗症状,在数十分钟至数小时内发展至最严重的程度,2日后缓慢减轻。若头痛再发常提示再次出血。脑膜刺激征(颈项强直、Kernig征、Brudzinski征)呈阳性,以颈强直最明显,少数可有短暂或持久的局限性神经征,如偏瘫、偏盲等。

常见并发症:① 再出血:是最严重的致命并发症,以第2周发生率最高,突然再次出现头痛、呕吐、意识障碍加深等症状。② 脑血管痉挛:多发生于出血后10～14天,常有意识障碍、偏瘫等。③ 脑积水:轻者嗜睡,重者出现脑疝。

(三) 辅助检查

(1) 头颅CT:高密度出血征象,是确诊SAH的首选方法。

(2) 头颅MRI:发病后1～2周检查有重要意义。

(3) 脑脊液检查:呈均匀血性脑脊液,是最具有诊断价值和特征性的检查。颅内压明显增高者禁止腰穿,可能诱发脑疝。

（4）DSA 脑血管造影：可清晰显示动脉瘤，是诊断 SAH 病因尤其是颅内动脉瘤最有意义的检查。宜在发病 3 天内或 3 周后检查。

（四）治疗要点

（1）控制脑水肿，降低颅内压：首选甘露醇快速静脉滴注。

（2）防治再出血：绝对卧床休息 4～6 周，避免情绪激动和用力（咳嗽、用力排便等），使血压维持在起病前或正常水平，应用尼莫地平等钙通道阻滞剂防治脑动脉痉挛，应用 6-氨基己酸等抗纤溶药物等，烦躁者应用地西泮等药物。

（3）外科手术或血管内介入治疗：外科手术或血管内介入治疗是消除动脉瘤、防治再出血最有效的方法，一般在发病后 24～72 h 内进行。

（五）护理问题

（1）疼痛　与脑水肿、颅内高压、血液刺激脑膜或继发性脑血管痉挛有关。
（2）潜在并发症：再出血，脑疝。
（3）生活自理能力缺陷　与绝对卧床有关。
（4）恐惧　与担心再出血、害怕特殊检查、害怕手术、担心预后有关。

（六）护理措施

1. 一般护理

（1）休息与活动：绝对卧床休息 4～6 周，抬高床头 15°～30°，避免搬动和过早离床活动，必须搬动时应使病人身体长轴在一条直线上。限制探视，避免不良刺激。躁动不安者可遵医嘱应用地西泮等。

（2）饮食护理：给予低盐、低脂、易消化饮食，戒烟、酒，保持粪便通畅，避免用力排便。

2. 病情观察

观察病人意识、瞳孔、生命体征、脑膜刺激征及头痛部位、性质、持续时间、伴随症状等，发病第 2 周是 SAH 病人再出血及脑血管痉挛最好发的时间，应注意观察，如再次出现头痛、呕吐、意识障碍、脑膜刺激征等，提示发生再出血或脑血管痉挛。

3. 用药护理

遵医嘱正确用药，观察疗效和不良反应。详见相关章节。

4. 心理护理

给予病人心理支持，消除紧张、焦虑情绪，增强治疗信心。

（七）健康教育

向病人及家属介绍疾病知识。指导病人避免情绪激动及用力等各种诱发因素，积极治疗脑动脉瘤等原发疾病，防治再出血。指导病人合理饮食及合理活动。指导病人正确用药，观察不良反应。给予病人心理支持，增强治疗信心。指导病人观察病情，一旦发生再出血表现，应立即就医。

第四节　帕金森病病人的护理

帕金森病又称震颤麻痹，是一种多发于中老年人的神经变性疾病，主要的临床特征为静止性震颤、运动迟缓、肌强直和姿势步态障碍。

一、病因和发病机制

本病的病因至今未明，可能与年龄老化、环境因素和遗传因素有关。

二、病理

本病主要病理改变是黑质多巴胺（DA）能神经元变性丢失，黑质-纹状体 DA 通路变性，纹状体 DA 含量明显降低，造成乙酰胆碱系统功能相对亢进，是导致肌张力增高、动作减少等运动症状的主要基础。中脑-边缘系统和中脑-皮质系统 DA 含量亦显著减少，可能是智能减退、行为情感异常、言语错乱等的生化基础。

三、临床表现

多数起病隐匿，进展缓慢。初发症状以震颤最多，其次为步行障碍、肌强直和运动迟缓。

1. 静止性震颤

常为首发症状。多由一侧上肢远端开始，手指呈节律性伸展和拇指对掌运动，呈"搓丸样"动作。静止时震颤明显，紧张时加重，随意运动时减轻，入睡后消失，故称为"静止性震颤"。逐渐波及同侧下肢、对侧上肢及下肢，呈倒"N"字形进展。

2. 肌强直

屈肌与伸肌张力同时增高，关节被动运动时始终保持阻力增高，称"铅管样强直"。如肌强直与震颤叠加，在均匀阻力中出现断续停顿，称为"齿轮样强直"。

3. 运动迟缓

随意动作减少，运动缓慢。面部表情呆板，双眼凝视，瞬目少，笑容出现和消失减慢，如同"面具脸"。精细动作困难。写字时字越写越小，呈"写字过小征"。

4. 姿势步态异常

病人站立时呈特殊屈曲体态，头前倾、躯干俯屈、肘关节屈曲、腕关节伸直、前臂内收，髋和膝关节略屈曲。行走时步幅缩短，呈小碎步、前冲、越走越快，不能立刻停步，称"慌张步态"。

四、辅助检查

血常规、脑脊液检查、头颅 CT、MRI 检查多无特征性改变。正电子发射计算机断层显像(PETCT)检查可显示多巴胺递质合成减少及多巴胺转运体数量减少,有助于诊断。

五、治疗要点

1. 药物治疗

(1) 抗胆碱能药物:安坦,拮抗胆碱能神经兴奋症状,适用于震颤明显且年轻的病人。老年人、青光眼及前列腺肥大者禁用。

(2) 金刚烷胺:可促进神经末梢释放多巴胺(DA),并阻止其再吸收。可单独或与抗胆碱能药合用。

(3) 左旋多巴:治疗帕金森病最有效、最基本的药物。常用的有美多巴和帕金宁。

(4) DA 受体激动剂:可直接刺激多巴胺受体,常用普拉克索,从小剂量开始逐渐加大剂量直至控制症状。

(5) 单胺氧化酶 B(MAO-B)抑制剂:阻断多巴胺降解。常用司来吉兰。

2. 手术治疗

苍白球或丘脑底核毁损或切除术。

六、护理问题

(1) 躯体移动障碍　与黑质病变、锥体外系功能障碍有关。

(2) 自尊紊乱　与震颤、流涎、面肌强直等身体形象改变有关。

(3) 营养失调:低于机体需要量　与吞咽困难有关。

(4) 生活自理缺陷　与震颤、肌强直等有关。

七、护理措施

1. 一般护理

(1) 生活护理:鼓励病人独立完成日常生活活动,完成困难者可给予必要的帮助。

(2) 饮食护理:给予充足热量、富含维生素、低盐、低脂、低胆固醇、适量优质蛋白质的易消化饮食,每日饮水 2 000 mL 以上。因高蛋白饮食可降低左旋多巴的疗效,因而不宜给予过高蛋白质食物。

(3) 加强安全防护。

2. 病情观察

观察病人的临床表现,如震颤、肌张力、活动等情况,观察病人有无受伤、压疮及其他感染等并发症。

3. 用药护理

遵医嘱正确用药,观察药物疗效和不良反应。

(1) 抗胆碱能药可引起口干、唾液及汗腺分泌减少,排尿困难,瞳孔调节功能不良,避免突然停药,应缓慢减量。青光眼及前列腺肥大者禁用。

(2) 金刚烷胺可引起意识模糊，下肢网状青斑、水肿、心律失常等，有肾功能不全、癫痫病者禁用。

(3) 左旋多巴可引起恶心、呕吐、低血压、意识模糊、失眠、多梦、幻觉、妄想等，最常见者为运动障碍和症状波动等长期治疗综合征，表现为舞蹈样动作或不随意运动。活动性溃疡慎用，精神病禁用。

(4) 单胺氧化酶抑制剂可引起失眠，故应上午服用，其他可引起恶心、呕吐、眩晕、不自主运动等。

4. 康复训练

加强肢体运动锻炼，尽量参与各种形式的活动。加强面肌训练，如鼓腮、噘嘴、示齿、伸舌和吹吸等，以改善面部表情和吞咽困难，协调发音，保持呼吸通畅。

5. 心理护理

给予病人心理支持，消除焦虑、抑郁、自卑等不良情绪，增强治疗信心。

八、健康教育

向病人及家属介绍疾病知识。指导病人合理饮食。与病人及家属共同制订康复训练计划，指导病人康复训练，加强安全防护。给予病人心理支持，增强治疗信心。

第五节　癫痫病人的护理

癫痫是一组大脑神经元异常放电所致的短暂性脑功能障碍的临床综合征，临床特点为短暂性、发作性、重复性、刻板性。癫痫每次发作和每种发作的短暂过程称为痫性发作，是癫痫的特征性临床表现。

一、病因及发病机制

1. 病因

(1) 原发性癫痫(特发性癫痫)：与遗传因素密切相关，多在儿童及青少年起病，抗癫痫药治疗效果好。

(2) 继发性癫痫(症状性癫痫)：指任何局灶性或弥漫性脑部疾病及全身性疾病所引起的癫痫，抗癫痫药治疗效果差。

(3) 隐源性癫痫：临床表现提示为症状性癫痫，但未找到明确病因。

2. 发病机制

与发作时大脑神经元异常、过度同步放电有关。如异常放电局限于某一区域，引起部分性发作；如异常放电波及双侧脑部，引起全面性癫痫发作；如异常放电在边缘系统扩散，引起复杂部分性发作；如异常放电传至丘脑神经元被抑制，引起失神发作。

3. 影响癫痫发作的因素

(1) 遗传因素。

(2) 年龄：多数癫痫首次发作年龄在 20 岁之前。

(3) 睡眠：全面强直-阵挛常在晨醒时发作，婴儿痉挛症多在醒后和睡前发作。

(4) 环境因素：内分泌改变、电解质失调及代谢改变等可诱发癫痫发作。如月经、妊娠、分娩、疲劳、缺睡、饥饿、便秘、饮酒、情绪激动等。部分病人在特定条件下发作，如闪光、下棋、阅读、刷牙、听音乐等。

二、临床表现

1. 部分性（局灶性）发作

部分性（局灶性）发作是癫痫发作最常见的类型。

(1) 单纯部分性发作：系大脑半球局部神经元异常放电引起，发作时病人意识清楚，持续时间<1 min。分为：① 部分运动性发作：表现为局部肌肉抽动。如放电沿大脑皮层运动区分布逐渐扩展，为 Jackson 发作，表现为抽搐沿着拇指、腕部、前臂、肘部、肩部顺序依次扩展。② 部分感觉性发作：表现为局部麻木或针刺感等，亦可有特殊感觉性发作。③ 自主神经性发作：多汗、苍白、潮红、呕吐等。④ 精神性发作：记忆扭曲、情感异常、幻觉等。

(2) 复杂部分性发作：多见于颞叶病变，表现为意识障碍、精神症状及自动症等，又称为精神运动性发作。清醒后对发作情况无记忆。

(3) 部分发作继发泛化：部分性发作可由单纯性发展为复杂性。部分性发作可泛化为全面性强直-阵挛发作。

2. 全面性发作

双侧大脑半球受累，常伴意识障碍。

(1) 全面性强直-阵挛发作（GTCS）：又称大发作。特点为突发意识丧失、全身强直-阵挛发作。① 强直期：突然意识丧失，尖叫，跌倒，全身骨骼肌强直性收缩，面色苍白，眼球上翻，瞳孔散大，对光反射消失，持续约 20 s。② 阵挛期：全身肌肉转为收缩与松弛快速交替出现，阵挛频率逐渐减慢，最后一次强烈阵挛后抽搐突然终止，持续约 1 min。易导致舌咬伤、肢体外伤等损伤。③ 痉挛后期：本期全身肌肉松弛，大小便失禁，意识逐渐清醒。病人自发作开始至清醒一般持续 5~10 min，清醒后对发作过程无记忆。

(2) 失神发作：又称小发作。儿童多见，表现为短暂意识丧失（5~10 s），动作中断，双眼凝视，一般不会跌倒，意识清醒后可继续原动作。对发作过程无记忆。

(3) 强直性发作：弥漫性脑损害，儿童多见，多于睡眠中发作，呈角弓反张状，伴短暂意识丧失。

(4) 阵挛性发作：几乎都发生于婴幼儿，全身重复阵挛性抽动伴意识丧失。

(5) 肌阵挛发作：突发短促的震颤样肌收缩。

(6) 失张力性发作：肌力突然降低致垂颈、张口、肢体下垂或跌倒。

3. 癫痫持续状态

一次癫痫发作持续 30 min 以上，或连续多次发作，而发作间歇期病人意识处于未完全恢复的状态。诱因为感染、精神刺激、饮酒、过度疲劳、不恰当停药等。

三、辅助检查

(1) 脑电图：诊断癫痫最重要的检查，有痫样放电，如棘波、尖波、棘-慢波等。但脑电图检查正常者不能排除癫痫的可能。

(2) 头颅 CT、MRI、DSA 脑血管造影检查：可发现脑器质性病变。

四、治疗要点

1. 病因治疗

对于症状性癫痫病人，最重要的治疗措施为病因治疗。

2. 发作时治疗

立即就地平卧，松解衣领扣、腰带，保持呼吸道通畅，吸氧，用纱布包裹压舌板放置于两侧臼齿之间，防止舌咬伤，应用地西泮等终止发作。

3. 抗癫痫药物治疗

抗癫痫药物治疗为原发性癫痫病人最主要的治疗措施。

(1) 药物治疗原则：① 确定是否用药：首次发作查清病因前，暂不用药。对于半年内发作 2 次以上者，需应用抗癫痫药物治疗。② 药物选择必须依发作类型而异。③ 单一用药，小剂量开始，逐渐加大剂量，直至能完全控制发作的最低有效量。如单一用药至最大允许剂量仍不能有效控制发作，可考虑加用第二种药物。④ 不能随意更换药物或停药，部分病人需终身服药。一般在控制 4~5 年后可逐渐减量，如再次发作，应恢复至减量前一级水平。

(2) 常用抗癫痫药物：全面强直-阵挛发作、失神发作、阵挛性发作、肌阵挛发作常首选丙戊酸钠，部分性发作、强直性发作常首选卡马西平，难治性癫痫可选用拉莫三嗪等。

4. 癫痫持续状态治疗

关键是迅速控制发作。

(1) 控制发作：首选地西泮 10~20 mg 静脉注射，如效果不佳可予 15~30 min 后重复注射。其他可选用 10% 水合氯醛保留灌肠或苯妥英钠、异戊巴比妥钠静脉注射。

(2) 防治并发症：癫痫持续状态的最主要并发症为脑水肿和窒息。脑水肿者应首选 20% 甘露醇快速静滴。取平卧位，头偏向一侧，及时清除口鼻腔内分泌物，保持呼吸道通畅，吸氧，防止窒息。

五、护理问题

(1) 有窒息的危险　与癫痫发作时意识丧失、喉头痉挛、口腔和气管分泌物增多有关。

(2) 有受伤的危险　与癫痫发作时突然意识丧失或精神失常、判断障碍有关。

(3) 知识缺乏：缺乏长期正确服药的知识　与缺乏院前指导或缺少信息来源有关。

六、护理措施

1. 一般护理

(1) 休息与活动:环境安静,保证充足睡眠,避免劳累、精神刺激、强光刺激等。
(2) 饮食护理:给予营养丰富、清淡、易消化饮食,戒烟、酒。发作时不可喂食、喂水。

2. 发作时护理

(1) 保持呼吸道通畅,防止窒息:置病人于仰卧位,头偏向一侧,或取头低侧卧位,松解衣领扣、腰带,取下活动义齿,及时清除口鼻腔内分泌物。
(2) 防止受伤:有前倾症状出现时,应立即就地平卧,防止跌倒受伤;将用纱布包裹的压舌板置于病人两侧臼齿之间,防止舌咬伤;禁忌用力按压病人肢体,以防骨折和脱臼;必要时使用约束带约束病人,防止坠床。

3. 用药护理

遵医嘱正确用药,观察药物疗效和不良反应。苯妥英钠可引起胃肠道反应、齿龈增生、肝损害、骨髓抑制等。卡马西平可引起肝损害、骨髓抑制、眩晕、共济失调、胃肠道反应等。丙戊酸钠可引起肝损害、骨髓抑制、嗜睡等。苯巴比妥可引起嗜睡、复视等。地西泮可引起呼吸抑制、血压下降等。

4. 癫痫持续状态护理

(1) 立即置病人于头低侧卧位,松解衣领扣、腰带,取下活动义齿,及时清除口鼻腔内分泌物,吸氧,迅速建立静脉通道。
(2) 遵医嘱应用地西泮等药物静脉注射,注射速度应缓慢,并密切观察呼吸、心率、血压变化。如发生脑水肿,遵医嘱快速静滴20%甘露醇。
(3) 密切观察病情变化,监测生命体征、意识、瞳孔变化,及时发现脑水肿、窒息等并发症。
(4) 保持呼吸道通畅,专人护理,防止受伤。

5. 心理护理

给予病人心理支持,消除紧张、自卑、焦虑等不良心理,增强信心。

七、健康教育

向病人及家属介绍疾病知识。指导病人充分休息,劳逸结合,避免情绪激动、疲劳、饥饿、饮酒、强光刺激等诱因。指导病人遵医嘱正确用药,不得随意自行减量或停药,不得自行更换药物,坚持长期治疗,定期检查血常规、肝功能。指导病人及家属掌握在癫痫发作时防止摔伤和舌咬伤的方法,发作时切忌按压病人肢体。指导病人外出时携带相关信息卡。

习 题

一、A_1 型题

1. 三叉神经痛的主要病理表现是（　　）。
   A. 脱髓鞘改变　　　　　　B. 退行性变　　　　　　C. 轴突消失
   D. 轴突节段性断裂　　　　E. 神经细胞坏死

2. 关于三叉神经痛病人的用药护理，下列哪项是错误的？（　　）
   A. 药物治疗首选卡马西平
   B. 服用卡马西平首剂增加
   C. 服用卡马西平后不能进行危险工作
   D. 服用卡马西平待疼痛控制后逐渐减量
   E. 用药过程中观察白细胞是否减少

3. 吉兰-巴雷综合征最常受累的脑神经为（　　）。
   A. 三叉神经　　　　　　　B. 动眼神经　　　　　　C. 舌咽神经
   D. 面神经　　　　　　　　E. 舌下神经

4. 吉兰-巴雷综合征时不出现（　　）。
   A. 双侧周围性面瘫　　　　B. 对称性四肢迟缓性瘫痪
   C. 腱反射减弱或消失　　　D. 肌肉萎缩
   E. 传导束型感觉障碍

5. 吉兰-巴雷综合征的主要危险是（　　）。
   A. 肺部感染　　　　　　　B. 呼吸肌麻痹　　　　　C. 心动过速
   D. 延髓麻痹　　　　　　　E. 深静脉血栓形成

6. 吉兰-巴雷综合征的典型临床表现之一为四肢远端（　　）。
   A. 感觉障碍比运动障碍明显　B. 感觉和运动障碍均十分严重
   C. 仅有感觉障碍　　　　　D. 疼痛明显
   E. 感觉障碍比运动障碍轻

7. 急性炎症性脱髓鞘性多发性神经病蛋白质增高常在起病多久后最明显？（　　）
   A. 1 周　　　　　　　　　B. 2 周　　　　　　　　C. 3 周
   D. 4 周　　　　　　　　　E. 1 h

8. 下列哪项是急性炎症性脱髓鞘性多发性神经病脑脊液的特征性表现？（　　）
   A. 细胞数正常　　　　　　B. 浑浊　　　　　　　　C. 蛋白细胞分离
   D. 米汤样改变　　　　　　E. 呈血性改变

9. 下列关于脑血管疾病患者的护理措施，不正确的是（　　）。
   A. 脑出血发病 24～48 h 内避免搬动
   B. 脑出血患者应取侧卧位，头部稍抬高
   C. 脑血栓患者应取平卧位
   D. 脑血栓患者头部使用冰袋冷敷
   E. 急性脑出血发病 24 h 内应禁食

10. 关于脑血管疾病的临床表现,正确的是(　　)。
    A. 脑出血多在睡眠或安静休息时发病
    B. 脑血栓形成多在情绪激动或用力排便时发病
    C. 脑血栓形成患者脑膜刺激征一定呈阳性
    D. 脑出血患者一般无意识障碍
    E. 蛛网膜下腔出血患者脑膜刺激征呈阳性,一般无肢体瘫痪
11. 脑卒中最常见的原因是(　　)。
    A. 脑出血　　　　　　　B. 蛛网膜下腔出血　　　　C. 脑动脉畸形
    D. 脑血栓形成　　　　　E. 脑栓塞
12. 属于出血性脑血管病的是(　　)。
    A. 先天性脑动脉瘤破裂　B. 脑血栓形成　　　　　　C. 高血压脑病
    D. 脑血管畸形　　　　　E. 脑动脉瘤
13. 属于缺血性脑血管病的是(　　)。
    A. 先天脑动脉瘤破裂　　B. 脑血栓形成　　　　　　C. 高血压脑病
    D. 脑血管畸形　　　　　E. 脑动脉瘤
14. 脑出血患者的诱发因素不包括(　　)。
    A. 情绪激动　　　　　　B. 重体力劳动　　　　　　C. 酗酒
    D. 血液黏稠度高　　　　E. 用力排便
15. 脑出血最常见的部位是(　　)。
    A. 内囊　　　　　　　　B. 杏仁核　　　　　　　　C. 小脑
    D. 基底动脉　　　　　　E. 脑桥
16. 蛛网膜下腔出血最常见的病因是(　　)。
    A. 脑底动脉瘤　　　　　B. 脑血管畸形　　　　　　C. 脑动脉硬化
    D. 脊髓或椎管内动脉瘤　E. 先天性颅内静脉瘤
17. 观察脑出血患者时,发现哪种情况常提示出血已止?(　　)
    A. 瞳孔先缩小后散大　　B. 意识障碍变浅　　　　　C. 血压继续升高
    D. 呼吸不规则　　　　　E. 脉搏变慢
18. 下列除哪项外均提示脑出血未停止?(　　)
    A. 瞳孔先缩小后散大　　B. 意识障碍加深　　　　　C. 血压继续升高
    D. 脉搏加快　　　　　　E. 呼吸不规则
19. 脑血栓形成常发生于(　　)。
    A. 感觉风寒时　　　　　B. 剧烈运动时　　　　　　C. 情绪激动时
    D. 睡眠或安静时　　　　E. 血压急剧上升时
20. 短暂性脑缺血发作持续的时间最长不超过(　　)。
    A. 24 h　　　　　　　　B. 20 h　　　　　　　　　C. 16 h
    D. 12 h　　　　　　　　E. 6 h
21. 诊断急性脑血管病首选的检查项目为(　　)。
    A. 病理反射　　　　　　B. 脑脊液检查　　　　　　C. 血、尿、便常规
    D. 头颅 CT 和 MRI　　　E. 心电图检查
22. 脑出血患者,医嘱给予20%甘露醇静脉滴注,其主要作用是(　　)。

　　　　A. 降低血压　　　　　　B. 营养脑细胞　　　　　C. 帮助止血
　　　　D. 降低颅内压　　　　　E. 保护血管
23. 多数蛛网膜下腔出血患者防止再次出血的方法是(　　)。
　　　　A. 血压维持在正常范围内　B. 安静卧床4～6周　　　C. 保持大便通畅
　　　　D. 不做体力劳动　　　　　E. 手术切除动脉瘤或血管畸形
24. 护理脑出血恢复期病人时以下哪项做法不妥?(　　)。
　　　　A. 帮助心理康复　　　　　B. 病情稳定后开始锻炼　　C. 进食后保持卧位
　　　　D. 训练自行排尿　　　　　E. 培养定时排便习惯
25. 为维持脑出血病人营养,下列护理措施中哪项是错误的?(　　)
　　　　A. 发病24 h后即可鼻饲流质
　　　　B. 意识清醒后即可拔管酌情喂食
　　　　C. 喂食时应将食物送至健侧近舌根处
　　　　D. 喂食前、后使病人保持一定时间的坐姿
　　　　E. 有呛咳者宜喂流质为主
26. 脑出血病人发生脑疝与下列哪项无关?(　　)
　　　　A. 快速大量补液　　　　　B. 腰穿放液过多　　　　　C. 气道堵塞严重缺氧
　　　　D. 脱水剂快速静脉滴注　　E. 用力排便
27. 护理脑血栓病人下列哪项不妥?(　　)
　　　　A. 保持安静　　　　　　　B. 保暖　　　　　　　　　C. 水平卧位
　　　　D. 头置冰袋　　　　　　　E. 增加营养
28. 短暂性脑缺血发作时应用阿司匹林治疗的目的是(　　)。
　　　　A. 改善神经功能的缺失　　B. 保护脑细胞　　　　　　C. 增加再灌注
　　　　D. 预防复发　　　　　　　E. 扩张血管
29. 帕金森病的主要原因是(　　)。
　　　　A. 脑干网状结构胆碱能系统受损
　　　　B. 脑桥蓝斑去甲肾上腺素能系统受损
　　　　C. 低位脑干5-羟色胺能系统受损
　　　　D. 中脑黑质多巴胺能系统受损
　　　　E. 纹状体γ-氨基丁酸(GABA)能系统受损
30. 帕金森病特征性症状是(　　)。
　　　　A. 头痛　　　　　　　　　B. 呕吐　　　　　　　　　C. 意识丧失
　　　　D. 静止性震颤　　　　　　E. 姿势步态异常
31. 帕金森病患者的临床表现不应有(　　)。
　　　　A. 静止性震颤　　　　　　B. 面具脸　　　　　　　　C. 慌张步态
　　　　D. 写字过小征　　　　　　E. 角膜K-F环
32. 判断是否为癫痫发作最好的依据是(　　)。
　　　　A. 病人回忆自述　　　　　B. 有家族史　　　　　　　C. 目睹发作情况
　　　　D. 神经系统阳性体征　　　E. 脑CT检查结果
33. 癫痫单纯失神发作的特征是(　　)。
　　　　A. 短暂意识障碍、活动中断、呆滞凝视

B. 口吐白沫,角弓反张
C. 全身抽搐
D. 尿失禁
E. 头痛呕吐

34. 下列哪项不符合癫痫药物治疗原则?(　　)
    A. 大剂量开始　　　　　　B. 单一用药无效者可联合用药
    C. 达疗效后继续正规用药　D. 连续3年无发作后可缓慢减量
    E. 以小剂量维持后停药

35. 癫痫全身性强直阵挛发作病人的主要护理问题是(　　)。
    A. 情绪反应　　　　　B. 潜在外伤　　　　　C. 潜在窒息
    D. 潜在药物毒副反应　E. 缺乏自我护理能力

36. 癫痫大发作时最重要的护理是(　　)。
    A. 避免外伤　　　　　B. 不可强力按压肢体
    C. 保持呼吸道通畅　　D. 严密观察意识和瞳孔的变化
    E. 禁用口表测试体温

37. 癫痫大发作时,错误的护理措施是(　　)。
    A. 使患者躺下,侧卧位　　B. 松解领扣、腰带　　　C. 不可喂水
    D. 牙垫塞入上、下磨牙之间　E. 不能强力按压肢体

38. 癫痫患者的健康教育,以下不妥的是(　　)。
    A. 不可参加攀高活动　　B. 开车要有人陪同　　　C. 不可参加游泳运动
    D. 不可使用神经兴奋药物　E. 需长期正规用药

二、A_2型题

39. 患者,女性,44岁,10年来阵发性右侧面部剧烈疼痛,每次持续10～20 s,每日发作数十次,常因说话、进食和刷牙诱发,不敢洗脸、大声说话。最可能的疾病是(　　)。
    A. 偏头痛　　　　　　B. 面神经炎　　　　　　C. 三叉神经痛
    D. 丛集性头痛　　　　E. 混合型头痛

40. 患者,女性,45岁,10年来阵发性右侧面部剧烈疼痛,每次持续10～20 s,每日发作数十次,常因说话、进食和刷牙而诱发,目前患者最主要的护理问题是(　　)。
    A. 焦虑　　　　　　　B. 沟通困难　　　　　　C. 疼痛
    D. 吞咽困难　　　　　E. 生活自理缺陷

41. 患者,女性,33岁,反复发作性右侧面部电击样疼痛半年,每次发作时间为30 s～1 min,疼痛难以忍受,发作间歇完全正常,请问患者治疗首选的药物是(　　)。
    A. 卡马西平　　　　　B. 苯妥英钠　　　　　　C. 地西泮
    D. 维生素B_{12}　　　E. 苯巴比妥

42. 患者,女性,25岁,咽痛、咳嗽和发热1天入院,3天后病情有所好转。但2周后患者出现四肢末端麻木无力症状,并逐渐加重,3周后四肢完全性下运动神经元瘫痪,呼吸困难,双眼难以闭合,面无表情,构音障碍。首先考虑疾病为(　　)。
    A. 脑炎　　　　　　　B. 急性脊髓炎　　　　　C. 吉兰-巴雷综合征
    D. 周期性瘫痪　　　　E. 急性脊髓灰质炎

43. 患者,女性,18岁,因吉兰-巴雷综合征入院治疗,现在患者出现痰多、发绀和呼吸肌

麻痹时,应及早(　　)。
A. 注射呼吸中枢兴奋剂　　B. 吸痰　　C. 吸氧
D. 气管切开　　E. 使用支气管扩张气雾剂

44. 患者,男性,71岁,3年来无诱因逐渐出现行动缓慢,行走时上肢无摆动,前倾屈曲体态。双手有震颤,双侧肢体肌张力增高。无智能和感觉障碍,病理反射呈阴性。最可能的诊断是(　　)。
A. 帕金森病　　B. 扭转痉挛　　C. 阿尔茨海默病
D. 肝豆状核变性　　E. 脑动脉硬化

45. 患者,女性,44岁,因双上肢静止性抖动2年来门诊就医。体检:双上肢静止性震颤,肌张力增高,慌张步态。该疾病的神经生化改变是(　　)。
A. 5-羟色胺降低　　B. 多巴胺减少　　C. 乙酰胆碱增高
D. 去甲肾上腺素减少　　E. 以上均不是

46. 患者,男性,78岁,近2年逐渐出现表情呆板,行动迟缓,静止性震颤,步行体态异常。已明确诊断为帕金森病。医嘱予复方左旋多巴口服,其目的是(　　)。
A. 治愈疾病　　B. 阻止疾病进展　　C. 改善症状
D. 预防并发症　　E. 增强体质

47. 患者,男,77岁,帕金森病患者。用左旋多巴或M受体阻断剂治疗,下述哪项症状可能属于该药的不良反应?(　　)
A. 排尿困难　　B. 口渴　　C. 食欲缺乏
D. 开-关现象　　E. 瞳孔调节功能不良

48. 患者,男性,22岁,参加英语六级考试,进入考场后突然惊叫一声,倒在地上,双眼上翻,四肢抽搐,面色青紫。现场首要处置是(　　)。
A. 从速给药、控制发作　　B. 按压人中
C. CT,发现病因　　D. 保持呼吸道通畅,防止窒息
E. 详细询问病史

49. 患者,男性,18岁,于2天前突然惊叫一声,倒在地上,双眼上翻,四肢抽搐,面色青紫,历时约4 min逐渐清醒,醒后未诉不适。3年前曾有类似发作1次。1周前脑电图检查为正常。神经系统检查无异常。针对发作未能控制,护士进行健康指导时哪项最重要?(　　)
A. 向家属介绍家庭紧急护理方法
B. 不可自行停药、间断或不规则用药
C. 禁止从事攀高、游泳等活动
D. 定期检测血象、肝肾功能
E. 平时随身携带简要病情诊疗卡

50. 患者,男性,23岁,患者因四肢肌肉无力伴感觉障碍、排尿困难入院,患者体检发现四肢肌肉无力和感觉障碍呈对称性,考虑为吉兰-巴雷综合征,予以腰椎穿刺。腰椎穿刺后护士应如何指导患者正确卧位?(　　)
A. 高枕卧位　　B. 低枕卧位　　C. 去枕平卧
D. 半卧位　　E. 无须注意体位

51. 患者,男性,22岁,咽痛、咳嗽和发热38.8℃,5天后病情逐渐好转,2周后患者出现

四肢末端麻木、无力,逐渐加重,3 周后四肢完全性下运动神经元瘫,呼吸困难,双眼闭合不严,面无表情,不能吞咽,构音障碍。入院治疗过程中患者出现痰液黏稠、咳不出、呼吸肌麻痹,首要的抢救措施是( )。

  A. 肾上腺皮质激素肌肉注射 B. 抗生素和气管扩张剂雾化吸入
  C. 吸痰和吸氧 D. 口对口人工呼吸
  E. 气管切开、吸痰及辅助机械呼吸

52. 患者,男性,79 岁,4 年前发生脑出血,出现右侧偏瘫,右上侧肢体肌力 3 级,右下肢 2 级。该患者最可能出现的并发症是( )。

  A. 肺部感染 B. 尿路感染 C. 便秘
  D. 压疮 E. 营养失调

53. 患者,女性,71 岁,因与邻居争吵突发脑出血,经治疗后,患者右侧偏瘫,右上侧肢体肌力 3 级,右下肢 2 级。该患者实施呼吸道护理,哪项是错误的?( )

  A. 室内空气流通、保暖 B. 鼓励患者尽量咳嗽、排痰
  C. 喂食要慢以免呛入气管 D. 注意口腔护理
  E. 对分泌物较多而咳嗽无力者先翻身后吸痰

54. 患者,女性,22 岁,3 年来有发作性神志丧失,四肢抽搐,服药不规则症状。今日凌晨又开始发作,意识障碍。上午 9 点来院,之后又一次四肢抽搐发作。患者发作控制,清醒后护士应作何指导?( )

  A. 调换其他抗癫痫药物 B. 询问近期服药情况,嘱正规服药
  C. 加大服药剂量,嘱正规服药 D. 加用另一种抗癫痫药物
  E. 停药观察 1 周后再考虑用药

55. 患者,女性,66 岁,有高血压病史 15 年,清晨洗脸时,发现右口角流涎,偏向左侧,右眼闭合障碍,右额纹消失伴右耳疼痛。下述哪项护理措施是错误的?( )

  A. 进清淡饮食,避免粗糙、干硬、辛辣食物
  B. 有味觉障碍的患者应注意食物的冷热度,以防烫伤,出现口腔溃疡
  C. 指导患者用冷水洗脸,锻炼耐寒能力,增强抵抗力
  D. 指导患者保持口腔清洁,预防口腔感染
  E. 指导患者尽早开始面肌的主动与被动运动

56. 患者,男性,77 岁,有高血压病史 10 年,突发脑出血入院,患者右侧肢体瘫痪,伴感觉减退。为防止患者在卧床期间发生便秘,护理措施中哪些不正确?( )

  A. 卧位有利于排便 B. 养成定时排便的习惯
  C. 便秘者可适当运用通便剂 D. 按摩下腹部
  E. 鼓励患者摄取充足的水分

57. 患者,女性,45 岁,因患脑血栓入院,患者左侧肢体感觉缺失和瘫痪,护理中错误的是( )。

  A. 用毛线刺激触觉
  B. 用热水、冷水刺激温度觉
  C. 用大头针刺激痛觉
  D. 让患者注视患肢并认真体会其位置、方向及运动感觉
  E. 把床头柜和电视放在患者右侧

58. 患者,男性,77岁,诊断为吉兰-巴雷综合征。四肢远端可能出现的典型临床表现为( )。
  A. 感觉障碍比运动障碍明显 B. 感觉和运动障碍均十分严重
  C. 仅有感觉障碍   D. 疼痛明显
  E. 感觉障碍比运动障碍轻

59. 患者,男性,22岁,过路口时发生车祸,现患者处于持续睡眠状态,但能被语言或轻度刺激唤醒,刺激去除后又很快入睡。此时患者的意识状态为( )。
  A. 嗜睡   B. 昏睡   C. 意识模糊
  D. 昏迷   E. 谵妄

60. 患者,女性,60岁,有偏头痛病史18年,下述护理措施能缓解患者头痛,哪项除外?( )
  A. 环境安静   B. 缓慢深呼吸   C. 指压止痛
  D. 听音乐   E. 绝对卧床休息

61. 患者,男性,55岁,患者今晨突发左侧肢体无力伴语言障碍入院,体检发现患者左侧肢体能够在床面上移动,但不能抬起。目前患者左侧肢体肌力是( )。
  A. 0级   B. 1级   C. 2级
  D. 3级   E. 4级

62. 患者,男性,56岁,今晨起发现鼻唇沟偏移,右侧肢体无力,不能抬起,到当地医院诊断为脑血栓形成。该患者在发病后多久可以进行功能锻炼?( )
  A. 12 h   B. 24 h   C. 48 h
  D. 5天   E. 10天

63. 患者,男性,58岁,与家人争吵后突然出现头痛症状,继之出现意识不清、右侧肢体瘫痪症状,家人送往医院,诊断为脑出血,经抢救后患者病情渐稳定,请问该患者病后多久能进行功能训练,以促进肢体功能恢复?( )
  A. 24 h   B. 48 h   C. 5天
  D. 7天   E. 14天

64. 患者,男性,32岁,因频繁呕吐,头痛1天入院。今晨患者头痛加剧,突然意识不清,呼吸节律不规则,双侧瞳孔不等大、不等圆,考虑该患者发生了( )。
  A. 癫症   B. 蛛网膜下腔出血   C. 脑疝形成
  D. 高血压危象   E. 脑血栓形成

65. 患者,男性,55岁,因脑血栓形成瘫痪3年,为预防压疮,应采取( )。
  A. 睡木质硬床   B. 每周1次物理治疗
  C. 每天更换衣物和被褥 D. 局部置热水袋促进血液循环
  E. 定期更换体位与局部按摩

66. 患者,男性,45岁,因脑出血入院治疗,遵医嘱给予20%甘露醇溶液250 mL脱水降颅压治疗。使用甘露醇时应注意( )。
  A. 慢   B. 极慢   C. 一般速度
  D. 快速滴注   E. 按血压高低调节滴注速度

67. 患者,男性,55岁,有高血压病史。急起口齿不清,口角歪斜,左侧肢体活动障碍3天。目前最合适的检查是( )。

A. 脑血管造影 B. 脑电图 C. 超声波
D. 腰椎穿刺脑脊液检查 E. 头部 CT

68. 患者,女性,45 岁,既往有风湿性心脏病病史 10 余年。夜间睡眠中突然口角歪斜,口齿不清,左上肢无力 2 天入院。考虑医疗诊断为( )。
 A. 脑出血 B. 脑血栓形成 C. 蛛网膜下腔出血
 D. 脑栓塞 E. TIA

69. 患者,男性,59 岁,2 h 前因"脑出血"入院。目前患者对各种刺激均无反应,各种反射消失。对患者的意识状态的判断应该是( )。
 A. 嗜睡 B. 昏睡 C. 意识模糊
 D. 浅昏迷 E. 深昏迷

70. 患者,女性,20 岁,在旅行的过程中遭遇车祸,导致腰椎脊髓横贯性损害。可能属于哪类瘫痪?( )
 A. 局限性瘫痪 B. 交叉型瘫痪 C. 截瘫
 D. 四肢瘫痪 E. 单瘫

71. 患者,男性,50 岁,高血压病史 15 年。因公司会议上情绪激动,突然出现倒地,不能言语症状。即送医院行颅脑 CT 检查,显示基底核区出血。可能出现的瘫痪类型为( )。
 A. 局限性瘫痪 B. 交叉型瘫痪 C. 截瘫
 D. 四肢瘫痪 E. 偏瘫

72. 患者,女性,50 岁,左侧下颌部阵发性抽搐剧烈疼痛 3 天,不能饮水。查体:双额纹对等,闭目有力,面部感觉对称存在。诊断为三叉神经痛,建议首选药物是( )。
 A. 苯妥英钠 B. 扑米酮 C. 哌替啶
 D. 卡马西平 E. 阿司匹林

三、A_3/A_4 型题

(73~75 题共用题干)
患者,男性,55 岁。有高血压病史,突然发生命名困难症状。2 周来共发生 5 次,每次持续约 10 s。查体无神经系统异常,颅脑 CT 无明显改变。

73. 患者可能的疾病是( )。
 A. 脑出血 B. 脑栓塞 C. 脑肿瘤
 D. 脑血栓形成 E. 短暂性脑缺血发作

74. 该患者常见的病因是( )。
 A. 先天性动脉瘤 B. 脑动脉血管炎 C. 脑肿瘤
 D. 血管动脉粥样硬化 E. 风湿性心脏瓣膜疾病

75. 最适合的预防治疗是( )。
 A. 阿司匹林 B. 低分子右旋糖酐 C. 丙戊酸钠
 D. 胞磷胆碱 E. 尿激酶

(76~80 题共用题干)
患者,男性,76 岁。在家宴请客人时突然跌倒在地,当时意识清醒,自己从地上爬起,后因左侧肢体无力再次跌倒,并出现大小便失禁。急诊初步诊断为脑血管意外入院。

76. 医嘱给予该患者 20% 甘露醇溶液快速静脉滴注,其目的是( )。
 A. 镇静 B. 降低颅内压 C. 预防上消化道出血

D. 止血 E. 降血压

77. 目前最优先考虑的辅助检查项目是（　　）。
    A. CT B. 脑脊液检查 C. 血脂
    D. 脑电图 E. 脑血管造影

78. 经检查,该患者被诊断为右侧基底核区出血,最有可能的病因是（　　）。
    A. 高血压 B. 糖尿病 C. 脑血管畸形
    D. 脑动脉瘤 E. 青光眼

79. 入院第2天,患者出现烦躁、喷射性呕吐伴有瞳孔不等大表现。该患者最可能出现了哪种并发症？（　　）
    A. 呼吸衰竭 B. 肾衰竭 C. 心力衰竭
    D. 脑疝 E. DIC

80. 经积极治疗,患者抢救成功。住院3天,患者T 38 ℃,P 110次/min,R 22次/min,BP 130/85 mmHg,肠鸣音8次/min。嗜睡,口唇干燥,眼眶内陷。最可能出现了哪种情况？（　　）
    A. 呼吸衰竭 B. 肾衰竭 C. 心力衰竭
    D. 消化道出血 E. DIC

(81～83题共用题干)

患者,男性,65岁。今日晨起,发现言语不清,右侧肢体不能活动。既往无类似病史。发病后5 h,体检发现神志清楚,血压120/80 mmHg,失语,右中枢性面瘫、舌瘫,右上下肢肌力2级,右半身痛觉减退,颅脑CT未见异常。

81. 患者可能的疾病是（　　）。
    A. 脑出血 B. 脑栓塞 C. 脑肿瘤
    D. 脑血栓形成 E. 蛛网膜下腔出血

82. 患者目前应选择的主要治疗是（　　）。
    A. 调整血压 B. 溶栓治疗 C. 应用止血剂
    D. 手术治疗 E. 脑保护剂

83. 为明确诊断最合适的检查是（　　）。
    A. 脑血管造影 B. 脑电图 C. 超声波
    D. 腰椎穿刺脑脊液检查 E. 24 h后头部CT

(84～88题共用题干)

患者,男性,55岁,诊断为脑出血入院,随后患者出现烦躁、时有抽搐、意识障碍症状。查体:体温37.5 ℃,心率110次/min,呼吸13次/min,不规则,血压110/80 mmHg。双侧瞳孔不等大。对光反射尚灵敏。

84. 目前可能出现了什么问题？（　　）
    A. 心律失常 B. 呼吸衰竭 C. 癫痫大发作
    D. 脑疝 E. 脱水剂不良反应

85. 哪项不是判断的依据？（　　）
    A. 右侧肢体活动不利 B. 烦躁、抽搐 C. 呼吸不规则
    D. 双侧瞳孔不等大 E. 意识障碍

86. 患者目前最关键的处理措施是（　　）。

A. 迅速降低颅内压力
B. 迅速控制血压
C. 避免打喷嚏、躁动、用力排便等引起颅内压增高的因素
D. 立即应用脑细胞保护剂
E. 立即应用止血药物

87. 目前患者进行的护理措施中下列哪项不适合?(　　)
    A. 绝对卧床4周以上
    B. 每2h翻身1次,预防压疮
    C. 及时清除空腔分泌物和呕吐物
    D. 头部略抬高,稍偏向一侧
    E. 若48h后病情稳定,可进流食

88. 经过治疗,患者病情稳定,准备出院。为了促进患者右侧肢体的功能恢复,护士不会交代下述哪项?(　　)
    A. 积极治疗高血压　　B. 尽量卧床休息　　C. 坚持康复功能锻炼
    D. 加强患肢被动运动　　E. 保持患者功能位

(89~90题共用题干)

患者,女性,48岁,晚餐后洗衣时突然出现剧烈头痛、恶心、喷射状呕吐症状,随后意识模糊,被家人送到医院,急行CT检查,图像上呈高密度影,脑膜刺激征呈阳性,无肢体瘫痪,既往健康。

89. 该病的诊断是(　　)。
    A. 脑出血　　B. 脑血栓　　C. 脑梗死
    D. 蛛网膜下腔出血　　E. 短暂性脑缺血发作

90. 本病最常见的病因是(　　)。
    A. 先天性脑动脉瘤　　B. 高血压　　C. 血小板减少
    D. 凝血机制障碍　　E. 身体健康

(91~94题共用题干)

患者,女性,18岁,昨晚9时突发双眼上吊、牙关紧闭、口吐白沫、双上肢屈曲、双拳紧握、双下肢伸直症状,持续约30 s,患者仍神志不清,间隔20 min后,再次出现此症状,持续约10 s,有大小便失禁现象,约30 h后,患者能唤醒,但感到烦躁。为进一步诊治入院。

91. 患者最恰当的诊断是(　　)。
    A. 失神发作　　B. 肌阵挛发作　　C. 癫痫持续发作
    D. 强直发作　　E. 阵挛性发作

92. 癫痫发作时的治疗措施正确的是(　　)。
    A. 当患者正处于意识丧失和全身抽搐时,原则上是预防外伤及其他并发症
    B. 立即把患者抱到床上,平卧,保持呼吸道通畅,及时吸氧
    C. 必要时可用约束带约束四肢防自伤
    D. 立即口服抗癫痫药
    E. 及时为患者进行心电监护

93. 控制癫痫持续状态首选药物是(　　)。
    A. 地西泮　　B. 丙戊酸钠　　C. 氯丙嗪

D. 卡马西平 E. 苯妥英钠

94. 本病最具特征性的检查是（　　）。
    A. CT B. 脑电图 C. 核磁
    D. 生化检查 E. 抽脑脊液

参考答案

1～5　ABDEB	6～10　ECCDE	11～15　DABDA
16～20　ABDDA	21～25　DDECE	26～30　DDDDD
31～35　ECAAC	36～40　CABCC	41～45　ACDAB
46～50　CDDBC	51～55　EDEBC	56～60　AEEBE
61～65　CCECE	66～70　DEDEC	71～75　EDEDA
76～80　BAADD	81～85　DBEDA	86～90　AABDA
91～94　CAAB		